MINDFUL DRINKING

Mit Genuss zum gesunden Maß

nüchtern • happy • katerfrei

Für dein Morgen.

Isabella Steiner & Katja Kauf

MINDFUL DRINKING

Mit Genuss zum gesunden Maß

nüchtern • happy • katertrei

KNESEBECK

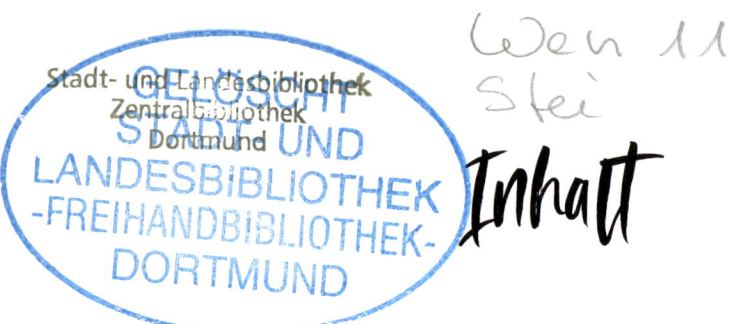
Inhalt

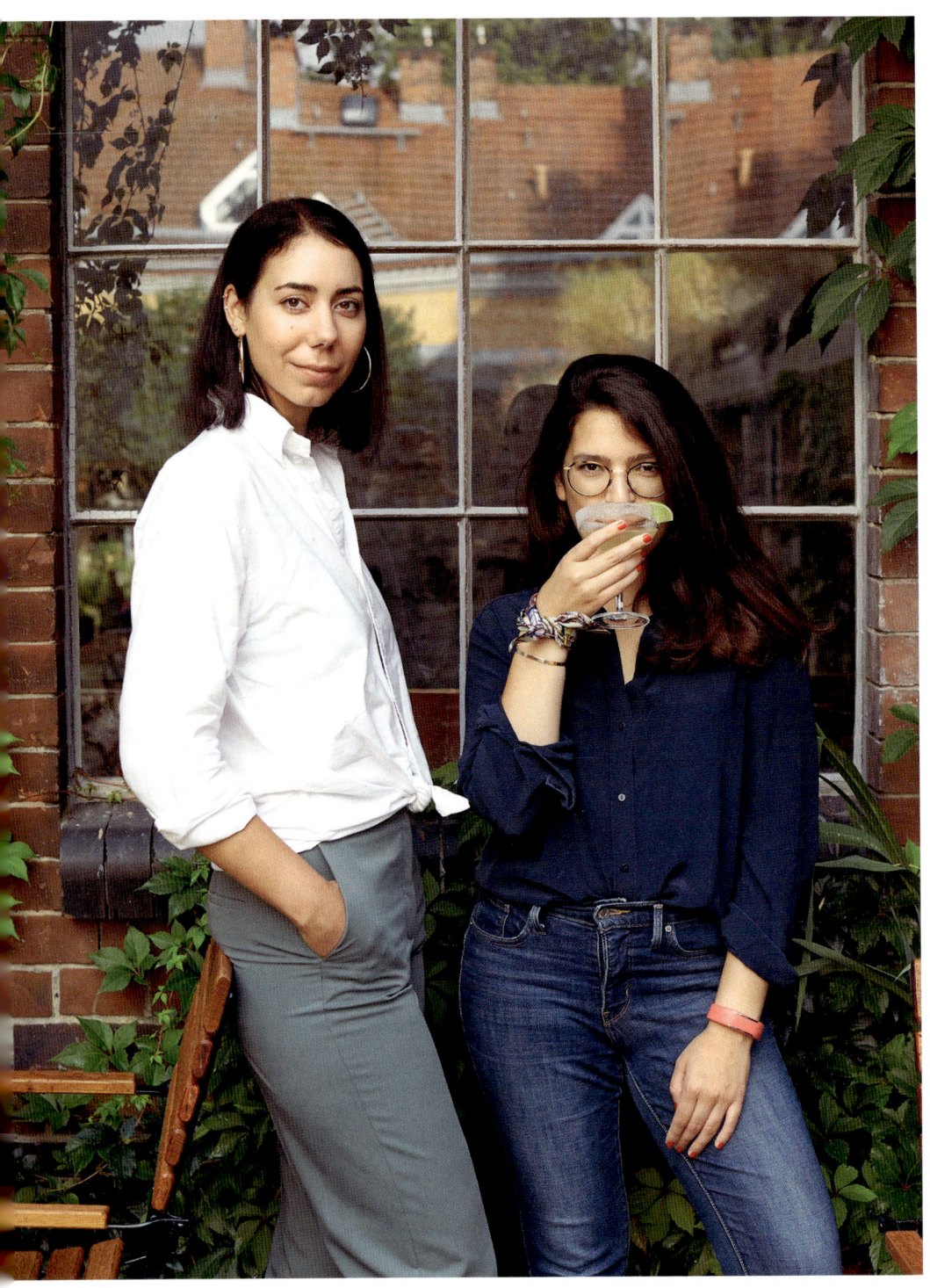

Nüchtern
IN BERLIN

Trinken ist gemeinschaftlich, emotional und bringt Menschen näher zusammen. Dabei ist das Thema Trinken sehr individuell, komplex und divers. Das haben wir auf unserer gemeinsamen Reise von der Idee zum Start-up *nüchtern.berlin* intensiv erfahren dürfen. Wie trinken wir und wie viel, was schmeckt uns und grundsätzlich: Wie halten wir es mit dem Trinken von Alkohol überhaupt? Wir haben mit explosiven Gefühlsausbrüchen und vielen vorurteilsbehafteten Meinungen gedealt und Hunderte Gespräche geführt, die allzu oft einer Gratwanderung glichen. Wie oft stießen wir auf Muster und Gewohnheiten, die weder reflektiert noch hinterfragt wurden, und manche Fragen schienen sogar unangenehm. Ein Thema, über das scheinbar keiner gerne spricht, schreit geradezu danach, in einem Buch genauer betrachtet zu werden.

> Unsere Vision ist es, alkoholfreien Alternativen einen Platz auf Trinkhöhe mit alkoholischen Getränken zu verschaffen.

Unsere Vision ist es, alkoholfreien Alternativen und alkoholfreiem Trinken den Platz zu verschaffen, den sie schon lange hätten einnehmen müssen: auf Trinkhöhe mit alkoholischen Getränken. Was zuerst da war, spielt dabei keine Rolle. Wir wollen zeigen, dass beides gleichwertig und gleich gültig ist: Beides hat seinen Wert und seine Berechtigung. Die Frage, ob wir mahnen, belehren oder gar Alkohol als Gift deklarieren wollen, soll hier gleich zu Beginn beantwortet werden: Nein. Nein ist ein ganzer Satz. Auch das durften wir in unserer Zeit als Gründerinnen lernen. Genauso wie das selbstbewusste Nein zu einem Drink beim ersten Date, beim Dinner mit Freunden und Freundinnen, im neuesten Szenerestaurant der Hauptstadt. Im besten Fall – daran arbeiten wir mit Hochdruck – bietet die Bar einen gleichwertigen alkoholfreien Drink an, haben die Freund:innen den neuesten alkoholfreien Wein von Kolonne Null im Kühlschrank und das Resto eine ernst zu nehmende alkoholfreie Getränkebegleitung auf der Karte.

Aller Anfang ist schwer, darum gilt es, die ersten Schritte zu gehen, um dann größere Sprünge zu machen. Unser erster Schritt war am 11. November 2019, als der erste Post auf unserem Instagram-Channel live ging. Am selben Tag veröffentlichten wir auch unsere

Webseite *nüchtern.berlin*. Ein Jahr später haben wir den ersten alkoholfreien Späti Deutschlands in Berlin eröffnet, bieten ein alkoholfreies Sortiment von über 200 Produkten (more to come!) und einen Onlineshop, der nicht nur deutschlandweit, sondern auch europaweit liefert. Auch sind wir nicht nur zu zweit, sondern mittlerweile ein Team von sieben energiegeladenen Enthusiast:innen. Alle eint die Vision, einen bedeutenden Beitrag zum Thema Trinken zu leisten, das Vertrauen in uns als Gründerinnen und die Idee von einem aufstrebenden Business. Wir haben im Übrigen auch noch nie ein Buch geschrieben. Learning by Doing, das ist unsere Devise, die wir auch in dieses Buch einfließen lassen. Wir trinken gemeinsam, wir arbeiten zusammen, also schreiben wir auch gemeinsam. Das Buch ist in Zusammenarbeit mit unserem Team entstanden, und wir wollen hier schon die Möglichkeit nutzen, Dank an Julia, Hai Mi & Rainer auszusprechen und unser Glas zu erheben. Hunderte Stunden Recherche, Lesen, Interviews führen und Schreiben fließen neben der einen oder anderen alkoholfreien Flasche Wein in dieses Buch. Es war emotional, gemeinschaftlich und hat uns einander nähergebracht. Trinken und Schreiben haben also sehr ähnliche Effekte.

Wie alles begann

Wenn jemand über das Trinken spricht oder schreibt, kann dem nur eins zugrunde liegen: ein Problem. Was soll sonst dahinterstecken? Und was will man schon groß dazu sagen? Jede:r trinkt. Wer will schon wirklich ernsthaft darüber reden? »Mach die Flasche auf und jut ist.«, »Ich trinke eigentlich ganz selten, ein Bierchen am Abend, oder zwei …«, »Ohne kann man da nicht aufkreuzen.«, »Man muss trinken, wie soll man das sonst aushalten?«, »Natürlich trinkst du jetzt ein Glas mit, eins schadet doch nicht!«, »Was? Du trinkst nicht? Bist du schwanger?«

> Trinken ist sozial, Trinken ist Community Building, Trinken ist schön. Wir sind der Meinung, dass dieses System dringend ein Update benötigt.

Wir kennen diese Unterhaltungen. Du bestimmt auch. Jede:r kennt sie. Wir reden alle immer viel über das Trinken. Beim Bestellen, beim Einschenken, beim Einkaufen, beim Revue passieren lassen, bei Familienfeiern, beim Gossip, im Fernsehen, bei der Arbeit. Trinken ist sozial, Trinken ist Community Building, Trinken ist schön. Auf die Barrikaden wird gesprungen, wenn dieses Running System hinterfragt wird. Wir sind der Meinung, dass dieses System dringend ein Update benötigt und unsere hart geliebte Trinkkultur eine Revision braucht. Mit dieser Vision sind wir mit *nüchtern.berlin* losgegangen. Wie es dazu kam?

Was davor geschah

Wie kommt man auf die Schnapsidee, eine Onlineplattform zum Thema »Alkoholfrei« zu gründen? Und dann der Name: *nüchtern.berlin*. Das passt alles vorne und hinten nicht zusammen. Ist richtig. In Berlin hat nämlich niemand so richtig Bock auf nüchtern. Ganz besonders nicht an einem Montag. Oder Dienstag. Schon gar nicht an einem Mittwoch oder Donnerstag. Um Himmels willen auch nicht an einem Freitag oder Samstag. Wir, Isabella und Katja, leben seit einigen Jahren in Berlin und hängen selbst gerne an der Flasche: Katja bevorzugt rote Spanier, Isabella eher weiße französische Prickler, die uns jedes Mal auf die eine oder andere, mehr oder weniger unangenehme Weise niederstrecken. Der Kater war ein Dauergast. Sein Einzug war einseitig beschlossen und ihn wieder rausschmeißen gar nicht so einfach. Um Frau der Lage zu werden, musste also Bewusstsein für das eigene Trinkverhalten geschaffen werden. Deswegen: Karten auf den Tisch.

Katerstory: Isabella

Alkohol ist Teil meines Lebens – so lange ich mich erinnern kann. Und nein, ich bin weder bei den Anonymen Alkoholikern, noch beichte ich hier eine Sucht. Dass Alkohol Teil meines Lebens ist, hört sich schwer nach Problem an. Und ungesund. Und irgendwie auch beschämend und es ist mit lauter negativen Assoziationen verbunden. Aber alles halb so wild, es sieht meistens nämlich eher glamorous, cool und irgendwie auch nach Berlin aus. Komm, gib es doch zu, du trinkst auch gerne.

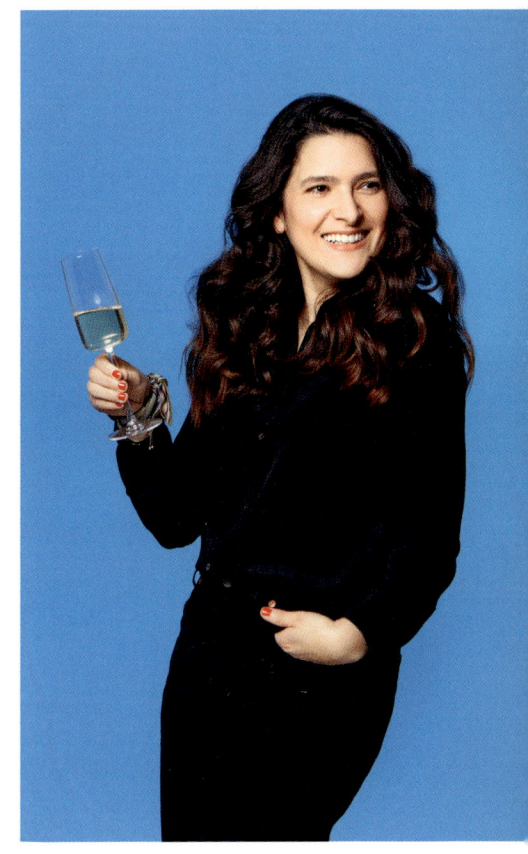

Das Ende und gleichzeitig der Anfang der Reise ging los nach einer durchzechten Nacht. Um drei Uhr nachts an der S-Bahn-Station Wedding: S 41 oder die S 42? Die Ringbahn fährt einmal um die ganze Stadt, im Kreis. In beide Richtungen. Nach einer Flasche Sekt und mehreren Gin Tonic hatten sich meine Kollegin und ich an den Späti um die Ecke geschleppt, das letzte Bargeld zusammengekratzt und einen Rotkäppchen halbtrocken und eine Packung Ziggis erstanden. Nein, ich rauche nicht. Eigentlich. Nach dem einen oder anderen Glas ist oft schnell die Schwelle erreicht, wo Rauchen eine selbstverständliche und doch auch eine scheinbar nachvollziehbare Folge ist.

Mit 'ner Kippe in der Hand lässt es sich angedudelt noch besser philosophieren. Nach dem Triumphzug im Späti hatten wir uns mit der lauwarmen Pulle wieder ins Sofa gefläzt, versucht, den Sekt ohne Verluste ins Glas zu bugsieren und das mittlerweile in Slow Motion geführte Gespräch weiter zu vertiefen. Irgendwann war auch diese Flasche leer, Boden und Sofa leicht schmuddelig und klebrig, die Bude verqualmt. Und wir ziemlich am Ende.

Warum und vor allem wie ich den Weg zur S-Bahn angetreten habe, kann ich mir bis heute nicht erklären. Ich sehe mich immer noch an der S-Bahn-Station stehen. In welcher Richtung ging es nach Hause? Wohlgemerkt, es waren nur drei Stationen nach Hause mit der S 42. Die im 15-Minuten-Takt einfahrenden Bahnen kamen und gingen. Google Maps half auch nicht weiter: Weder den blauen Zeiger noch die Wörter konnte ich richtig lesen. »Ein Opfer«, würde so mancher sagen. Von Müttern käme bestimmt auch so was wie: »Was hätte denn alles passieren können.« Von Freund:innen eventuell: »Du, ich war letztes Wochenende auch ganz schön hacke.« Der Boyfriend würde sagen: »Wasch dir nächstes Mal die Haare, bevor du dich ins Bett legst. Du stinkst wie ein Aschenbecher.«

Es gibt jede Menge Meinungen und Geschichten über das Betrunkensein. Besonders nach einer durchzechten Nacht. Die eigene Meinung beispielsweise. Quälende Gedanken wie: Wie habe ich mich verhalten? Bin ich unangenehm aufgefallen? Was könnten andere von mir denken? Ach, die waren doch auch alle besoffen. Warum habe ich eigentlich so viel getrunken? Wie viele Gehirnzellen habe ich mir wohl gestern Abend weggesoffen? Und wie hieß eigentlich der Typ, mit dem ich mich zeitweise unterhalten habe? Wie bin ich nach Hause gekommen? Wie viel Geld habe ich ausgegeben? Wo ist eigentlich mein Handy? Der Rauch in den Haaren ist so widerlich, ich muss duschen! Wo bekomme ich schnellstmöglich eine Pizza und Cola her? Ich brauche dringend 'ne 800er Ibuprofen, kann dieser Kater bitte bitte aufhören? Ich fühle mich miserabel, ich kann morgen nicht zur Arbeit, auf keinen Fall kann ich morgen zur Arbeit. Ich trinke nie wieder! Einen Monat lang, oder eine Woche, auf jeden Fall bis zum nächsten Wochenende.

> Wie bin ich nach Hause gekommen? Wie viel Geld habe ich ausgegeben? Wo ist eigentlich mein Handy?

Der Morgen danach. Nach drei Stunden Schlaf. Der Mascara übers Kissen verschmiert ist das Erste, was nach diesem Fest des Ertrinkens sichtbar wird. Und der Geruch in den Haaren, der aus Erfahrung mindestens 72 Stunden anhält. Das Gefühl zu verhungern, der Magen flau, Sodbrennen des Grauens, trockener Mund, als wäre man durch die Wüste gewandert, stechende Kopfschmerzen sind das morgendliche Empfangskomitee, das je nach Trinkkonstellation und Menge in unterschiedlicher Besetzung auftritt. Nach dieser Nacht im wilden Wedding (der Berliner Kiez, der niemals kommen wird) war gefühlt die komplette Delegation parat, um mich Stunde um Stunde zu quälen und daran zu erinnern, dass ich ziemlich tief ins Glas geblickt hatte. Zu tief. Ein Glas ohne Boden. In dieser einen Nacht beziehungsweise danach beschlich mich ein Gefühl, dass hier irgendwas nicht stimmte. Meine Kollegin war am nächsten Tag übrigens fit wie ein Turnschuh. Bewundernd und leidend schrieb ich über WhatsApp: »Geht bei mir auch. Geiler Abend, unbedingt wiederholen.« Jup, das war meine Reaktion. Wiederholen. Wenn ich darüber nachdenke, fühle ich mich wieder leicht hungover. Das Elend danach ist wie so oft im Privaten geblieben.

Nach dieser K.-o.-Nacht startete ich ein Trinktagebuch. Damals gab es eine schlichte und ziemlich unsexy App der DHS (Deutsche Hauptstelle für Suchtfragen e. V.). mit dem Namen »Trinktagebuch«. Andere zählen Kalorien, ich habe still und heimlich meine Vinos, Crémis und Mojitos gezählt und war beeindruckt – Woche für Woche –, wie durchgehend alarmierend rot meine Auswertungen ausfielen. Ein simples Ampelsystem, das anzeigt: Rot: hoppla, zu viel. Orange: gerade noch die Kurve gekriegt. Und grün: Du bist im Rahmen geblieben, gratuliere! Man gibt vorher seinen Zielkonsum an. Ich dachte, ich beginne realistisch, und habe mir drei von sieben Tagen abstinent gegönnt, das sollte ja kein Problem sein. Montag bis Mittwoch nicht trinken? Na klar! Die Auswertungen, die ich mir hin und wieder in starken Momenten ausspucken ließ, waren ein Trauerspiel, sodass ich das Ziel justierte: Nur noch am Wochenende trinken. Unter der Woche nicht mehr. Überschätzte Disziplin, die nach weniger als drei Stunden wieder verflogen war, nachdem ich bei Sonnenschein in Berlin Mitte an der Bar Milano vorbeilief und inspiriert von den Menschen, die lässig auf der Mauer gegenüber mit Sonnenbrille und einem Glas Rosé in der Hand saßen, dachte: Diesen Milano-Moment lasse ich mir nicht entgehen. Telefonierend in der Sonne bei einem Glas erinnerte ich mich an meine zuvor getroffene Entscheidung. Es war an einem Dienstag.

> Andere zählen Kalorien, ich habe still und heimlich meine Vinos, Crémis und Mojitos gezählt und war beeindruckt, wie alarmierend meine Auswertungen ausfielen.

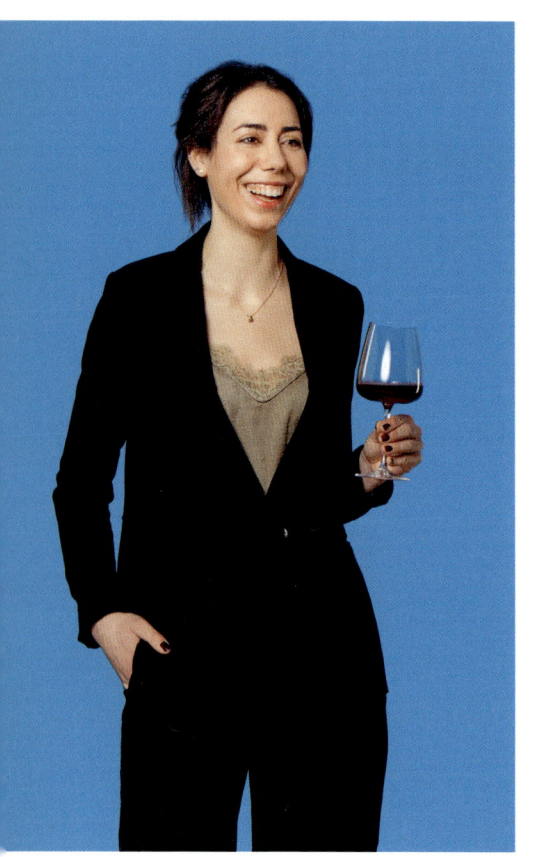

Katerstory: Katja

Es gab lange eine Zeit, in der ich überzeugt war, dass Alkohol mir nichts anhaben könne. Weder schmeckte er mir noch konnte ich irgendeine Wirkung spüren. Im Nachhinein kein Wunder bei den wenigen Sips an einem Bier, Wein oder Shot. Den abenteuerlichen Eskapaden meiner damaligen Weggefährt:innen konnte ich daher kaum Glauben schenken und stempelte sie als Schwächlinge ab. Wir waren zu diesem Zeitpunkt kindlich und naiv, gerade mal zwölf Jahre alt.

Den Welpenschutz und den festen Glauben an meine Immunität habe ich in der Klosterschule verloren. Das Ende wurde, wie es sich gehörte, feierlich eingeläutet: Verhängnisvoll wie Klassenfahrten sind, hatten uns mehrere Runden Manhattans auf ex zur Strecke gebracht. Mit einem Verweis, einer verkaterten Busrückfahrt und einer Gruppe hysterisch heulender Mädels begann unsere Saufkarriere.

Zu Beginn noch auf Homepartys im Keller oder auf dem Schulhof, später dann in Clubs: Wir bekamen den Hals nicht voll. Von Erdbeer-Limes, Stamperl, Eimersaufen, Wodka Brause, Tequila Gold bis hin zu Skinny Bitches, Long Island Ice Teas und flaschenweise Sekt und Wein. Man musste sich ja schließlich ausprobieren, Erfahrungen sammeln und seine Grenzen austesten. Anfänglich, um sich locker zu machen oder um auf dies und jenes anzustoßen, wurden daraus Saufspiele, bis der erste stramm lag, ein nie endender Abend, oder man hat eben den Schuss nicht mehr gehört. Einer der Höhepunkte meiner mittlerweile stark ausgeprägten Trinker-Skills war die Fahrt mit dem Krankenwagen nach Hause. Für einen kurzen Nap hatte ich es mir am Straßenrand bequem gemacht: »Nein, nein, ich brauche keine Hilfe, ich komm schon alleine nach Hause«, habe ich vor mich hin gestammelt, bereits schon festgeschnallt und mit einer helfenden Hand auf meiner Schulter. Kein High five von meinen Eltern, dafür eine warme Tasse Tee und ein ungestörter Schlaf bis in den Mittag hinein erwarteten mich. Ich gestehe, für eine kurze Zeit hing mir der Gedanke im Kopf: »Nie wieder!« Den hatte ich ziemlich schnell wieder verworfen, spätestens am darauffolgenden Donnerstag.

Während des Studiums in Maastricht, wo ich den Master in BWL im Sprint hingelegt habe, war meine Geheimwaffe Rotwein. Mit Merlot intus schrieb und lernte es sich am besten. Mein größtes Laster war auch meine beste Lösung für alle Probleme, mit denen ich zu dieser Zeit zu kämpfen hatte. Angefangen von Fernbeziehungsschwierigkeiten, Abgaben, Prüfungsstress über eine Party-WG, die wusste, wie man feiert, bis zu Heimweh, Stress und Frust, konnte ich mit Rotwein besonders gut bei Klängen von Einaudi schreiben und entspannen. Dass am nächsten Morgen Gedachtes und Geschriebenes redigiert und manchmal auch ausradiert werden musste, plante ich zeitlich bereits ein. Selbstdiszipliniert zog ich mit Kater und Krach den Master mit Bestnoten durch.

Aus den Niederlanden brachte ich Abschluss, Sack und Pack sowie den Kater mit, den ich nicht mehr loswurde. Je älter ich wurde, umso größer, stärker und auch lästiger wurde der Morgen danach. Der Einstieg ins Berufsleben hatte meine Trink-Skills auf ein ganz neues Level gehievt. Mit dem wachsenden Gehalt stieg auch der Pegel auf ein neues Höchstmaß. Das Preisniveau des Rausches stieg ebenfalls exponentiell. Abgesehen von der Vielfalt an Bars, der Dauerfeierei in der Hauptstadt und den Überstunden, die ich bereitwillig in Kauf nahm, zehrten auch die körperlichen Symptome an meinem Wohlfühlkonto. War ich aus der Übung geraten? Mit dem Älterwerden, dem Umzug nach Berlin, wechselnden Wohnungen, ausgewechseltem Boyfriend und Start-up-Experience hatte sich der Anspruch an mich und meine Umstände erhöht, genauso wie der Konsum von Rotwein. Als Stammkundin bei Edeka in der Kollwitzstraße war ich bekannt für meinen abendlichen Einkauf, eine Flasche Rotwein war immer mit im Korb.

> Zu Beginn noch auf Homepartys im Keller oder auf dem Schulhof, später dann in Clubs: Wir bekamen den Hals nicht voll. Man musste sich ja schließlich ausprobieren, Erfahrungen sammeln und seine Grenzen austesten.

Ende 2017 entschied ich mich, Kater und Kegel zusammenzulegen, eine feste Wohnadresse in Berlin zu etablieren und einen Haushalt mit einer Person zu sharen, mit der ich nicht nur die Liebe zum Wein teilen, sondern auch stundenlange Gespräche über Arbeit, Ausgehen und Alkohol führen konnte. Der Knock-out war nicht mehr völlig dem Alkohol zuzuschreiben, ihr unendliches Gequatsche zu Themen, die sie interessierten, schaffte es auch. Geisteswissenschaftler:innen sind ein eigenes Volk – dafür, dass sie akribisch ihren Alkoholkonsum notierte, verspottete ich sie ein bisschen. Ein kleiner Schwächling eben, und besser wäre es, die Kalorien zu zählen, Freundin Steiner (ja, danke, Frau Kauf!). Dass dahinter nicht nur eine Selbstreflexion stand, sondern eine Vision, beichtete sie mir bei Pancakes in einem unserer Lieblingscafés in Charlottenburg. Irritiert musterte ich sie. Wieso sollte ein Thema wie dieses, das vor allem im Privaten zu Hause war und ausgetragen wurde, an die Öffentlichkeit? Und wieso sollten wir Schnapsnasen diejenigen sein, die dazu Stellung beziehen sollten? Müssten wir nicht erst mal unseren eigenen Konsum in den Griff bekommen?

Ich ließ das Thema sacken und beobachtete in den kommenden Wochen, wie, wann und wo ich trank. Die Frage nach dem »Warum« mied ich weitestgehend – zu unbequem, kann ich euch sagen. Eines Sommertages 2019 saßen wir in Mitte auf einer Parkbank. Verkatert, versteht sich. Die Sonne strahlte uns ins Gesicht, und wir fragten uns, welche Alternative es wohl zu einem Kater gäbe. Nüchtern in Berlin wäre eine verrückte Challenge. Don't like. Let's do it anyway!

Was trinke ich, wenn ich nicht trinke?

Die Frage aller Fragen, die uns bis zum heutigen Tag begleitet und leitet, ist: »Was trinke ich, wenn ich nicht trinke?« *nüchtern.berlin* ist unsere Antwort auf diese Frage. Die über 200 verschiedenen Alternativen in unserem Späti und Onlineshop sind eine Antwort. Und auch dieses Buch ist eine. Viele Wege führen nach Rom, und wie man sich einem Thema annähert, gleicht auch der Suche nach dem eigenen richtigen Weg.

> Dieses Buch soll helfen, nicht zu viele Umwege zu machen, Sackgassen zu vermeiden und ein Ziel zu formulieren, für das es sich lohnt, loszugehen.

Dieses Buch soll helfen, nicht zu viele Umwege zu machen, Sackgassen zu vermeiden und ein Ziel zu formulieren, für das es sich lohnt, loszugehen. Sei es, seinen eigenen Trinkgewohnheiten auf den Leim zu gehen, nach Ginderella-Phasen Alkohol zeitweise oder ganz aus seinem Leben zu verbannen oder sich eines Themas anzunehmen, das gerade in unserer Zeit heiß diskutiert wird. Los geht's!

Lasst uns von hinten aufräumen: Schon mal darüber nachgedacht, wo der Stoff eigentlich herkommt? Und wie lange er schon Gläser und Menschen vollgemacht hat? Das liegt ziemlich weit zurück: Die Geschichte, wie Alkohol sich zur beliebtesten Gesellschaftsdroge gemausert hat, ist jahrhundertealt.

Kannst du dich noch erinnern, wann du das erste Mal mit Alkohol in Kontakt gekommen bist? Vielleicht hast du dir als Kind auch immer gewünscht, schneller alt zu werden, um all die Dinge zu tun, die Erwachsene machen: trinken, lang wach bleiben, noch mehr trinken. Wir durchleuchten die Entwicklungsphasen, die wir in unserer Kultur des Trinkens durchlaufen, durchleben und durchtrinken. Im Anschluss geht's ans Eingemachte: Im Selbstreflexionspart halten wir uns den Spiegel vor. Ne, willste nicht? All good, wir in Berlin pflegen zu sagen: Nichts muss, alles kann. Kannst es dir auch für einen anderen starken Moment aufheben. Im darauffolgenden Kapitel betrachten wir die natürliche Konsequenz einer leer getrunkenen Flasche Wein: den Kater. Was er ist, wie er sich bemerkbar macht und woher er kommt. Auch was er verursacht und welche Langzeitfolgen mit ihm einhergehen. Darauf erst mal einen Schluck Wein. Alkoholfrei natürlich. Nachdem wir uns eingehend mit der Sache an sich und den Folgen auseinandergesetzt haben, widmen wir uns dem Trend, der Bewegung und der Perspektive, die wir euch vorstellen wollen: Mindful Drinking. Woher die Idee des achtsamen Trinkens kommt, wer die Antreibenden sind und wie man selbst zu einem Mindful Drinker wird, erfahrt ihr im dritten Kapitel. Damit einher geht auch die Entwicklung der Branche für alkoholfreie Getränke. Die stellen wir euch in diesem Zuge genauer vor. Auch zeigen wir, wie eine anständige alkoholfreie Homebar aussehen kann, welche Cocktails du dir zu Hause gönnen und an welchen Bartresen du dich schmeißen kannst, wenn du gleich- und hochwertige alkoholfreie Drinks möchtest. Außerdem geben wir Tipps an die Hand, wie der Sober Lifestyle gelebt und umgesetzt werden kann. Zum Schluss holen wir noch einmal aus und erlauben uns, Frauen und ihr Verhältnis zum Trinken zu thematisieren. Was die Zukunft für uns bereithält, besprechen wir mit Persönlichkeiten aus der Sober-Szene: It's a ride, schnallt euch an! In dem Sinne, cheerio!

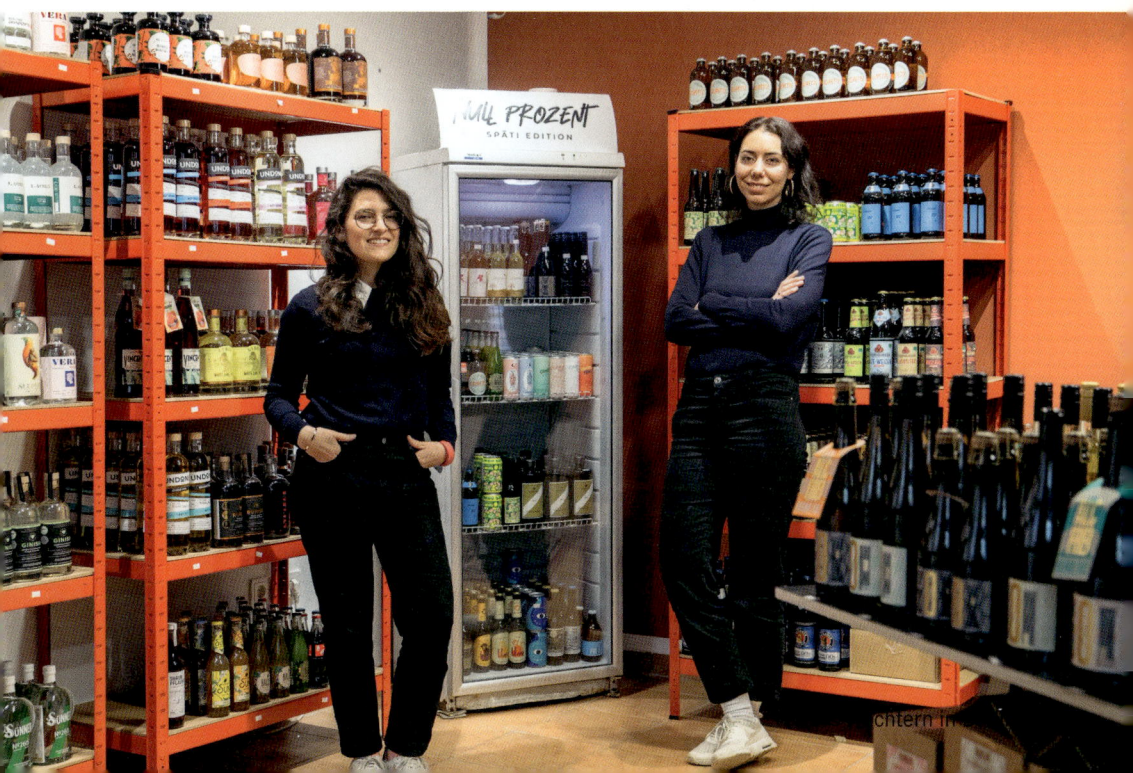

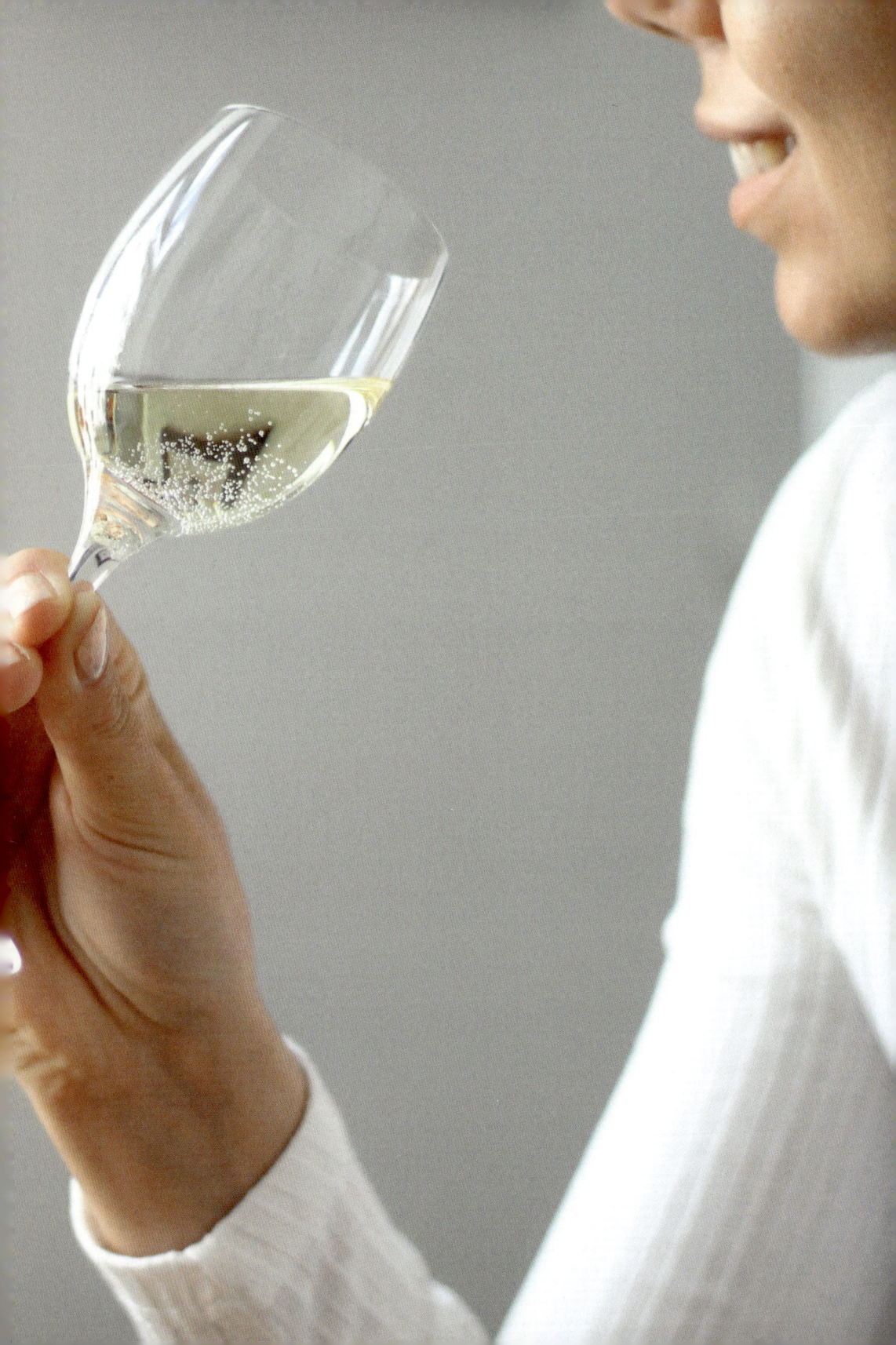

Wir müssen aufhören, WENIGER ZU TRINKEN

Alkohol gilt hierzulande als ein Teil unserer Kultur. Gerne wird dabei vergessen, dass Alkohol mehr ist als das, nämlich auch Natur, Biologie und damit Teil unserer Evolutionsgeschichte. Wir nehmen dich mit auf eine Zeitreise und zeigen dir, wie Alkohol zu dem wurde, was er heute ist: Gesellschaftsdroge Nummer eins.

Eine kurze Geschichte
DES ALKOHOLS

Wie entsteht Alkohol?

Alkohol ist ein Stoffwechselprodukt von Hefen im Dienste der De-konstruktion. Diese Prozesse finden ständig und überall statt, ganz klassisch beispielsweise beim Verrotten von Früchten. Denn die He-fen bauen organische Stoffe ab und verwandeln dabei Zucker in Alkohol und Kohlensäure. Ohne dieses dauernde Werden und Vergehen, das alte Spiel der Evolution, wäre Leben auf diesem Pla-neten erst gar nicht möglich. Und die Hefen ha-ben in diesem Prozess ein verdammt hartes Los. Ohne Sauerstoff kommen sie ihrer Tätigkeit nach, die sich Gärung nennt. Unter diesen mise-rablen Bedingungen geht es für die Hefepilze ums nackte Überleben. Die Hefen haben sich den Job nicht ausge-sucht. Sie bilden den giftigen Stoff Alkohol, scheiden diesen sofort aus und vergiften ihre Umgebung für andere, konkurrierende Kleinst-lebewesen. So verschaffen sie sich einen Evolutionsvorteil.

> Hefen bauen organische Stoffe ab und verwandeln dabei Zucker in Alkohol und Kohlensäure.

Da ist aber noch ein anderes Lebewesen, das auch vom Alkohol kurz-fristig profitiert. Richtig, das sind wir: der Mensch. Weil im Inneren unserer Därme, in den Tiefen der menschlichen Eingeweide ganz ähnliche Vorgänge passieren wie bei der Gärung, haben viele Men-schen ein Enzym, das Alkohol abbauen kann. Bingo: Diese Menschen können vergorene Nahrungsmittel wie zum Beispiel verrottetes Obst verdauen und verwerten. Alkohol hat einen enormen Nährwert. Und schon der Geruch der Gärgase verschafft uns bei der Nahrungssuche einen enormen Vorteil. Search, smell, eat – and get fat. Doppelter Evolutionsvorteil für den Menschen.

Alkohol hat allerdings noch mehr Eigenschaften. Er ist beispielsweise auch giftig. Insbesondere für Kleinstlebewesen, die dafür verantwort-lich sind, dass Lebensmittel verderben. Er konserviert und tötet Kei-me. Letzteres war bei der schlechten Qualität des Trinkwassers ein Segen. Noch im 19. Jahrhundert rieten Ärzte davon ab, Wasser zu trinken, da dies die Gesundheit bedrohen konnte. Und weil Flüssigkeiten gären oder faulen, lautete die Lösung damals: Biersuppe.

Wie wär's mit etwas Biersuppe?

Alkohol gab es eigentlich schon immer. Alkohol ist Natur. Die Kultur kam erst später dazu, als besonders Findige über den Gärungsprozess überreifer Früchte staunten. Da gab es eine Flüssigkeit, die gärte, tobte und brodelte. Das konnte nicht mit rechten Dingen zugehen. Magie, Geister, die Ahnen. Erklärungsversuche waren unendlich. Und als man dann noch merkte, dass der Stoff zu anderen Bewusstseinserfahrungen führte ... Es ging stets um Dröhnung. Um gemeinsames religiöses Erleben. Den damals noch fürchterlichen Geschmack des ominösen Gebräus war man bereit, in Kauf zu nehmen. Beziehungsweise so zu verfeinern, dass man das Zeug ohne Brechreiz runterbekam. Kultur, ick hör dir trapsen! Nun ist alles nur noch eine Frage der Zeit, um sich zur Gesellschaftsdroge Number one zu mausern. Der gesundheitsgefährdende Aspekt des Alkohols war nicht bekannt und spielte daher überhaupt keine Rolle. Immerhin war Biersuppe im Mittelalter nahrhafter als Wassersuppe. Wer jetzt denkt, mmmmh, lecker Biersuppe, den müssen wir enttäuschen. Mit Genuss hatte das nichts zu tun. Wahrscheinlich war es der fünfte Aufguss irgendwelcher Braurückstände. Wer heute so etwas als Bier anbieten würde, dem würden die Behörden sofort den Laden schließen. Sofern derjenige das Eintreffen der Behörden unversehrt erleben würde. Also noch mal zusammengefasst: Es ging damals nicht um Wohlgeschmack. Wer sonst nichts zu essen hatte, löffelte auch diese üble Suppe. Und freute sich vielleicht, dass er nicht das große Magengrummeln vom Wassertrinken bekam – oder Schlimmeres. Das Hochprozentige half auch gegen die Pest, das war also ebenfalls gutes Timing. Der Schnaps kam daher in Krisenzeiten gerade recht. Et voilà – Alkohol wurde zur Medizin. Gebt zu, das kommt euch bekannt vor. Ja, auch 2020 wurden Mythen gestreut, dass Alkohol vor Corona schützt. Sorry, not sorry: Das ist wissenschaftlich nicht bewiesen und somit keine Ausrede fürs Trinken.

> Das Hochprozentige half auch gegen die Pest, das war also ebenfalls gutes Timing. Der Schnaps kam daher in Krisenzeiten gerade recht. Et voilà – Alkohol wurde zur Medizin.

Alkohol war lange der wohlhabenden Gesellschaftsschicht vorbehalten. An Feiertagen war Alkohol jedoch bereits damals ein Muss und das nicht in geringen Mengen. Wenn wir an Weihnachten denken, hat sich daran bis heute nichts geändert. In Berlin ist das Standard.

Die Kartoffel

Um 1647 begann die Geschichte der Kartoffel in Deutschland. Schnell entwickelte sie sich zum Grundnahrungsmittel, da die Kartoffelpflanze wenig anspruchsvoll und sehr ertragreich ist. Friedrich der Große versuchte, die Kartoffel an die Bevölkerung zu bringen, und als im Jahr 1745 eine große Hungersnot ausbrach, wurde sie sehr geschätzt. Nach weiteren technologischen Fortschritten entdeckte man die Kartoffel als ideale Grundlage für die Schnapsbrennerei. Die erste Kartoffelbrennerei wurde 1750[1] in Rheinhessen gegründet. Mit einem dampfbetriebenen Destillationsgerät, dem »Pistoriusschen Brennapparat«, konnten die Knollen zu sechzig- bis achtzigprozentigem Alkohol gebrannt werden.

Im Zuge der Industrialisierung wurde Alkohol billig und verfügbar. Und prompt entstand im 19. Jahrhundert der sogenannte »Elendsalkoholismus«. Ein scharfes Wort, das an die eine oder andere durchzechte Nacht erinnert. In dieser Zeit nutzte besonders die arme Bevölkerung Alkohol als Ausweg, um lange und anstrengende Arbeitstage durchzustehen. Der Anstieg des Alkoholkonsums in dieser Zeit lässt sich mit Zahlen belegen, die für Preußen seit 1800[2] vorliegen. Von 1800 bis 1840 stieg der jährliche Konsum reinen Alkohols pro Kopf von zwei bis drei Litern auf stolze acht Liter, hauptsächlich in Form von Branntwein. In Brandenburg stieg der Konsum sogar auf 13 Liter.

Der Ursprung der heutigen Art des Trinkens liegt ebenfalls in dieser Zeit, im Deutschen Kaiserreich (1871–1918).[3] Diese Form wird als »soziales Trinken« bezeichnet: Trinken in Gesellschaft aus psychosozialen Motiven, beispielsweise um die Kontaktaufnahme zu erleichtern oder aus solidarischem Umgang miteinander.

By the way: Alkoholismus gilt in Deutschland erst seit 1968[4] als Krankheit. Die Kosten für die Behandlung werden seitdem von der Kranken- oder Rentenversicherung getragen.

Bereits im 16. Jahrhundert entwickelten sich jedoch die ersten Gegenbewegungen. Sogenannte »Mäßigkeits- oder Abstinenzbewegungen«. Während Mäßigkeitsapostel nur die harten Spirituosen angriffen, forderten die Abstinenzler die komplette Abkehr vom »Dämon Alkohol«. Alkohol wurde dadurch immer mehr als Gefährdung wahrgenommen. Trotz allem ist Alkohol 500 Jahre später immer noch essenzieller Bestandteil unserer Gesellschaft. Die Prägung und Konfrontation mit Alkohol beginnt im Kindesalter.

Von 1800–1840 stieg der jährliche Konsum reinen Alkohols pro Kopf von 2–3 Litern auf stolze

8 Liter.

Alkoholismus gilt in Deutschland erst seit

1968

als Krankheit.

41/StLB-ZB

10.000 v. Chr.

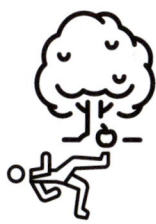

Mittelsteinzeit: Entdeckung des Alkohols

Durch Zufall wurde Alkohol als Abbauprodukt bei der Gärung von Früchten entdeckt.

17.–18. Jahrhundert

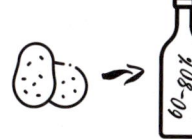

Deutschland: Geburt des Kartoffelschnapses

1647: Erstmals werden Kartoffeln angebaut.

1750: Erste Kartoffelbrennerei: Die Kartoffel wird als billige Grundlage zur Schnapsherstellung entdeckt.

5000 v. Chr.

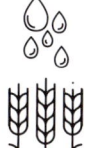

Jungsteinzeit: Geburt des Ur-Bieres

Wird Getreide mit Wasser vermischt, beginnt es zu gären.

1840–1914

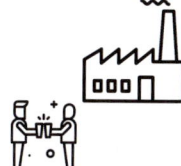

Industrialisierung: Feierabendbier vor Feierabend

Arbeiter betrinken sich, um die langen Arbeitstage durchzustehen.

300 v. Chr.

Trunkenheit = freiwilliger Wahnsinn

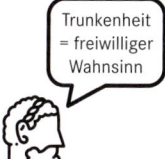

Römisches Reich: Beginn des Weinanbaus

In vino veritas – Im Wein liegt die Wahrheit.

1950–2000er

cheers!

Soziales Trinken: Feiern, bis der Arzt kommt

Zu jedem Anlass wird Alkohol getrunken.

500–1500 n. Chr.

Biersuppe

1 Liter Bier

Altes Brot in Stücken

Salz & Zucker

Mittelalter: Bier als Speise

Der Verzehr einer Biersuppe gilt als gesund.

2021

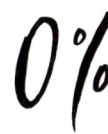

0%

Mindful Drinking

Rückbesinnung zur Achtsamkeit

Fremdwort mit acht Buchstaben?

Nüchtern.

Mit Alkohol
AUFWACHSEN

Bring dem Papa mal die Flasche Bier

Kommt dir die Aufforderung auch bekannt vor? Ist doch nichts dabei, als Kind mal eine Flasche Alkohol in die Hand zu nehmen. Ist ja nur für den gestressten Papa und nicht fürs Kind. Für viele Kinder gehört Alkohol zum ständigen Begleiter im Familienalltag, und leider nicht nur die eine Flasche Bier am Abend. Etwa 2,6 Millionen Kinder und Jugendliche wachsen in Deutschland in Familien mit mindestens einem alkoholkranken Elternteil auf. Das entspricht jedem sechsten Kind. Auch wenn die Mehrzahl der Kinder das Glück hat, dies nicht zu erleben, so ist das Feierabendbier doch Bestandteil in vielen deutschen Haushalten. Die Umfrage des Marktforschungsinstituts GfK von 2014[5] zeigt, dass jeder zweite Mann sich regelmäßig mindestens ein Feierabendbier gönnt. Für 22,6 Prozent der Frauen gehört ein Glas Wein oder Bier zur Entspannung nach der Arbeit. Alkohol gehört zu unserem Alltag und von klein auf sieht fast jedes Kind den Papa mit dem Feierabendbier auf der Couch sitzen. Prost!

Für

22,6 %

der Frauen gehört ein Glas Wein oder Bier zur Entspannung nach der Arbeit.

In jeder Kultur hat Alkohol einen unterschiedlichen Stellenwert in der Gesellschaft und somit auch unterschiedlich starken Einfluss auf unsere Einstellung dazu. Im Fachjargon spricht man von sogenannten Abstinenzkulturen, Ambivalenzkulturen, Permissivkulturen und permissiv-funktionsgestörten Kulturen.

In **Abstinenzkulturen** ist Alkohol meist aus religiösen Überzeugungen verboten. Bekanntestes Beispiel sind islamisch geprägte Kulturen.

In **Ambivalenzkulturen** ist der Alkoholkonsum grundsätzlich nicht verboten, aber aufgrund der bekannten Risiken nicht gewünscht. Beispiel hierfür sind die skandinavischen Länder, in denen Alkohol durch hohe Preise und geringe Verfügbarkeit unattraktiv gemacht wird.

Permissivkulturen hingegen sind Kulturen, die den Konsum von Alkohol nicht nur erlauben, sondern zelebrieren. In Spanien und Italien beispielsweise wird bei nahezu jeder Mahlzeit Wein getrunken.

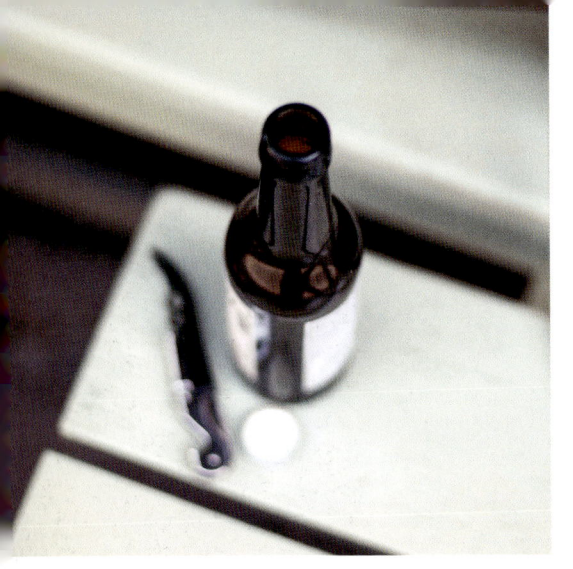

Salud und Salute! Trotzdem gibt es bestimmte gesellschaftliche No-Gos. Betrunken Auto fahren gehört dazu. Ein Vollrausch ist in diesen Ländern gar nicht gern gesehen.

In sogenannten **permissiv-funktionsgestörten Kulturen** hingegen ist zeitweise alles erlaubt. Saufen bis zum Umfallen – kein Problem! Diese Einstellung finden wir oft in osteuropäischen Kulturen. Obwohl man diese Einstellung auch zeitweise auf Festivals, beim Oktoberfest oder beim Spring Break finden kann.

In welcher Alkoholkultur wir aufwachsen, erleben wir bereits im frühen Kindesalter. Begegnet uns Alkohol gar nicht und wenn, dann nur als etwas streng Verbotenes, oder begegnet er uns häufig, beispielsweise in Form von volltrunkenen Verwandten oder Eltern? Kannst du dich noch erinnern?

Anekdote aus den 60er-Jahren

Rainers Rückblick: Mein Opa schickte uns Kinder immer zum Automaten, um Zigaretten zu holen. Die Automaten standen Ende der 60er-Jahre an jeder Ecke. Zigaretten waren meist filterlos, die Päckchen klein. Elf Zigaretten für eine Deutsche Mark. Die Automaten waren jedem zugänglich, der groß genug war, das Geld in den Schlitz werfen zu können. Und der genug Kraft hatte, die Schublade zu ziehen. Ich war etwa sechs Jahre alt. Meine kleine Schwester war viereinhalb Jahre, also noch untauglich zum Zigarettenholen. Trotzdem gingen wir immer gemeinsam. Und als »Belohnung« gab es einen Schluck Bier, den wir uns abwechselnd teilten. Für uns Kinder war das eine Mutprobe. Wir nippten kurz, prusteten, schüttelten und verschluckten uns vor Ekel. Opa und das Geschwisterchen lachten. Wir Kinder waren stolz, etwas (noch) Verbotenes getan zu haben. Waren für Sekundenbruchteile in der Gesellschaft der Erwachsenen angekommen. Waren uns der Solidarität der Alten sicher. Opa würde uns nicht bei Papa verpfeifen. Aber wir waren auch froh, dass nächstes Mal bei der Belohnung der andere dran war ...

> Für uns Kinder war das eine Mutprobe. Wir nippten kurz, prusteten und verschluckten uns vor Ekel.

Ich kann da nicht nüchtern hin

Familienfeiern: vermutlich unsere erste Hassliebe. Wochenlange mentale Vorbereitung und doch fühlt man sich nie richtig bereit für diese Tage. Wie schön, die ganze Familie wiederzusehen, und doch anstrengend, diese »Täglich grüßt das Murmeltier«-Tage durchzustehen. Da ist der Onkel, der dumme Sprüche klopft und sich für den witzigsten Menschen der Familie hält. Die leicht angeheiterte Tante, die eine Weißweinflasche nach der anderen leert. Die Verwandten, die jedes Mal aufs Neue unzählige Familienfotos einfordern. Die vielen Gesichter mit freundlich angespanntem Lächeln. Die Oma, die den ganzen Tag kocht und sich erst nach dem Essen aus der Küche ziehen lässt, um dann nach 30 Minuten noch den Kuchen in den Backofen zu schieben. Kleinkinder, die kreischend durch das Haus rennen. Teenager, die aufgrund fehlender Ausreden anwesend sind. Die Besserwisser, die immer diskutieren müssen. Diese eine Person, die politisch fragwürdige Ansichten hat und diese auch gern und lautstark preisgibt. Von jedem gut gemeinte Fragen zu Schule, Zukunft, Liebesleben und die bereits automatisch abgespulten Antworten. Glück, wenn man neben der Flasche Wein auch noch Rettungsanker wie Lieblingsverwandte hat, die den Tag mit Herzlichkeit, Interesse und guter Laune erträglich machen.

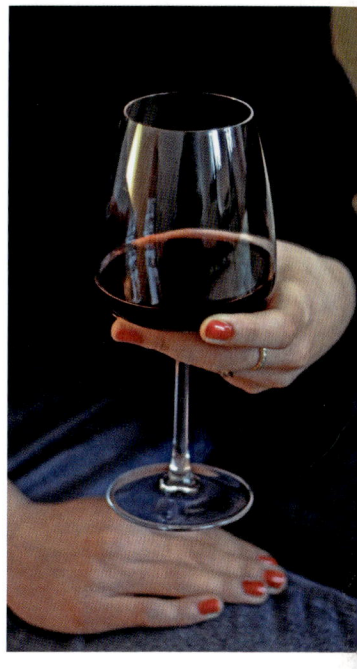

Um all das auszuhalten, braucht nicht nur die Tante einen oder auch mal zwei, drei, vier Entspannungsdrinks. Das Glas Wein, die Flasche Bier und ein paar Kurze gehören zu den meisten Familienfesten wie der Kaffee zum Kuchen. Und hin und wieder gibt es auch ein Stück vom Eierlikörkuchen oder einen Sip vom Radler für die Kinder. Als Kind war Alkohol Teil lockerer und entspannter Familienfeste, der die Stimmung und die Toleranz der Verwandten gegenüber den Kindern steigerte. Wenn die Erwachsenen angeheitert waren, durften die Kinder mehr Süßigkeiten naschen, der Blödsinn wurde nicht mehr so ernst genommen und jeder Schluck verzögerte den »Marsch ins Bett«-Befehl. Ein Traum für jedes Kind. Am Ende des Tages gingen alle nach Hause mit vollem Bauch, zehn Euro von der Oma und angeheiterten Eltern. Der nächste Morgen sah für die Erwachsenen im Haus nicht ganz so hoffnungsvoll aus: Kopfschmerzen, Katerstimmung und die anstrengenden Gespräche vom Abend davor lagen noch einige Zeit im Magen. Wohl bekomm's! Oder eben auch nicht.

> Wenn die Erwachsenen angeheitert waren, durften die Kinder mehr Süßigkeiten naschen, der Blödsinn wurde nicht mehr so ernst genommen und jeder Schluck verzögerte den »Marsch ins Bett«-Befehl.

Lange Rede, schnell drei Gin

Ob Geburtstag, Hochzeit oder Silvester – einer ist immer dabei und darf nie fehlen: der Alkohol. Das Bild der Erwachsenen, die mit einem Sekt, Wein oder Bier auf den Anlass anstoßen, kennt fast jede:r schon von Kindesbeinen an. Was genau es damit auf sich hat, erfahren wir erst viel später. Feierlichkeiten, egal ob persönlicher Natur oder staatliche Feiertage wie der Erste Mai, müssen mit einem alkoholischen Getränk gefeiert werden. Selbst im christlichen Glauben ist Alkohol Teil des Spektakels. Das Christentum ist noch immer vorherrschende Religion in Deutschland. Stand 2018 sind 27,2 Prozent der Bevölkerung katholisch und 24,9 Prozent protestantisch. Im christlichen Glauben ist Alkohol zentraler Bestandteil der kirchlichen Praxis. Alkoholkonsum wird im Rahmen der Gemeinschaft, also in Gesellschaft, toleriert. So wachsen wir auch in der Glaubensgemeinschaft mit Alkohol an Festtagen auf. Manchmal könnte man fast meinen, dass ein feierlicher Anlass ohne Alkohol nicht mehr feierlich ist.

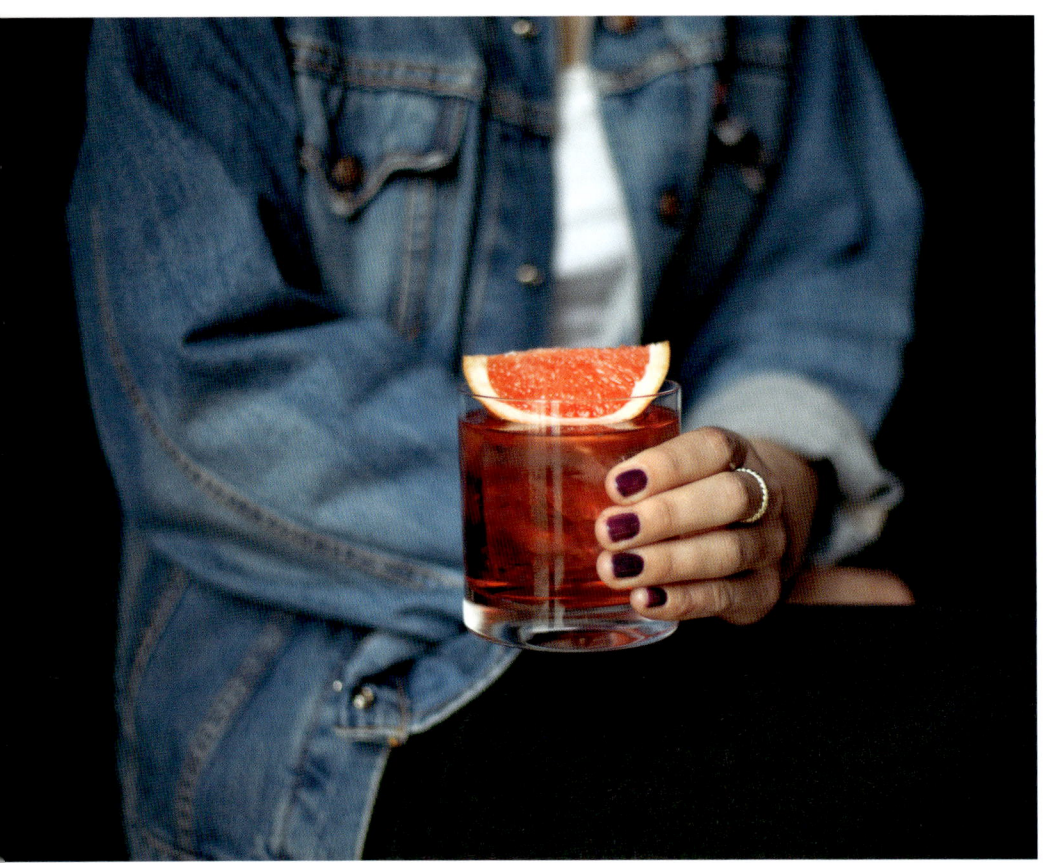

O'zapft is!

Ende September: Es geht wieder los! Dirndl und Lederhosen raus, Weißwurstfrühstück, Festzeltmusik und vor allem jede Menge Bier. München befindet sich in den Wochen des Oktoberfests im Ausnahmezustand und empfängt Tourist:innen aus aller Welt mit einer gemeinsamen Mission: saufen! Anders kann man das nicht mehr nennen: 7,3 Milliarden Maß[6] wurden 2019 getrunken. Seit Anbeginn des Oktoberfestes 1810 wurde jedes Jahr immer mehr Alkohol konsumiert. Wen kümmert's? Am Oktoberfest schockiert uns weniger die Zahl des Alkoholkonsums, als vielmehr der Preis einer Maß Bier. »Mensch, das wird auch jedes Jahr teurer! Eine Frechheit!« Vom Trinken hält es die Besucher:innen trotzdem nicht ab. Nach zwei Maß ist der Preis ohnehin egal. Die Maß wird auf dem Oktoberfest geradezu zelebriert. Kinder waren in der Vergangenheit keine Ausnahme. Historische Postkarten zeigen sogar biertrinkende Kleinkinder.

7,3 Mrd.

Maß wurden 2019 auf dem Oktoberfest getrunken.

In den Tagen des Oktoberfestes müssen sich die Sanitäter:innen der Münchner Krankenhäuser auf einiges gefasst machen: Ein Wiesn-Besucher landete 2019 mit einem Rekordwert von 3,7 Promille in der Notaufnahme.[7] Um die vielen Zwischenfälle medizinisch zu betreuen, gibt es direkt auf dem Oktoberfestareal eine Sanitätsstation mit 600 Sanitäter:innen und 30 Ärzt:innen. Sie sind auf alle Bierleichen vorbereitet.

Mit jedem Promille steigt das Risiko für Herzrhythmusstörungen um

75%.

Das Oktoberfest eignet sich aufgrund des hohen Alkoholkonsums hervorragend für Studien zur Auswirkung von Alkohol. Eine Studie[8] untersuchte 2015 vor Ort den Effekt von übermäßigem Alkoholkonsum auf Herzrhythmusstörungen. 30 Prozent der Studienteilnehmer:innen, im Schnitt 35 Jahre alt, wiesen demnach Herzrhythmusstörungen auf und 26 Prozent der Teilnehmer:innen Herzrasen. Mit jedem Promille stieg das Risiko für solche Störungen um 75 Prozent an. Bei der allgemeinen Bevölkerung liegt die Häufigkeit von Herzrhythmusstörungen bei ein bis vier Prozent.

Das Oktoberfest ist nur ein Beispiel, vielleicht das größte und imposanteste, jedenfalls das Fest mit Weltruf. Oft imitiert und nie erreicht. Regionale Heimatfeste hingegen gibt es überall in Deutschland. Gefeiert und getrunken wird überall, ob in der Metropole oder im kleinsten Dorf. Ob Karneval in Köln, Schützenfest in Baden-Württemberg oder die Weinlese in der Pfalz. Rund 14.000 Volksfeste finden jedes Jahr in Deutschland statt. Was alle vereint, du ahnst es schon: alkoholbedingter Ausnahmezustand. Neben Karussell und Konsorten für Kinder gibt es zahlreiche Möglichkeiten für Jugendliche und Erwachsene, etwas Kleines zu zwitschern oder auch heftig einen zu heben. Servus!

> Das Oktoberfest ist nur ein Beispiel. Gefeiert und getrunken wird überall, ob in der Metropole oder im kleinsten Dorf.

Die Sauf- und
DRANGPHASE

68%

der Jugendlichen trinken zwischen 12 und 17 Jahren zum ersten Mal Alkohol.

20%

der Befragten hatten ihr erste Erfahrung mit Alkohol sogar bereits mit 12–14 Jahren.

Mit durchschnittlich etwa 16 Jahren erleben Jugendliche in Deutschland ihren ersten Rausch.

Mein erstes Mal

Auf einem Familienfest, auf der Klassenfahrt oder heimlich am Wochenende an einem lauen Sommerabend. Die Umgebung und der Zeitpunkt für den ersten Drink sind vielfältig. In einer aktuellen Studie, veröffentlicht im Januar 2021,[9] geben 68 Prozent der Jugendlichen an, zwischen zwölf und 17 Jahren das erste Mal Alkohol getrunken zu haben. 20 Prozent der Befragten hatten ihre erste Erfahrung mit Alkohol sogar bereits mit zwölf bis 14 Jahren. Der erste Konsum kann auch ein Radler auf dem Fußballplatz sein, ein paar Schlucke Wein von der Tante auf dem Familienfest oder ein stibitzter Schluck Ouzo beim Griechen. Der erste Rausch ist jedoch nicht weit davon entfernt: Mit durchschnittlich etwa 16 Jahren erleben Jugendliche in Deutschland ihn zum ersten Mal. Good news: Das Alter steigt seit zehn Jahren kontinuierlich.[10]

Den ersten Rausch kann man sich in Deutschland leicht mit dem Taschengeld kaufen: Hierzulande ist Alkohol besonders günstig. Im EU-Vergleich gehört Deutschland zu den sieben Ländern, in denen Alkohol am günstigsten verkauft wird. Die Preise für alkoholische Getränke belaufen sich in Deutschland auf 89 Prozent des EU-Durchschnitts,[11] am günstigsten ist Alkohol in Rumänien mit 74 Prozent. Ein Grund für den niedrigen Preis ist die Alkoholsteuer in Deutschland, die im europäischen Vergleich eher niedrig ist und lange nicht erhöht wurde.

Alkohol ist in Deutschland nicht nur günstig, sondern auch fast unbeschränkt und unbegrenzt zugänglich. Für Gaststätten gibt es in elf Bundesländern Sperrzeiten, in denen kein Alkohol ausgeschenkt werden darf. Die Sperrzeit beschränkt sich jedoch meist auf eine Stunde zwischen fünf und sechs Uhr morgens. Vorsorgen kann man fast rund um die Uhr: In den meisten Bundesländern dürfen Läden von Montag bis Samstag, von 0 bis 24 Uhr geöffnet sein.

Verfügbar an jeder Ecke, und das zu Taschengeldpreisen – das macht es Jugendlichen leicht, an alkoholische Getränke heranzukommen.

Alkohol wird nach wie vor massiv beworben. Hauptzielgruppe sind Jugendliche als Kund:innen von morgen. 2019 wurden in Deutschland 609 Millionen Euro[12] aufgewandt, um der zahlenden Kundschaft die »Kauf mich, trink mich«-Message anzupreisen. Vermarktet wird ein positives Lebensgefühl: good vibes und erfolgreiche, glückliche, supersozialisierte Wesen, die strahlend und oft umgeben von Sand, Sonne, Strand ein Glas Aperol Spritz in der Hand halten. Wer möchte das nicht? Massives Alkoholmarketing führt dazu, dass mehr junge Menschen mit dem Trinken anfangen. Um dies zu verhindern oder einzudämmen, gibt es in Deutschland Regeln für die Werbung für alkoholische Getränke. Die Einhaltung dieser Regeln überwacht der Deutsche Werberat. Die Europäische Kommission und die WHO sprechen sich klar dafür aus, dass es Beschränkungen geben muss, um Kinder und Jugendliche so wenig wie möglich dem Alkoholmarketing auszusetzen.[13] Die wichtigsten Kriterien dieser Regelungen sind, dass Kinder und Jugendliche nicht explizit angesprochen werden sollten, nicht in der Werbung vorkommen oder durch die Art der Werbung beeinflusst werden.

Die Regeln greifen vor allem bei der Werbung, der Produktplatzierung und der Verkaufsförderung von alkoholischen Getränken. Besonders im Sponsoring gibt es in Deutschland bisher jedoch wenig Einschränkungen.[14] Das ist kritisch, da die gesponserten Personen, Vereine und Marken von jungen Menschen oft als Vorbilder angesehen werden und somit großen Einfluss haben.

Ein Bericht der WHO von 2020[15] stellte fest, dass junge Zielgruppen besonders durch Onlinemarketing angesprochen werden und die aktuellen Regelungen in der EU nicht ausreichend sind, um dies angemessen zu unterbinden. Aufgrund des starken Einflusses der sozialen Medien wurden in Deutschland 2015 explizit Regelungen für Alkoholmarketing in den sozialen Medien aufgestellt, die unter anderem Maßnahmen wie eine Altersbeschränkung und dieselben inhaltlichen Vorgaben wie für traditionelle Werbung umfassen.[16]

Die Preise für alkoholische Getränke belaufen sich in Deutschland auf 89 Prozent des EU-Durchschnitts

2019 wurden in Deutschland

609 Mio.

Euro für Alkoholwerbung ausgegeben.

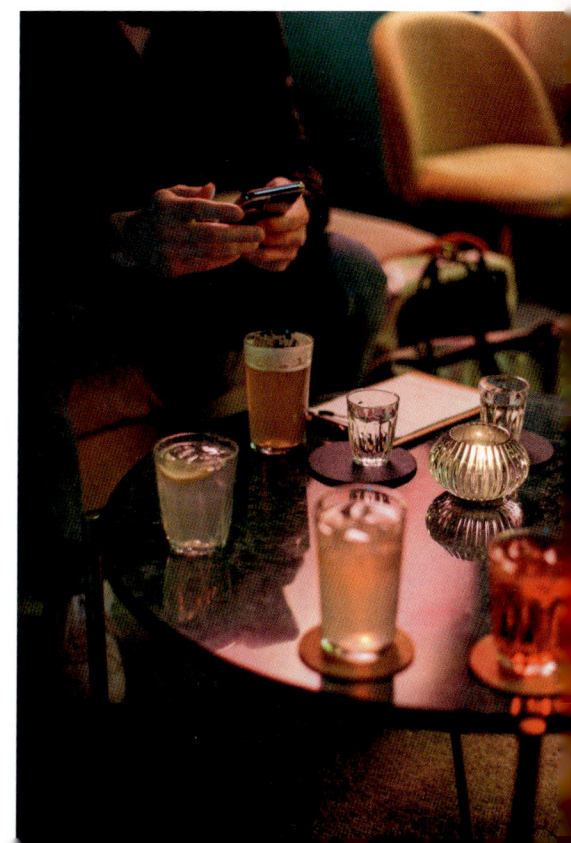

Trinken, bis der Arzt kommt

Die Eltern sind aus dem Haus. Optimale Bedingungen für eine Hausparty mit Pizza, Snacks und vor allem: Alkohol! Der große Bruder organisiert den harten Stoff und dann kann die Sause losgehen. Musik aufdrehen, und mit jedem Glas fühlt es sich besser, entspannter und lustiger an. Das ist (wieder einmal!) die beste Party seit Langem. Je länger der Abend, desto lauter und verschwommener wird alles, und auf einmal fängt man während der Unterhaltung an zu lallen. Macht nichts – einmal frische Luft schnappen und dann geht's weiter. Am Ende wachst du mit Kopfschmerzen und Übelkeit auf und denkst: Die Party ist schon over? Hat doch gerade erst angefangen! Das Tageslicht blendet und nur Abrisse des Abends sind hängen geblieben: Pizza, Beer Pong, noch ein Trinkspiel, ein paar Kurze auf das Geburtstagskind ... Filmriss. So sieht ein Rausch aus. Binge-Trinken ist laut dem Drogen- und Suchtbericht des Bundesgesundheitsministeriums von 2019 mit 37,8 Prozent unter jungen Erwachsenen zwischen 18 und 25 Jahren verbreitet.[17] In einigen Fällen endet dies nicht auf der Couch des/der Gastgeber:in, sondern im Krankenhaus. Im Jahr 2017 landeten 14.942 junge Menschen im Alter von zehn bis 17 Jahren mit einer Alkoholvergiftung im Krankenhaus.[18] Ein schmaler Grat zeigt sich in diesem Szenario, denn wer kann im stark betrunkenen Zustand noch entscheiden, wann es Zeit ist, aufzuhören? Wie heftig eine Alkoholvergiftung ausfällt, ist auch von Geschlecht, Gewicht, Alkoholtoleranz und situativen Einflüssen wie der Nahrungsaufnahme oder dem Gesundheitszustand abhängig.

> Binge-Trinken ist unter jungen Erwachsenen verbreitet. In einigen Fällen endet dies nicht auf der Couch des Gastgebers, sondern im Krankenhaus, wie im Jahr 2017 für 14.942 junge Menschen im Alter von zehn bis 17 Jahren.

In den letzten Jahren hat sich vor allem das Trinkmotiv verändert. Die Initiative »HaLT« (Hart am LimiT)[19] ist deutschlandweit kommunal tätig und agiert proaktiv und reaktiv. HaLT-Reaktiv reagiert, wenn Jugendliche mit Alkoholintoxikation ins Krankenhaus kommen. Dort leisten die Mitarbeiter:innen aktiv Hilfe und informieren, beraten und begleiten individuell, damit diese Jugendlichen den richtigen Umgang mit Alkohol finden. HaLT Berlin hat Folgendes festgestellt: Wurde bis einschließlich 2016 noch vorwiegend aus Spaß getrunken, hat seit 2017 das Motiv »Probleme« den »Spaß« auf Platz eins abgelöst.[20] Das ist alarmierend.

Mach dich mal locker

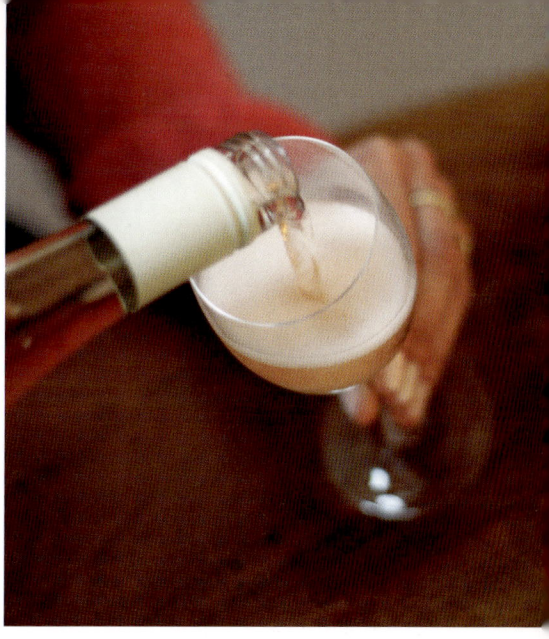

Erstes Date, große Aufregung und was hilft? Natürlich ein kleiner Entspannungsdrink. Alkohol macht uns lockerer, cooler und witziger und genau so wollen wir beim ersten Date rüberkommen. Der erste Eindruck zählt und er soll nicht von nervösem Rumhampeln oder Versprechern geprägt sein.

Der Alkohol wird's also regeln. Das bestätigen selbst weltbekannte Expert:innen, wie die Sozial-Anthropologin Helen Fisher. Sie observiert Studien der Dating-Website *match.com*. Fisher empfiehlt, beim ersten Date einen alkoholischen Drink zu konsumieren, da Alkohol zur Entspannung beiträgt und wir dann mehr von uns preisgeben. Jedoch nicht mehr als zwei Drinks, da dies eventuell dazu führt, dass wir Mist bauen. Und unserem Gegenüber in ewiger Erinnerung bleiben - allerdings nicht unbedingt in guter.

Es scheint ein Balanceakt zu sein, die optimale Menge an Alkohol beim ersten Date zu konsumieren. Why do we even start? Geht es nicht auch direkt alkoholfrei? Verschiedene Studien zeigen, wie sich Alkohol auf unser Gehirn auswirkt. Selbst moderate Mengen an Alkohol haben negative Effekte auf unser Gehirn. Doch was heißt schon moderat? In Deutschland bedeutet das: zehn Gramm Alkohol pro Tag für Frauen und 20 Gramm Alkohol pro Tag für Männer.

Zehn Gramm Alkohol, das entspricht einem kleinen Glas Bier (0,3 Liter) oder einem Achtel Wein (0,125 Liter).[21] Unser Gehirn sollte doch aber besonders beim ersten Date klar bleiben. Das Sehvermögen ist bereits ab 0,3 Promille eingeschränkt,[22] also nach einem Bier. Nach ein bis zwei Drinks ist unsere Wahrnehmung bereits eingeschränkt. Schöntrinken geht also bereits beim ersten Schluck los.

Einige Unannehmlichkeiten kann man nach einem alkoholisierten Date wohl noch mit Humor sehen. Studien zeigen jedoch, dass Alkohol eine starke Wirkung auf sexuelle Hemmschwellen und Handlungen hat. Eine Studie aus dem Jahre 1991[23] zeigt, dass sowohl Männer wie auch Frauen unter Alkoholeinfluss eher dazu tendieren, Sex zu initiieren. Ob wir dies am nächsten Tag mit Humor sehen können, ist fraglich.

Alkohol gehört für viele zum Dating wie der Deckel zum Topf. Durch die Einschränkung unserer kognitiven Fähigkeiten finden wir jedoch meist viele Deckel passend und merken erst später, dass der Alkohol uns diese nur passend dargestellt hat.

Moderat bedeutet in Deutschland:

10 g

Alkohol pro Tag für Frauen und

20 g

für Männer.

Das Sehvermögen ist bereits ab

0,3 ‰

eingeschränkt, also nach einem Bier.

Dates & Drinks:
TIPPS VON DER DATINGCOACHIN

Interview mit **Nina Deißler**, Dating-coachin und Autorin

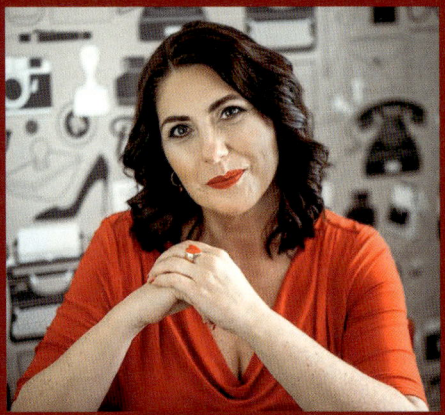

Gehen Dating und Trinken Hand in Hand?

Leider scheint uns Alkohol durch die enthemmende Wirkung genau das zu geben, was viele sich beim Dating wünschen: locker sein zu können. Das »Mut antrinken« hat allerdings zahlreiche Nachteile: Es trübt das Urteilsvermögen, und wir sind auch deutlich weniger kreativ im Rausch.

Führt uns Alkohol beim ersten Date zu Fehlurteilen?

Tatsächlich verlieben wir uns nicht in die andere Person, weil sie durch ihren angetrunkenen Mut weniger nervös ist. Letztlich ist es doch oft genau diese Nervosität, die uns zeigt, dass wir einander etwas bedeuten. Also nicht die Nervosität »wegtrinken«, sondern einfach dazu stehen. »Du machst mich nervös!«, ist nämlich direkt ein Kompliment für das jeweilige Gegenüber.

Wie vermeide ich unangenehme Situationen, wenn ich sage, dass ich keinen Alkohol trinke? Ich möchte nicht als Spaßbremse oder langweilig rüberkommen.

Genau wie bei allen anderen Aussagen über sich selbst geht es auch hier darum, nicht zu sagen, wie man ist, sondern es zu zeigen: Wer humorvoll und schlau kontert, wird auch als humorvoll und schlau wahrgenommen. Sag zum Beispiel so etwas wie: »Ich möchte sicher sein, dass du meine volle Konzentration hast und nicht meine konzentrierte Vollheit!« Oder du sagst, dass du irgendwann gemerkt hast, dass du auch saufen kannst, ohne Spaß zu haben – und da hat es für dich einfach keinen Sinn mehr ergeben. Oder sag deinem Date, dass du dir ihn oder sie nicht schöntrinken musst, da ist auch gleich noch ein Kompliment dabei.

Zu dem Gang passt wunderbar ...

Auch in der Gastronomie ist Alkohol fester Bestandteil der Experience. Der Aperitif vor dem Essen, der passende Drink zum Essen und natürlich der Digestif nach dem Essen. Für jeden Zeitpunkt gibt es den optimalen alkoholischen Begleiter. In Restaurants wird uns meist direkt ein passendes alkoholisches Getränk empfohlen. »Why not?«, denkt man sich – ein Drink gehört im Restaurant doch dazu. Man muss nur klären, wer nach Hause fährt. Meist darf sich auch diese Person noch ein Glas genehmigen, wenn es eigentlich schon zu viel ist. Möchte jemand nüchtern bleiben, werden auf die Frage nach alkoholfreien Cocktails meist lieblose Abklatschvarianten klassischer Cocktails genannt. Wer hat schon Lust auf einen Virgin Colada oder Safer Sex on the Beach? Please, no! Der Bedarf an alkoholfreien Cocktails und anderen Drinks steigt, doch in den meisten Restaurants lässt das Angebot leider noch zu wünschen übrig. Und genau das werden wir ändern!

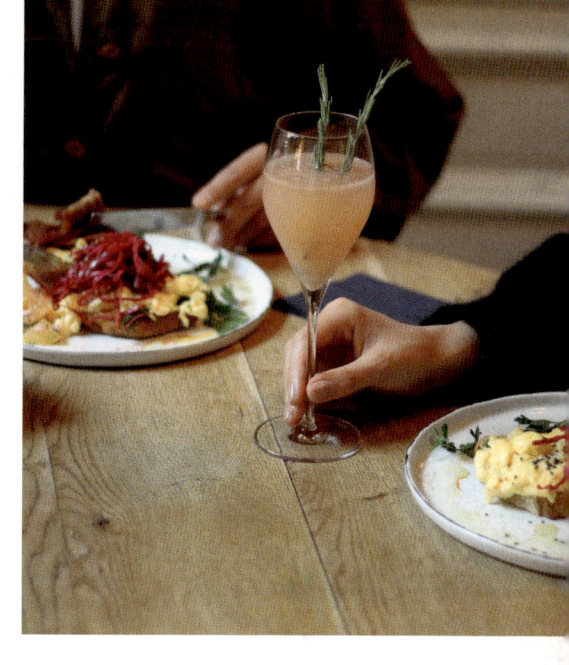

Sei doch keine Spaßbremse

»Ach komm, ein Glas kannst du mittrinken!«, »Auf das Geburtstagskind müssen wir anstoßen!«, »Warum trinkst du nicht? Was ist denn los?«, »Kein Alkohol? Wie langweilig bist du denn?« – wer sich für einen Abend, mehrere Wochen oder generell dazu entschieden hat, keinen Alkohol zu trinken, musste sich vermutlich einen dieser Kommentare schon einmal anhören. Besonders beliebte Frage bei Frauen, die einen Drink ablehnen: »Bist du etwa schwanger?« Häufig wird angenommen, dass der soziale Druck, etwas trinken zu müssen, besonders bei Jugendlichen groß ist. In einer Studie des Gesundheitsministeriums von 2009[24] zeigt sich, dass das stark von der Peergroup abhängt. Einige Jugendliche empfinden keinen Druck, Alkohol zu trinken, während andere ihn in ihrer Gruppe sehr stark verspüren. Laut einer Studie aus dem Jahr 2011[25] verspüren die Jugendlichen nicht unbedingt Druck, in der Gruppe trinken zu müssen, sondern das Vorbildverhalten, an dem sie sich orientieren, ist ausschlaggebend. Laut der aktuellen Studie der Bundeszentrale für gesundheitliche Aufklärung (BZgA)[26] zum Alkoholkonsum im Jahr 2019 trinken neun Prozent der Zwölf- bis 17-Jährigen und etwa 32 Prozent der 18- bis 25-Jährigen mindestens einmal pro Woche Alkohol. Gerade in der älteren Gruppe ist die Zahl relativ hoch und somit ist es vermutlich in den meisten Freundeskreisen gang und gäbe, Alkohol zu konsumieren. Die Wahrnehmung von Gruppenzwang ist sehr subjektiv und daher ist es schwierig, zwischen Druck und Orientierung zu unterscheiden. Unabhängig vom Druck, Alkohol zu trinken, haben aber viele das Gefühl, Freund:innen oder der Familie Alkohol anbieten zu müssen, wenn diese zu Gast sind.

Ich kann noch fahren

Fast jede:r kennt das folgende Szenario: Man ist bei Freund:innen zum Essen eingeladen und fährt mit dem Auto. Kaum ist man dort, wird das erste Glas Wein angeboten. Es ist ja noch früh, bis ich heimfahre, ist das auf jeden Fall abgebaut, denkt man sich. Während des Essens bekommt man schnell das zweite Glas Wein eingeschenkt und trinkt es leer. Als man schließlich den Heimweg antreten will, ein kurzes Zögern: Sollte ich noch fahren? Diese Zweifel werden jedoch schnell beseitigt: Die Strecke ist kurz, der Weg bekannt und das erste Glas schon Stunden her!

2-3 h

dauert es, bis der Körper einer

55 kg

schweren Frau ein kleines Glas Wein abgebaut hat.

Tatsache ist jedoch, dass unsere kognitiven Funktionen bereits nach einem Standardglas eingeschränkt sind. Darüber hinaus wird Alkohol im Körper wesentlich langsamer abgebaut als meist vermutet. Bei einer etwa 55 Kilogramm schweren Frau benötigt der Körper zwei bis drei Stunden, um den Alkohol aus 0,125 Liter Wein, also einem kleinen Glas, abzubauen. Bei einem 80 Kilogramm schweren Mann beträgt die Spanne etwa ein bis zwei Stunden. Geschockt? Der Alkohol aus zwei gut gefüllten Gläsern Wein, die wir zum Abendessen getrunken haben, ist nach drei bis vier Stunden also noch nicht abgebaut und unsere Fahrtüchtigkeit bereits eingeschränkt. Leider hat dies oft mehr Konsequenzen als nur eine unsichere Fahrt nach Hause. 2018 ereigneten sich 1,4 Prozent der polizeilich erfassten Unfälle in Deutschland unter Alkoholeinfluss. Dies führte zu über 17.000 Verletzten und 244 Toten.[27]

So weit muss es aber nicht kommen. Einfach das Auto stehen lassen und ein Taxi oder die öffentlichen Transportmittel nehmen. By the way: Fahrradfahren geht unter Alkoholeinfluss auch nicht. Denn ab 0,3 Promille drohen bei Fahrunsicherheit oder einem Unfall Geldstrafen, Einträge in das Fahreignungsregister und sogar Entzug der Fahrerlaubnis. Dasselbe gilt für E-Scooter. Wie E-Scooter fahren unter steigendem Alkoholeinfluss aussieht, zeigt das Selbstexperiment von *PULS*, einer Sendung des BR.[28]

Komm, ich trinke, dann kannst du fahren.

Einstieg in die BERUFSWELT

TGIF

Ein neuer Job, da gehört es dazu, den Einstand vorzubereiten. Das Wichtigste ist natürlich der Kasten Bier, die Flasche Sekt und eventuell noch ein paar Shots. Alles nach Feierabend. So lernt man die Kolleg:innen gleich richtig kennen. Neben dem Einstand gibt es genügend weitere Anlässe für ein Feierabendbier mit Kolleg:innen. Klassisch jede Woche: das Einläuten des Wochenendes. Ganz nach dem Motto: »Thank God, it's Friday!« Und zu Geburtstagen darf es dann auch mal den Sekt-O morgens zum gemeinsamen Brunch mit der Abteilung geben.

Tatsächlich ist der Alkoholkonsum bei der Arbeit im Arbeitsrecht nicht grundsätzlich verboten. Die Grundregel ist häufig, dass Alkohol in geringen Mengen akzeptiert ist, sofern die beruflichen Pflichten weiterhin erfüllt werden. Viele Unternehmen sprechen jedoch ein generelles Verbot von Alkoholkonsum am Arbeitsplatz aus. Denn der Arbeitgeber oder die Arbeitgeberin hat im Rahmen der Fürsorgepflicht die Arbeitskräfte vor übermäßigem Alkoholkonsum zu schützen.

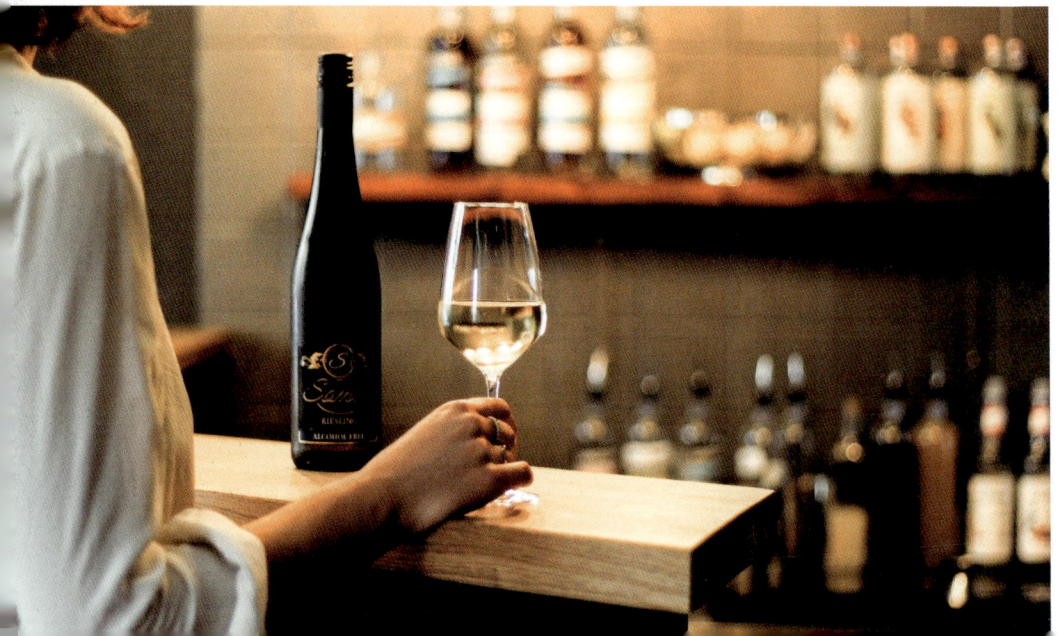

Wenn Vorstand mit Praktikant:innen ...

Die lang ersehnte Weihnachtsfeier ist in vielen Unternehmen das Highlight des Jahres. Gutes Essen, Kolleg:innen aus allen Abteilungen, von Praktikant:innen bis CEO, und natürlich Alkohol en masse. Eine Rede, ein Gläschen zum Anstoßen, ein Wein zum Hauptgang. Gleich die ganze Flasche bitte, geht ja alles auf die Firma, das muss man auskosten. Vielleicht noch einen Drink, um diese Wichtelrunde zu ertragen. Die Cocktailbar neben der Tanzfläche. Anders gesagt: Es ist die scheinbar professionelle Form von Flatrate-Trinken. Zwischendurch einige Gespräche an der Bar, auf dem Weg zur Toilette oder am Tisch mit den Tanzmuffeln. Viele neue Per-Dus, die am Montag darauf meist klammheimlich und ohne Vorwarnung wieder rückgängig gemacht werden. Die meisten älteren Kolleg:innen, Mütter und Väter sowie weniger gut vernetzte Kolleg:innen sind vor drei Uhr bereits gegangen. Es wird unangenehm: Kolleg:innen, die sich auf der Tanzfläche ungewöhnlich nahekommen. Abteilungsleiter:innen, die in Plauderlaune viel zu private Storys erzählen. Zwei Kolleg:innen, die »unbemerkt« gemeinsam von der Feier verschwinden und sich nach einer Weile wieder ebenso unbemerkt in den Raum hineinstehlen. Der nächste Tag verläuft für die Nachteulen, die bis zum Schluss gekämpft haben, meist gleich: verkatert, übermüdet, viele verschwommene Erinnerungen an Gespräche, die man lieber nicht geführt hätte. Die nächsten Tage sind von Getuschel und Gossip geprägt und manche haben es gar in die Legenden-Liga geschafft. Die guten Vorsätze, sich bei der nächsten Firmenfeier zurückzuhalten, sind meistens so schnell verflogen wie die pochenden Kopfschmerzen der letzten Tage.

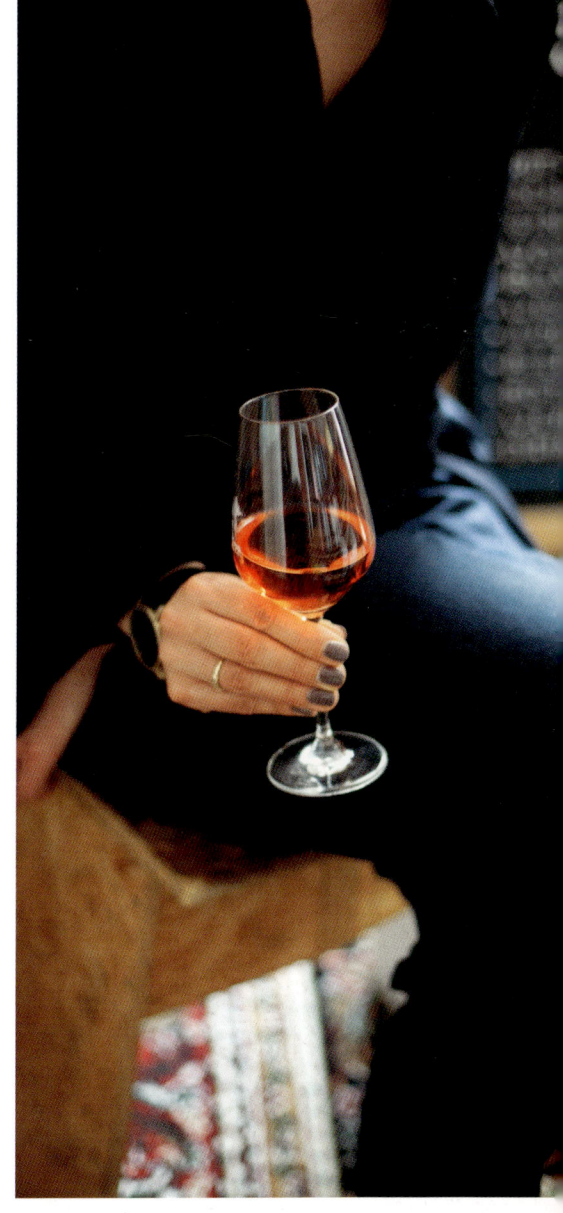

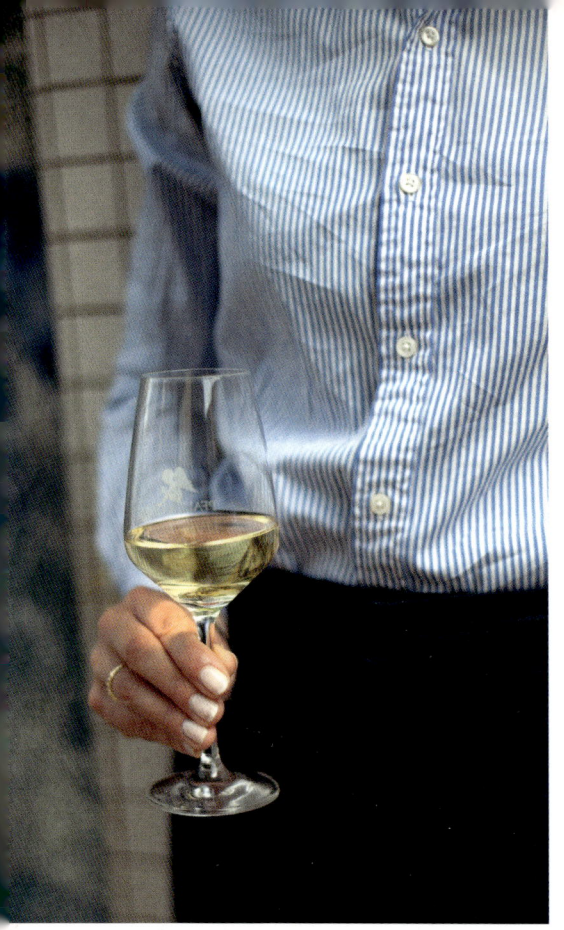

Auf eine erfolgreiche Zusammenarbeit

Ein gemeinsames Dinner nach einem erfolgreichen Projektabschluss, ein Geschäftsessen mit potenziellen Kund:innen oder ein Sektempfang auf einer Messe: Trinken gehört dazu. In unzähligen Ratgebern zur Businessetikette finden sich Tipps zum Umgang mit Alkohol. Grundsätzlich lässt sich sagen, dass davon abgeraten wird, zu tief ins Glas zu schauen. Denn auch wenn wir uns betrunken oft viel fähiger fühlen, kommt dies in der Außenwelt meist nicht so an.

Eine Faustregel ist, sich beispielsweise an der Gruppe oder den Vorgesetzten zu orientieren. Das ergibt Sinn, wenn es sich nicht um hartgesottene Trunkenbolde handelt. Es gilt zu beachten, dass es sich hierbei nicht um die Menge, sondern um die grundsätzliche Entscheidung für oder gegen Alkohol handelt. Bei festlichen Anlässen sollte man sich ohne gute Ausrede ein Glas einschenken lassen. Hier sind wir wieder beim Thema Gruppenzwang. Selbst im Erwachsenenalter und mit ein paar Jahren Berufserfahrung fällt es oft schwer, Alkohol in sozialen Situationen abzulehnen. Am Ende raten uns sogar Businessratgeber, dem Gruppenzwang nachzugeben. Besonders in neuen Geschäftsbeziehungen kann der Verzicht auf Alkohol das Kennenlernen stören und eventuell negative Auswirkungen auf zukünftige Geschäfte haben. Trotz allgemeinem Verständnis, Alkohol auf geringe Mengen zu beschränken, gilt das Trinken aktuell in vielen beruflichen Situationen als gängige Businessetikette, und oft wird es doch mehr als nur ein Glas Wein.

Klug & Knigge:
TRINKEN IM BUSINESS-KONTEXT

Interview mit **Fulya Sonnenschein**, zertifizierte Business-Knigge-Trainerin, selbständig in Berlin (Knigge Coaching)

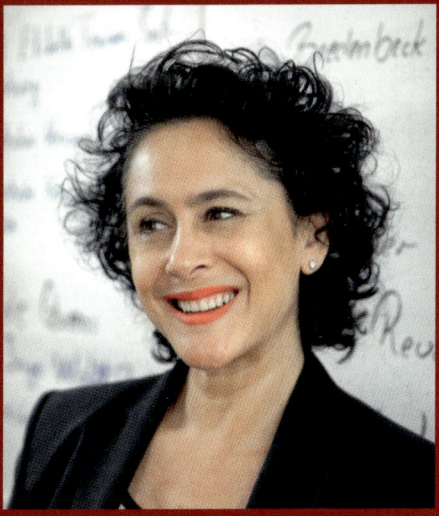

Ich will in Gesellschaft keinen Alkohol trinken. Sind Notlügen erlaubt?

Generell ist es empfehlenswert, offen und ehrlich zu sagen, dass man keinen Alkohol trinken möchte. Wenn man sagt, dass man grundsätzlich keinen Alkohol trinkt oder der Glaube es verbietet, haben andere normalerweise Verständnis. Im Notfall hilft ein kleiner Trick: »Ich habe heute ein Antibiotikum genommen.« Da geht Alkohol natürlich gar nicht. Gerade medizinische Gründe werden von anderen ohne erneutes Nachfragen akzeptiert.

Wie sollte man mit Alkohol auf der Weihnachtsfeier umgehen?

Grundsätzlich sollte man mit Alkohol im beruflichen Kontext professionell und vorsichtig umgehen. Es ist ratsam, seine eigenen Grenzen zu kennen und sich an ihnen zu orientieren, damit man hinter seinen Taten stehen kann. Lieber in Maßen trinken und im Hinterkopf behalten, dass man seinen Kolleg:innen am nächsten Tag, im nüchternen Zustand, in die Augen schauen möchte.

Erst die Arbeit, dann das Vergnügen!

Grundsätzlich finde ich die Regel gut, erst nach der Arbeit zu trinken, also nach Geschäftsabschluss oder nach Feierabend. Es geht immer darum, wie man etwas erklärt, also in welchem Ton und mit welcher Wortwahl: »Ich habe meine Regeln, wir können gerne im Anschluss trinken« oder »Ich möchte nichts trinken, da ich einen klaren Kopf behalten möchte«.

Alles, was glänzt, trinkt auch

Eine Studie der Deutschen Hauptstelle für Suchtfragen e. V. (DHS)[29] zeigt, dass einige Berufsgruppen stärker als andere gefährdet sind, übermäßigen Alkoholkonsum zu entwickeln. Dass Mitarbeiter:innen im Gastronomiebereich mehr betroffen sind, da sie einen leichteren Zugang zu alkoholischen Getränken haben, scheint naheliegend. Außerdem lassen sich erhöhte Risiken beim Seefahrts- und Hafenpersonal sowie in der Dienstleistungsbranche erkennen. Woran genau dies liegt, ist noch nicht ausreichend untersucht. Neben dem einfachen Zugang zu Alkohol gibt es einige Hinweise auf weitere Einflussfaktoren wie Abwesenheit vom eigentlichen Lebensmittelpunkt, wenige Kontrollen am Arbeitsplatz sowie Stress durch die Arbeit.

> Es besteht eine Verbindung von Sozialstatus und Alkoholkonsum. Je höher der Status, desto häufiger wird Alkohol getrunken.

Der Alkoholatlas des deutschen Krebsforschungszentrums aus dem Jahr 2017[30] zeigt, dass in allen Altersgruppen eine Verbindung von Sozialstatus und Alkoholkonsum besteht. Je höher der Status, desto häufiger wird Alkohol getrunken. Eine britische Studie von 2009[31] bestätigt diese Erkenntnisse. In einer Studie des britischen Office of National Statistics[32] zeigte sich, dass Personen in höheren beruflichen Positionen mehr Alkohol konsumieren.

Ein Glas schadet dem Baby doch nicht

Alkohol in der Schwangerschaft ist ein No-Go. Zum einen erhöht Alkohol das Risiko einer Fehlgeburt.[33] Zum anderen kann Alkoholkonsum langfristige Schäden beim Kind verursachen, wie beispielsweise das Fetale Alkoholsyndrom (FAS).[34] Dieses führt oft zu lebenslangen geistigen und körperlichen Defiziten. Wenn die Mutter Alkohol trinkt, wird dieser an den Embryo weitergegeben. Er wirkt direkt toxisch und kann von dem Kind noch nicht abgebaut werden, da die dafür zuständigen Enzyme noch nicht entwickelt sind.[35]

Kein Alkohol in der Schwangerschaft bedeutet nicht, auf den Genuss eines guten Drinks verzichten zu müssen. Das Angebot passender Getränke für Schwangere ist mittlerweile groß. Und hier sprechen wir nicht nur von Limonaden, Softdrinks oder Wasser. Wichtig zu beachten ist jedoch, dass es einen Unterschied zwischen alkoholfreien Getränken und Getränken ohne Alkohol gibt. Alkoholfreie Getränke dürfen bis zu 0,5 Prozent Alkohol enthalten. Getränke ohne Alkohol hingegen müssen 0,0 Prozent Alkohol aufweisen (siehe S. 98). Beim Kauf von Alternativen sollten Schwangere daher genau auf die Bezeichnung achten, im Zweifel nachfragen oder sich beraten lassen. You need help? Wir helfen dir gerne weiter: *info@nuechtern.berlin*

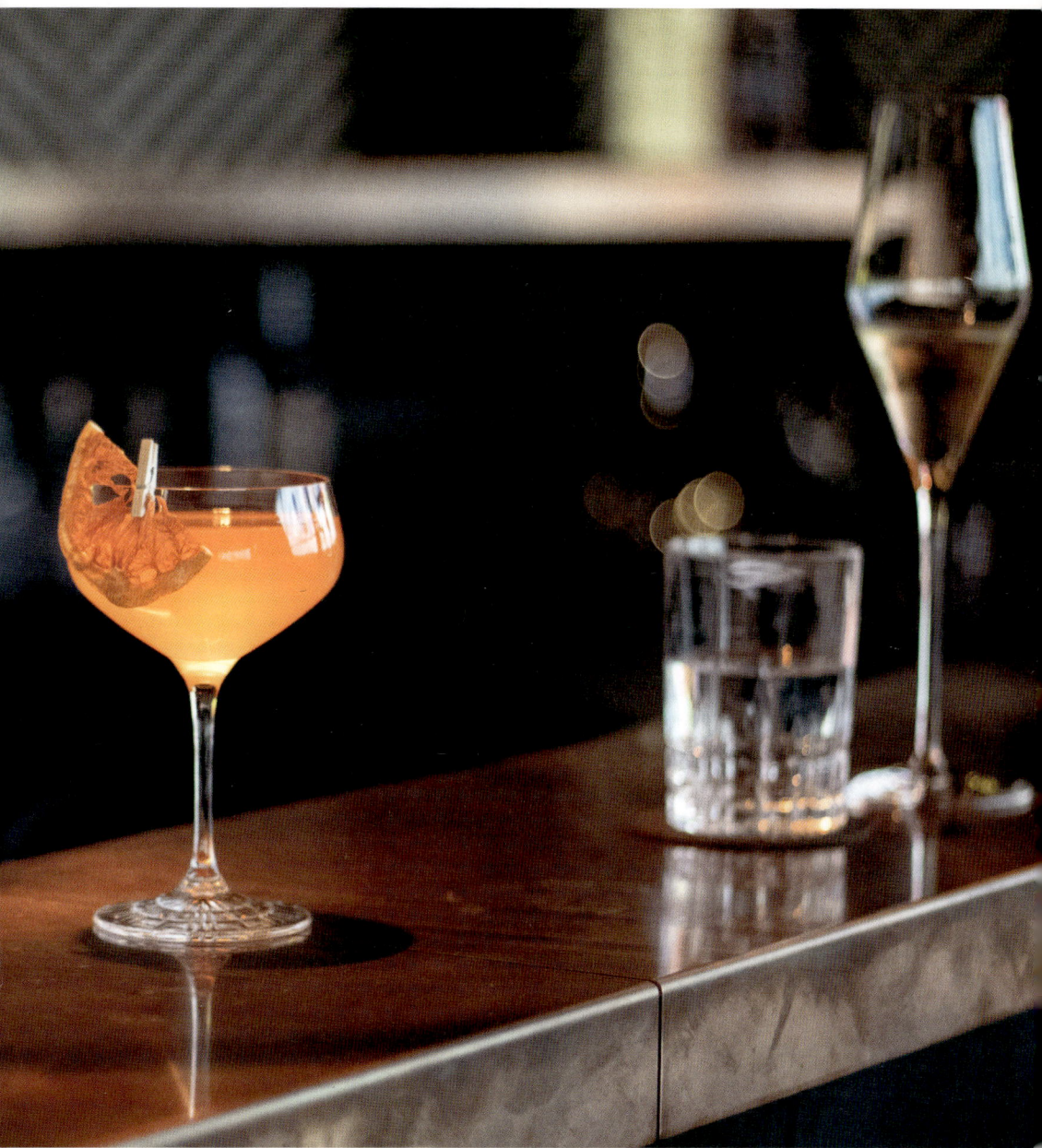

Baby & Bubbles:
ALKOHOL IN DER SCHWANGERSCHAFT

Interview mit **Dagmar Elsen,** Initiatorin der Aufklärungskampagne »Happy Baby No Alcohol«

Du führst die Kampagne »Happy Baby No Alcohol«. Wie dringend brauchen wir in Deutschland diese Kampagne?

Sehr dringend! Jede Stunde kommt ein Baby mit Fetalem Alkoholsyndrom (FAS) auf die Welt und wird sein Leben lang mit schwersten Gehirnschädigungen zu kämpfen haben. Dabei ist FAS definitiv zu 100 Prozent vermeidbar. Kein Schluck, kein Risiko!

Mehr als die Hälfte der Deutschen glaubt, ein Gläschen schadet nicht. Von wegen: Alkohol ist ein Nervengift und stört die Zellteilung. Besonders beeinträchtigt wird das Gehirn. Wir haben inzwischen 1,6 Millionen Betroffene. Solange nicht allen Menschen klar ist, dass es keine

wissenschaftlich erwiesene Menge an Alkohol gibt, die für das Baby unbedenklich wäre, müssen wir aufklären.

Wie macht sich FAS bemerkbar? Welche Anzeichen gibt es?

Die Babys kommen mit einem Loch im Herzen auf die Welt, mit Fehlbildungen oder Skoliose. Manche der Neugeborenen krümmen sich schreiend über Wochen hinweg, sind untergewichtig, bindungsgestört oder apathisch. Als Kinder gelten sie als faul,

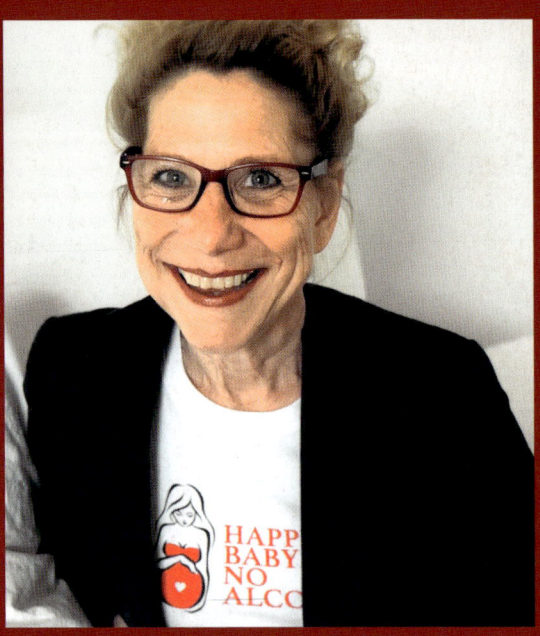

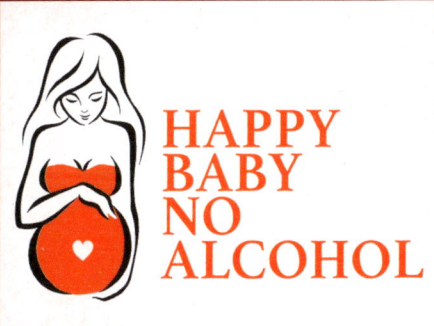

HAPPY
BABY
NO
ALCOHOL

frech, unerzogen und delinquent. Die »Schlimmsten« unter ihnen prügeln, schreien, quälen, lügen, stehlen, missachten Regeln und rennen davon. Die Schule ist für sie ein Ort des Grauens, sie fühlen sich als Versager, werden gemobbt und verstoßen, sind oft Opfer sexueller Übergriffe. Auch als Erwachsene sind sie noch infantil, leichtgläubig und leicht zu verleiten. Ihr Gedächtnis ist schlecht, ihre Lernfähigkeit begrenzt, es fehlt ihnen das Gefühl für Zeit, Orientierung und Gefahren.

Warum ist das Thema in Deutschland immer noch nicht ausreichend bekannt? Was können wir tun, damit es präsenter wird?

Selbst viele Fachärzte, allen voran Gynäkolog:innen und Kinderärzt:innen, ebenso Hebammen wissen wenig bis nichts über FAS. Die Thematik findet sich in der Ausbildung kaum. Das bedeutet, dass tradierte Vorstellungen in den Köpfen verankert bleiben, also Alkohol in seiner Wirkung positiviert bleibt. So raten Gynäkologen der Schwangeren zum Rotwein in der Badewanne und Hebammen schütten Wodka in den Wehencocktail.

Hinzu kommt die Krux, dass es nicht unbedingt zum FAS kommen *muss,* sondern *kann.* Wissenschaftler forschen, um herauszufinden, wieso das so ist. Da Alkohol im sozialen Leben einen hohen Stellenwert hat, werden Bedenken allzu gern vom Tisch gefegt. Das zu ändern geht jeden an. Das Thema sollte schon ab dem Kindergarten auf den Tisch sowie in den Lehrplan aller fachrelevanten Berufsausbildungen kommen.

Die nüchterne Wahrheit: ICH BIN, WAS ICH TRINKE
Selbstreflexion Part I

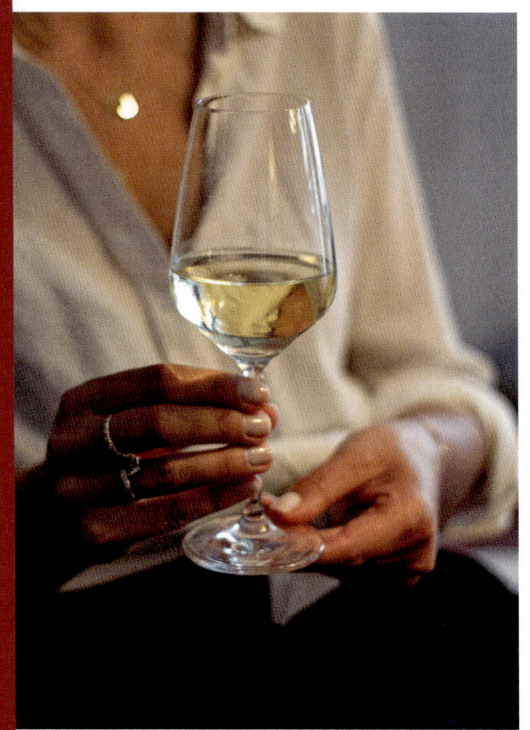

Dein Status quo

Um ein Mindful Drinker zu werden, hilft es, zuerst deinen Trinkgewohnheiten auf die Spur zu kommen. Das kann, wenn wir ehrlich sind, etwas unangenehm und anstrengend sein. Aber da müssen wir jetzt durch. Schlimmer als der Kater vom letzten Wochenende wird's nicht sein, versprochen!

Der erste Schritt: Lass uns deinen Status quo festhalten. Dafür beantwortest du die folgenden Fragen. Sei ehrlich und verschone dich und deine Umwelt nicht. Dein bester Freund oder deine beste Freundin ist die Person, mit der du jedes Wochenende eskalierst, dabei hast du gar keine Lust darauf? Aufschreiben. Du brauchst eine Flasche Wein, um am Esstisch deiner Eltern den Abend zu genießen? Aufschreiben. Es gibt nichts, was die Welt noch nicht gehört und gesehen hat. Los geht's.

High five:
Die fünf W-Fragen führen zur Kater-Antwort

Okay, nur die Ruhe. Nimm dir etwas Zeit und ... ein Glas Wein? Nope, gönn dir einen alkoholfreien. Das ist der perfekte Zeitpunkt, um sich durch die Alternativen zu tasten (ab Seite 99). Schnapp dir Stift und Papier und vielleicht sogar dein:e BFF. Da kommt man gleich schon in den Hardtalk. Los geht's, you can do & drink it!

Wo

Wo trinke ich Alkohol?

Wo trinke ich keinen Alkohol?

Wo trinke ich mehr, als ich eigentlich möchte?

Wann

Wann trinke ich Alkohol?

Wann trinke ich keinen Alkohol?

Wann trinke ich mehr, als ich eigentlich möchte?

Wer

Mit wem trinke ich Alkohol?

Mit wem trinke ich keinen Alkohol?

Mit wem trinke ich in der Regel zu viel?

Was

Was trinke ich?

Was trinke ich nicht?

Wovon trinke ich meist mehr, als ich eigentlich möchte?

Wie viel

Wie viel trinke ich im Durchschnitt?

Welche Situationen gab es, in denen ich weniger getrunken habe?

Zusammenfassung

Welche Erkenntnis hat mich überrascht bzw. nicht überrascht?

Mein persönlicher Kater

Kenne deinen Kater: Jeder Körper reagiert anders auf Alkoholzufuhr. Da sich jeder Mensch nach getrunkenen Gläsern anders fühlt, ist es wichtig, dass du verstehst, welche Auswirkungen **dein Konsum auf dich** hat. In Kapitel 2 gehen wir genauer auf den Hangover ein. Hier gilt es zunächst einmal festzustellen: Wer ist dein Kater und wie oft sucht er dich heim?

Selbsteinschätzung: An wie vielen Tagen im Monat habe ich einen Kater?

Mo	Di	Mi	Do	Fr	Sa	So
Beispielwoche		Afterwork	X	Dinner mit Lena	X Vino auf dem Markt	X

Tipp:

Die erste Selbsteinschätzung hilft dir, eine grobe Idee zu bekommen, an wie vielen Tagen du im Monat damit beschäftigt bist, auszunüchtern. Wir empfehlen dir, deinen Konsum mithilfe einer Tracking-App in den nächsten Wochen festzuhalten. So kannst du ihn besser kennen- und verstehen lernen.

Wie wirkt sich Alkohol speziell auf DEINEN Körper aus?

Das häufigste Symptom einer durchzechten und trinklastigen Nacht
sind neben Schlafmangel die hämmernden Kopfschmerzen. Jeder
kennt auch jemanden im Inner Circle, der den ganzen Morgen über der
Kloschüssel hängt. Ein Kater löst sowohl auf physischer als auch auf
psychischer Ebene unterschiedliche Symptome aus. Finde heraus, welche Gefühle, Schmerzen und Symptome Alkohol bei dir auslöst. Kreuze
an, welche Reaktion bei dir zutrifft, und ergänze gegebenenfalls.

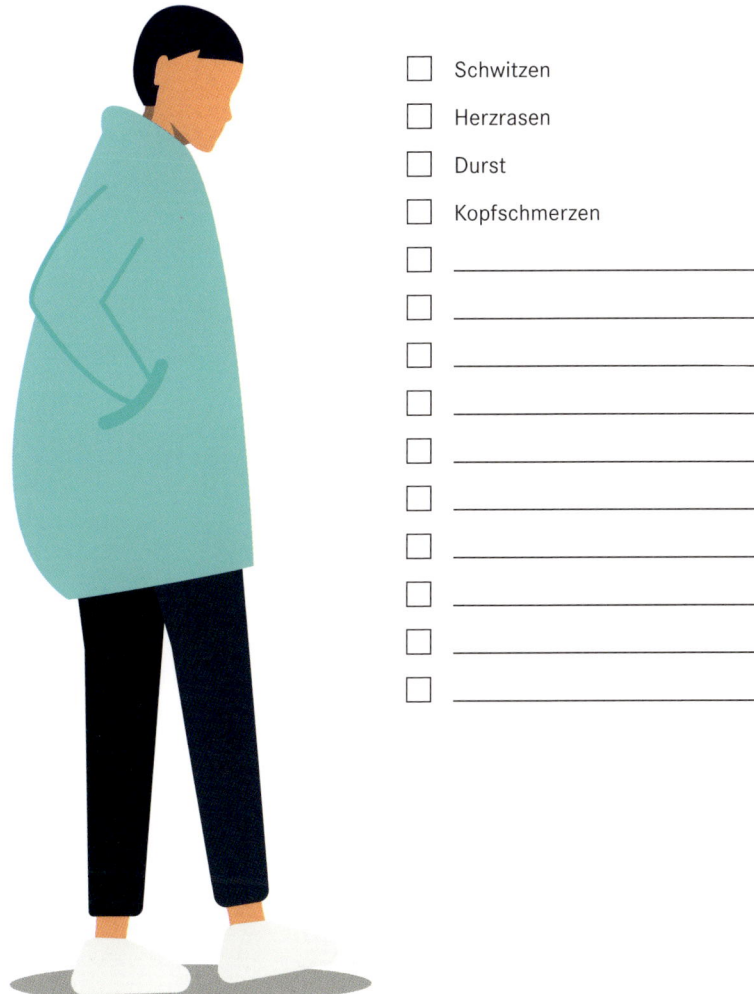

☐ Schwitzen

☐ Herzrasen

☐ Durst

☐ Kopfschmerzen

☐ _____

☐ _____

☐ _____

☐ _____

☐ _____

☐ _____

☐ _____

☐ _____

☐ _____

☐ _____

Warum wir trinken

Die Gründe, warum wir trinken, sind vielfältig. Häufig ist es eine Mischung aus Hobby und Habit. Wenn du jemanden fragen würdest: »Hey, warum trinkst du?«, würdest du höchstwahrscheinlich kritisch beäugt werden und als Antwort bekommen: »Warum denn nicht?« Wissen ist Macht, daher ist es unabdingbar, dass du dein Warum kennst. Warum trinkst du? Jede Antwort ist richtig.

☐ Gewohnheit   ☐ Bar   ☐ Abendessen

☐ Langeweile   ☐ Zugehörigkeit   ☐ After-Work

☐ Wohlstand   ☐ Normal   ☐ Restaurant

☐ Trauer   ☐ Teilhabe   ☐ Genuss

☐ Vor dem TV   ☐ Neugier   ☐ Belohnung

☐ Erfolg   ☐ Vergessen   ☐ Feierabend

☐ Spaß   ☐ Rausch   ☐ Frust

☐ Entspannung   ☐ Erfahrung   ☐ Streit

☐ Party   ☐ Geburtstag   ☐ Unzufriedenheit

☐ Dating   ☐ Feierlichkeiten   ☐ Hochzeit

Deine Glaubenssätze

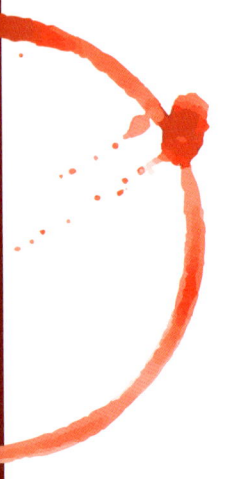

Auf den ersten Blick scheint es, dass man aufgrund von Situationen und Begebenheiten trinkt. Dass häufig bestimmte tiefsitzende Glaubenssätze dahinter liegen, wird in den meisten Fällen ignoriert. Glaubenssätze sind deine eigenen Wahrheiten, die du aufgrund von Erfahrungen für dich festgelegt hast. Dabei handelt es sich um deine ganz persönlichen Wahrheiten, die deine Grundlage für Entscheidungen und Handlungen bilden. Denke daran, dass jeder Mensch seine eigenen Glaubenssätze hat, da wir alle unterschiedliche Erfahrungen machen und Dinge unterschiedlich wahrnehmen und interpretieren. Um zu verstehen, wieso du wann und in welcher Menge trinkst, gilt es, deine eigenen Glaubenssätze zu erkennen. Gehe in Ruhe jeden dieser Sätze durch und schau, welche bei dir passen.

Ich trinke, weil ...

	Trifft zu	Trifft nicht zu
... andere es von mir erwarten.	☐	☐
... es mir schmeckt.	☐	☐
... ich sonst keinen Spaß habe.	☐	☐
... ich sonst eine Spaßbremse bin.	☐	☐
... ich mich entspannen möchte.	☐	☐
... es sich so gehört.	☐	☐
... es höflich ist.	☐	☐
... ich es brauche.	☐	☐
... ich es verdient habe.	☐	☐
... ich nicht weiß, was ich sonst tun soll.	☐	☐
... alle trinken.	☐	☐
... mir langweilig ist.	☐	☐
... ich nicht anders kann.	☐	☐
... ich damit den Tag hinter mir lasse.	☐	☐
... ich runterkommen will.	☐	☐
... ich mich belohnen möchte.	☐	☐
... ich sonst den Abend nicht überstehe.	☐	☐
... ein Glas ja nicht schadet.	☐	☐
... ich etwas zelebrieren will.	☐	☐
... ich mich dann selber mag.	☐	☐
... ich nicht Nein sagen kann.	☐	☐
... sich sonst meine Freunde von mir abwenden.	☐	☐
... ich hoffnungslos bin.	☐	☐
... ich nicht aufhören kann.	☐	☐
... es zu meinem Job gehört.	☐	☐
... es mir gute Laune macht.	☐	☐

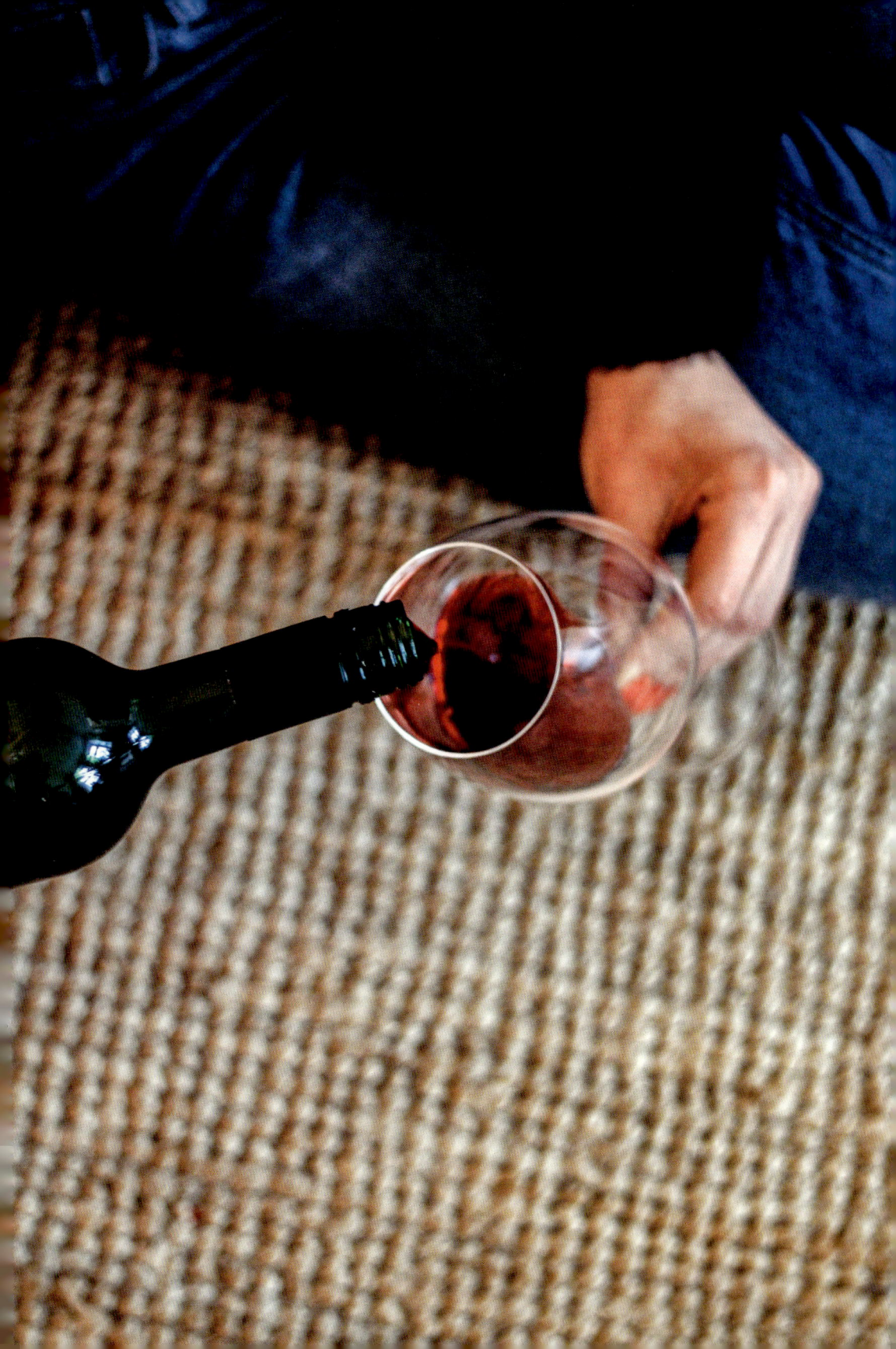

Ich trinke,
ALSO BIN ICH

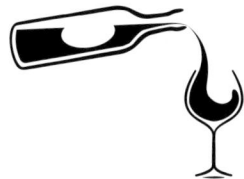

Wir haben gesehen: Alkohol ist tief in unseren Köpfen und in unserem Alltag verankert. Von Kindheit an, wenn die Erwachsenen beisammensitzen, über die ersten Sips in der Jugend, das erste Date in einer Bar, die nächtelangen Partys im Club, bis zum Drink an festlichen Tagen wie Weihnachten und Silvester, bei Hochzeiten und Beerdigungen, beim erfolgreichen Abschluss, bei Team-Events oder einfach beim gemütlichen Binge-Watching an einem Montag, Dienstag, Mittwoch, and so on. Alkohol sitzt in den meisten Fällen mit am Tisch. Er benötigt auch keine offizielle Einladung, denn seine Anwesenheit ist in der Regel gewollt, gebraucht und erwartet. Doch was sich hinter den Kulissen abspielt, when the party is over, wollen wir nun mal genauer anschauen.

Morgen wissen,
WAS HEUTE LOS WAR

In Berlin hängen häufig in U-Bahn-Stationen maximal große Plakate, vor denen man zwischen drei und fünf Minuten wartet, bis die nächste U-Bahn einfährt. Nicht selten sind gerade in Berlin Mitte feiernde, tanzende und gut aussehende Menschen darauf zu sehen, die the time of their life haben. Ob im neuesten Hochglanzmagazin, beim Eintauchen in die Instagram-Welt, in den miesen Unterbrechungen bei YouTube oder klassisch im TV – die Werbung für Alkoholika zeigt immer das Gleiche: happy drinking. Sorgenfrei, ausgelassen, flirty und frei.

Schon mal das Gegenteil gesehen? Damit meinen wir nicht die großen Tafeln neben der Autobahn, wo Kurt vermisst wird, weil er mit Alkohol am Steuer fuhr. Die Werbung zeigt niemanden angeschickert, bedudelt oder etwa betrunken, nein. Es sind Momentaufnahmen von purer Glückseligkeit. Wahrscheinlich aufgenommen, bevor die Personen überhaupt einen Schluck zu sich genommen haben. Werbung kennt eben keinen Kater. Noch hat sie ein Interesse daran, zu zeigen, wie sich Menschen nach einem Glas Campari-O, Aperol Spritz oder Bier fühlen (und aussehen). Der ersten Person, die uns eine Alkoholwerbung mit Katersymptomen zeigt, geben wir einen aus! Alkoholfrei, versteht sich.

Spannend ist doch, dass wir ganz genau wissen, was uns nach einer Flasche Wein, mehreren Drinks oder den Shots dazwischen blüht: der ewige Kater. Es ist eben nicht, wie Pinterest uns vermittelt: »Drink wine, feel fine.« »Working from nine to wine« oder »wine + dinner = winner«. Nein, so läuft das nicht. It's a trap! Alkohol verhält sich wie ein Störprogramm, wenn er in unseren Organismus gerät. Er dringt auf physischer und psychischer Ebene ein und hinterlässt kurz- und vor allem auch langfristige Spuren. Häufig beschäftigen wir uns nur mit den sichtbaren Symptomen, die körperlich und gesundheitlich zum Vorschein kommen. Wie nachhaltig und schwer unsere Systeme geschädigt werden, die nicht sicht- und greifbar sind, wollen wir in diesem Kapitel zeigen. Wer jetzt denkt, dass wir hier zum Miesepeter avancieren, der irrt sich. Die Karte schieben wir lieber dem Kater zu. Es geht nämlich um körperlich-geistige Gesundheit, hormonelle

Unpässlichkeiten, Essattacken um fünf Uhr morgens und komatöse Knock-outs nach einem Rausch. Wir haben mit Expert:innen gesprochen, Meinungen eingeholt und vor allem eins: viel gelernt. Nach der Erleuchtung über die Vorteile der Nüchternheit gibt's am Ende des Kapitels noch ein paar brauchbare Tipps.

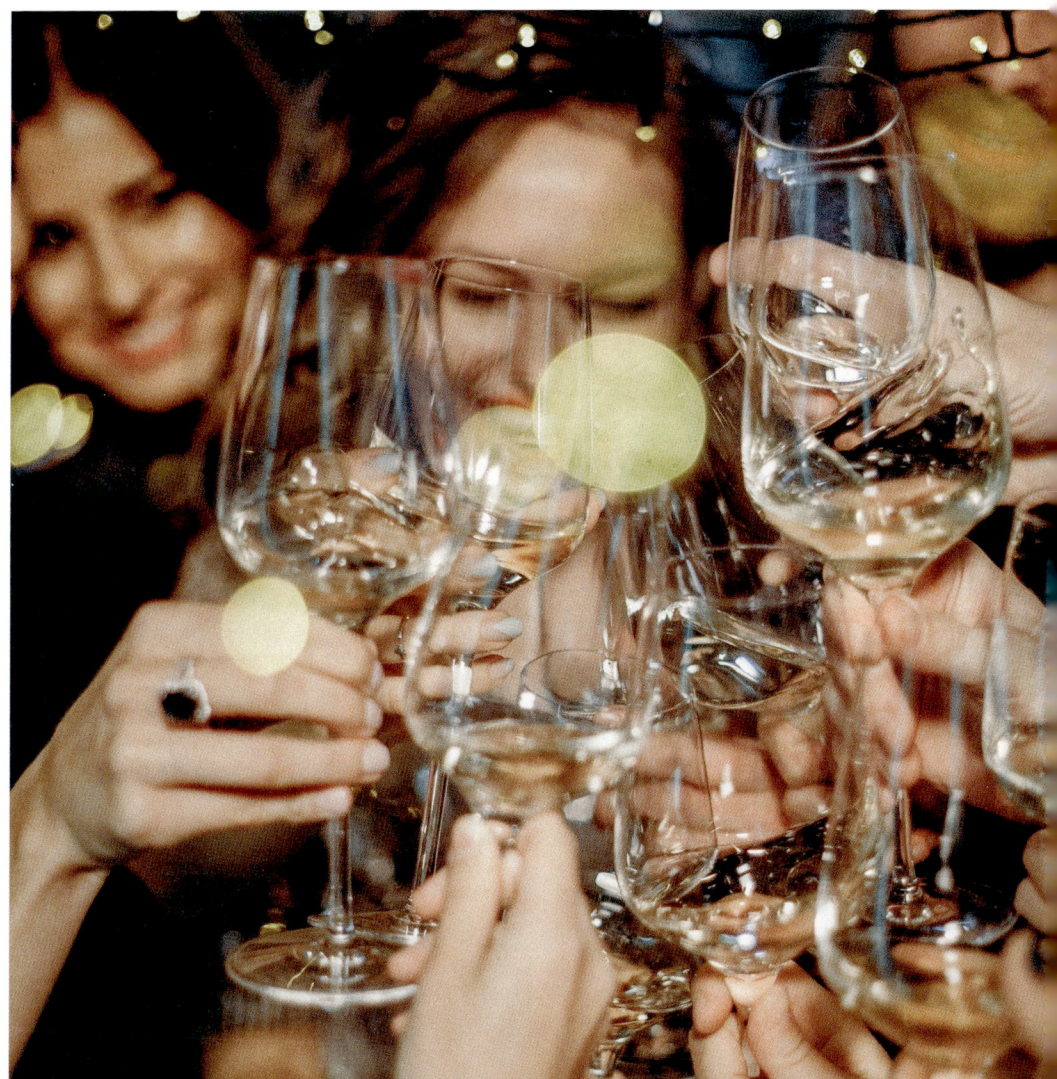

Ein Leben
MIT KATER

Die meisten von uns haben ihn schmerzlich kennengelernt, und seither läuft er uns vermutlich immer wieder über den Weg: der gute alte Kater. Es ist der leidige und manchmal auch desaströse Zustand am Morgen nach einer alkoholreichen Nacht oder vom schlechten Fusel. Wir wachen auf und uns dröhnt der Schädel. Besser schnell die Augen wieder schließen, in der Hoffnung, beim nächsten Blinzler sei der Spuk vorbei. Huch, da überkommt uns schon der Schwindel. Alles klar, vielleicht doch besser aufstehen, aber ganz langsam. Haben wir es in die Küche geschafft: erst mal Kaffee. Dabei haben wir Zeit, unser Trinkverhalten von letzter Nacht zu überdenken. Manchmal lassen wir es uns sogar noch einmal durch den Magen gehen. Direkt ins Klo. Rückblickend bereuen wir in den meisten Fällen die Drinks, Biere, Shots und Vinos des Vorabends. Who's in?

Kater sind wie ihre Besitzer:innen individuell. Für jede:n fühlt es sich anders an. Dass ein Kater weit mehr als Brummschädel, Magenkollaps und Sodbrennen auslöst, wollen wir anhand einer Grafik zeigen. Wissenschaftler:innen haben gezeigt, dass es 59 unterschiedliche psychische und physische Katersymptome gibt.

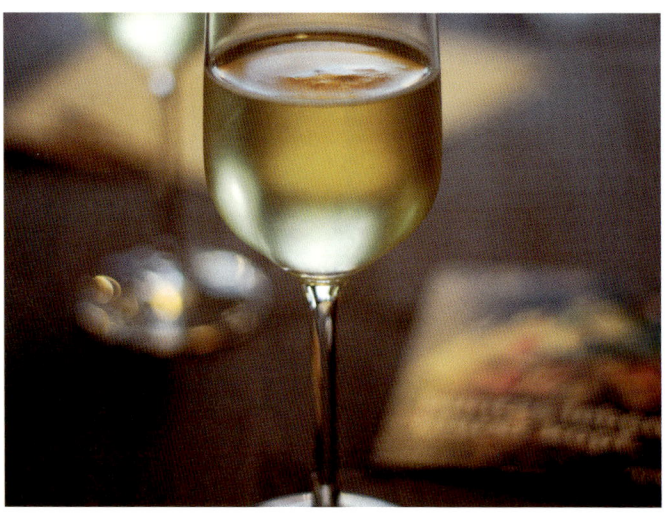

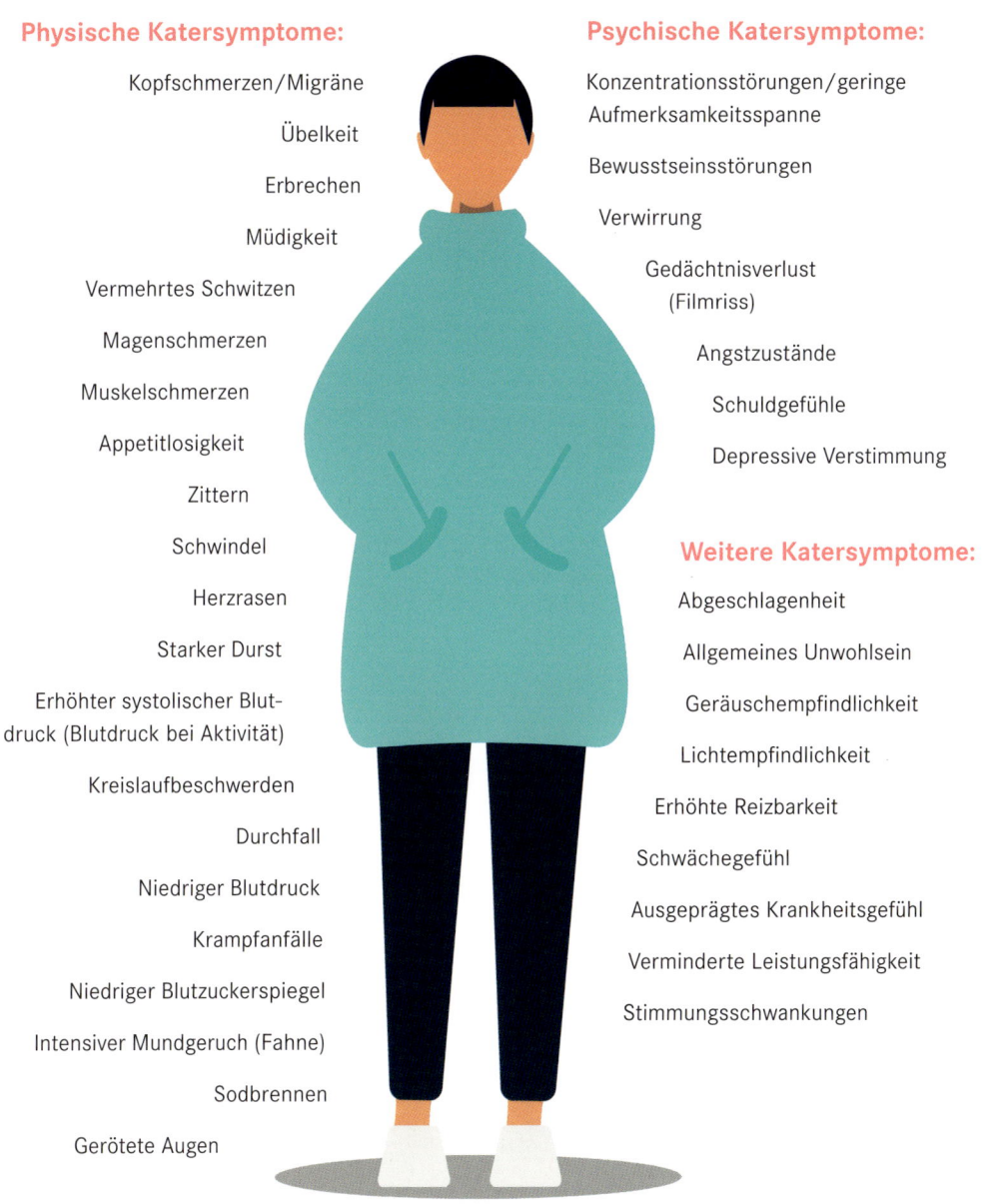

Physische Katersymptome:

Kopfschmerzen/Migräne

Übelkeit

Erbrechen

Müdigkeit

Vermehrtes Schwitzen

Magenschmerzen

Muskelschmerzen

Appetitlosigkeit

Zittern

Schwindel

Herzrasen

Starker Durst

Erhöhter systolischer Blutdruck (Blutdruck bei Aktivität)

Kreislaufbeschwerden

Durchfall

Niedriger Blutdruck

Krampfanfälle

Niedriger Blutzuckerspiegel

Intensiver Mundgeruch (Fahne)

Sodbrennen

Gerötete Augen

Psychische Katersymptome:

Konzentrationsstörungen/geringe
Aufmerksamkeitsspanne

Bewusstseinsstörungen

Verwirrung

Gedächtnisverlust
(Filmriss)

Angstzustände

Schuldgefühle

Depressive Verstimmung

Weitere Katersymptome:

Abgeschlagenheit

Allgemeines Unwohlsein

Geräuschempfindlichkeit

Lichtempfindlichkeit

Erhöhte Reizbarkeit

Schwächegefühl

Ausgeprägtes Krankheitsgefühl

Verminderte Leistungsfähigkeit

Stimmungsschwankungen

Kater, wo kommst du her?

Der Kater ist der letzte Gast auf der Party. Er schleicht sich unbemerkt durch die Hintertür ein, meist, wenn der Alkohol im Blut bereits vollständig abgebaut ist. Die Katersymptome scheinen ein Zeichen des Immunsystems zu sein, dass die Feierei vorbei ist und nun aufgeräumt werden muss. Dabei setzt eine Entzündungsreaktion ein, die sich gegen den giftigen Alkohol im Organismus wehrt. Was genau sich im Körper abspielt, ist noch nicht wasserdicht bewiesen. Wir stellen euch hier zwei der populärsten Annahmen vor.

Theorie Nr. 1: Die Acetaldehyd-Hypothese[36]

Acetaldehyd nennt man auch Ethanal. Die chemische Strukturformel lautet

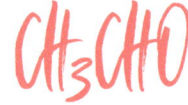

Eine zentrale Theorie zur Erläuterung der Kater-Reaktion ist die *Acetaldehyd-Hypothese*. Sie beschreibt die toxische Wirkung von Acetaldehyd, einem Abbauprodukt von Alkohol, auf den menschlichen Organismus. Das geschieht in drei Phasen:

1. Phase:
Zu Beginn wird der getrunkene Alkohol von unserem Organismus verarbeitet. Dabei entsteht *das toxische Zwischenprodukt Acetaldehyd*. Es wird angenommen, dass dieser Stoff ab einer bestimmten und individuell unterschiedlichen Menge den symptomatischen und nicht sympathischen Kater auslöst.

2. Phase:
Das giftige Acetaldehyd wird im Körper von dem Enzym Aldehyd-Dehydrogenase in der Leber abgebaut. Dabei entsteht das verträglichere Zwischenprodukt Essigsäure, welches anschließend zu Kohlenstoff und Wasser umgewandelt wird und für gewöhnlich über die Blase ausgeschieden wird.

3. Phase:
Je mehr Promille Alkohol im Blut sind, desto weniger ist unser Körper in der Lage, schnell genug Enzyme zu produzieren, um das giftige Acetaldehyd abzubauen. Unser Organismus ist also überfordert. Das Acetaldehyd kursiert in unserem Körper, bis es nach und nach abgebaut werden kann. Bis dahin regiert rücksichtslos und eigenmächtig der Kater. Mit seinen bevorzugten Druckmitteln und dem vollen Repertoire: vom leichten Schädelbrummen bis zum gefühlten Oberstübchen-Super-GAU.

Theorie Nr. 2: Dehydrations-hypothese[37]

Eine zweite weit verbreitete Annahme ist die Dehydrationshypothese. Sie geht davon aus, dass der körpereigene Wasserhaushalt komplett aus dem Ruder läuft. Das konsumierte Ethanol hemmt das sogenannte Antidiuretische Hormon (kurz ADH), das für die Regulierung des Flüssig-keits-Elektrolyt-Haushaltes verantwortlich ist.

Wichtig ist: ADH soll unseren Körper vor Aus-trocknung schützen. Das Hormon wirkt in der Niere. Dort sorgt es dafür, dass wir weniger Was-ser ausscheiden und der Harn konzentriert wird. Kippen wir Alkohol in unseren Organismus, läuft es drunter und drüber in unserer Niere. Der Kör-per scheidet mehr Wasser aus, als aufgenommen wird. Die Folge ist innere Versteppung und eine saisonale Verwüstung. Der Brand, den wir am nächsten Tag verspüren, und das quälende Durstgefühl kann durch die Dehydrationshypo-these erklärt werden. Icebreaker-Knowledge!

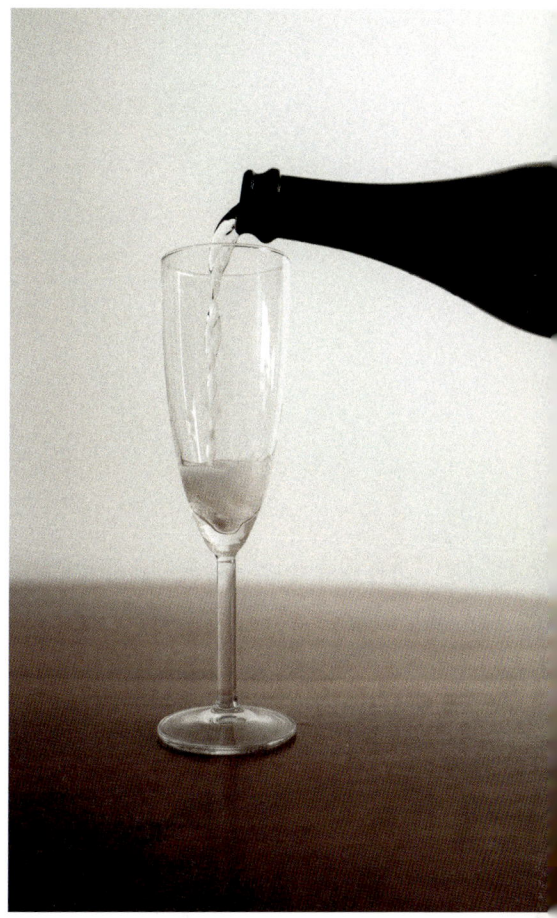

Tschö Kater – die besten Tipps

Genug Theorie. Wir brauchen es praktisch! Wir wissen jetzt, woher der Kater kommt. Viel wichtiger ist aber, wie wir ihn wieder loswerden. Und deshalb gibt's jetzt unsere Kater-Tipps!

Vor dem Kater ist nach dem Kater:

Ein trinkfreudiger Abend steht bevor? Hier hilft es, sich folgende Fragen zu stellen und zu beantworten:

Wie kann ich für ausreichende Wasserzufuhr sorgen?
Die Antwort könnte lauten: *Ich gönne und bestelle mir zu meinem Glas Wein eine Literflasche Wasser.*

Welche Alternativen habe ich?
Wie wäre es damit: *Ich bringe verschiedene alkoholfreie Biere mit und wir machen an dem Spieleabend eine spontane Tasting-Runde.*

Wie will ich mich am nächsten Morgen fühlen?
Beispielsweise: *Ich möchte den Sonntagmorgen gut gelaunt mit einer Tasse Kaffee im Bett starten. Um 9 Uhr.*

Mit welchen Symptomen habe ich beim letzten Kater kämpfen müssen?
Kannst du dich noch erinnern? *Heavy Stimmung, verätzter Magen, trockener Hals, Kopfschmerzen links, nach 14 Uhr immer noch nicht in die Gänge gekommen, der Sonntag war gelaufen.*

Was würde passieren, wenn du dich entscheidest, heute Abend nicht zu trinken?
Ein Szenario könnte sein: *An Abenden wie diesem wird immer viel und heftig getrunken. Es geht gar nicht anders. Es ist ja dann auch immer lustig. Außerdem würde ich es auch gar nicht aushalten ohne.*

That's the case? Dann hier eine noch viel schwierigere Frage: **Sind das die Menschen, mit denen du Zeit verbringen willst? Wenn ja, warum?**

Vollgas?

1. Sorge für **Abwechslung:** Damit meinen wir nicht, dass du dich quer durch die Karte trinken sollst, sondern je Drink ein Glas Wasser. Ist dir zu teuer in einer Bar? Wer trinken kann, kann sich auch Wasser leisten. Im Notfall: eine Flasche Wasser in die Tasche packen.

2. **Zucker** sorgt dafür, dass Alkohol schneller ins Blut aufgenommen wird. Also besser an Salzstangen und Erdnüssen vergreifen.

3. Wer **raucht,** entzieht dem Organismus Sauerstoff. Trinken und rauchen ist eine heftige Kombi. Beim Auskatern hilft es, in der ersten Tageshälfte auf Zigaretten zu verzichten. Im Zweifel Nikotinpflaster verwenden.

4. Stell dir eine Flasche Wasser neben das Bett oder auf deinen Nachttisch. Vor dem **Schlafengehen** darfst du noch mal trinken.

Der Tag danach:

1. Breakfast at Tiffany's? Das berühmt-berüchtigte **Katerfrühstück** sollte statt fett eher leicht sein. Denk an deinen angeschlagenen Magen und daran, dass dein Körper mit Hochdruck am Abbau der toxischen Stoffe arbeitet. Überfordere ihn nicht noch mit Fast Food.

2. Bleiben wir beim **Essen:** Da während des Alkoholkonsums Mengen an Vitaminen und Mineralien ausgeschieden werden, müssen die Tanks am nächsten Tag wieder aufgefüllt werden. Hier sind einige natürliche Alternativen zur Kapselernährung:

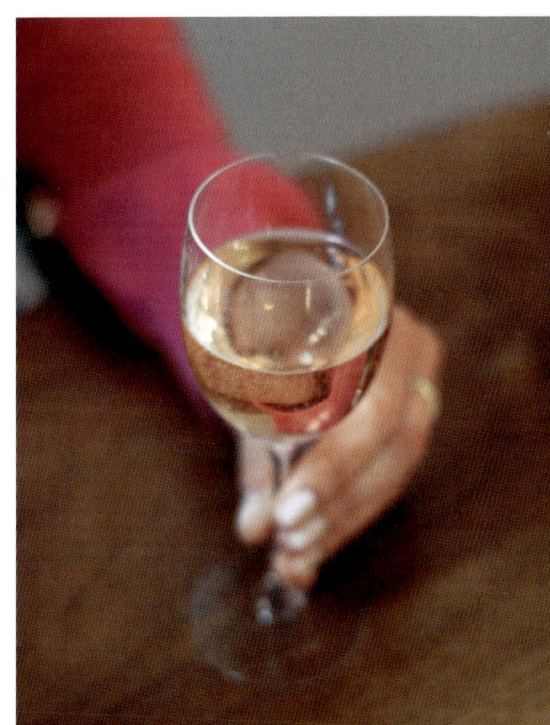

   - Avocado (Vitamin B6)
   - fettreiche Fischsorten wie Lachs (Vitamin D3)
   - Vollkornprodukte
   - Paprika (Vitamin C) verstärkt den Eiweißstoffwechsel und beschleunigt die Entgiftung
   - Süßkartoffeln (Vitamin A)
   - Nüsse (Vitamin E)

3. Was früher half, hilft heute auch noch: Der gute altbewährte **Kamillentee** kann an Tagen wie diesen helfen, den Magen zu beruhigen.

4. Du kommst am Morgen danach nicht von der **Schüssel**? Bei Durchfallbeschwerden nach einem Alkoholexzess empfehlen Expert:innen, Bananen und geriebene Äpfel zu essen.

5. Für Hartgesottene: **Espresso** mit einem Schuss Zitronensaft hilft bei heftigen Kopfschmerzen. Die Kombination aus Koffein und Zitronensäure blockiert die Bildung eines Enzyms, das für die Weiterleitung von Schmerzen zuständig ist.

6. **Schmerztabletten** auf einen angeschlagenen Magen? Probier's mal natürlich: Pfefferminzöl wirkt Wunder. Einfach auf die schmerzenden Schläfen sowie den Nacken reiben und etwas einmassieren. In Kombination mit einem kühlen Tuch auf der Stirn läufst du auf die Zielgerade.

7. Mit **Fahne** unterwegs? Wenn selbst Zähneputzen nicht hilft, dann versuch's mit Petersilie. Einfach ein paar Blätter abzupfen, kauen und mit etwas Milch gurgeln. Anschließend erneut Zähne putzen, und schon riecht man wieder frisch.

8. **Geheimtipp international:**[38] Australische Forscher:innen haben entdeckt, dass der Verzehr der aus Ostasien stammenden Nashi-Birne vor dem Genuss von Alkohol den Kater am nächsten Morgen vermindert. Proband:innen gaben an, dass die Katersymptome am darauffolgenden Tag deutlich schwächer ausfielen als normalerweise.

9. Und noch ein internationaler Tipp:[39] **Ginseng** führt bei zeitnaher Einnahme nach Alkoholkonsum zu einer schnelleren Verstoffwechslung, also einem schnelleren Abbau von Alkohol.

10. **Unser Geheimtipp:** alkoholfrei!

Kater-Tipps

der Instagram-Community

Wir haben unsere Community auf Instagram zum Thema Kater-Tipps befragt. Dass es auf den ersten Platz der Tipp »alkoholfrei« geschafft hat, wundert nicht. Darüber hinaus wurde am häufigsten empfohlen, eine Elektrolytlösung vor dem Schlafengehen zu sich zu nehmen. Meist als Brausetablette zum Auflösen in Wasser erhältlich, sorgt sie zum einen für Flüssigkeitszufuhr und gibt dem Körper zum anderen wichtige Mineralstoffe wieder zurück.

Nennen wir den Kater beim Namen

Liebevoll »Kater« genannt, haben die fröhlichen Vergiftungs-
erscheinungen weitere offizielle Bezeichnungen:

- Katzenjammer
- Brummschädel/Schädel
- Haarspitzenkatarrh (veraltet)
- Alkoholintoxikation (Fachsprache)
- leichte Alkoholvergiftung (Fachsprache)
- postalkoholisches Intoxikationssyndrom (Fachsprache)
- Veisalgia (Fachsprache)

Wie heißt der Kater in anderen Ländern?

Afrikaans: babelas

Chinesisch: 宿醉 (Sù zuì)

Dänisch: tømmermænd

Englisch: hangover

Estnisch: pohmell

Finnisch: krapula

Französisch: gueule de bois

Indonesisch: mabuk

Isländisch: timburmenn

Italienisch: postumi della sbronza

Japanisch: 二日酔い (Futsukayoi)

Kroatisch/Bosnisch/Serbisch: mamurluk

Litauisch: pagirios

Norwegisch: bakrus

Polnisch: kac

Russisch: Похмелье (Pokhmel'ye)

Schwedisch: baksmälla

Somali: cunid

Spanisch: resaca

Tschechisch/Slowakisch: kocovina

Türkisch: askamdan kalma

Ungarisch: másnaposság

Vietnamesisch: non nao

Was unsere Gesundheit
ÜBER ALKOHOL DENKT

Der Kater ist zum Glück kein dauerhafter Begleiter und vermiest uns nur den Morgen oder Tag danach. Doch wie wirkt sich Alkoholkonsum generell auf unsere Gesundheit aus? Das betrachten wir im Folgenden und beginnen mit einem der schönsten Dinge dieser Welt: Essen.

Gimme more food! Döner nachts um halb fünf?

> Alkohol bedeutet Kalorien ohne Mehr- und Nährwert – also die absolute Fehlbesetzung, wenn gesunde Ernährung auf dem Plan steht.

Die Nacht war lang. Und versoffen. »Jetzt 'nen Döner auf die Hand. Oder eine Pizza!« Mein Promillepegel schreit: »Go for it!« Fraglich, ob wir an der Imbissbude jemals nüchtern waren. Vermutlich nicht. Kommt dir das bekannt vor? Döner auf dem Heimweg, die Fertigpizza zu Hause oder die angebrochene Packung Chips in der Küche. Hauptsache Essen, am besten heiß und fettig! Durch die Zufuhr von Alkohol produziert unser Körper mehr Ghrelin, ein appetitanregendes Hormon, das uns nicht nur mehr essen, sondern auch mehr trinken lässt. Zusätzlich wird durch schlechten Schlaf noch mehr Ghrelin produziert, sodass sich nach der kurzen Nacht ein Gefühl des Hungers einstellt. Das Hormon Leptin, das für Sättigung zuständig ist, wird durch zu viel Ghrelin im Übrigen gehemmt. So lassen sich die Cravings während des Trinkens und am Morgen danach ganz leicht erklären.

Hallo Bierbauch!

Alkohol bedeutet Kalorien ohne Mehr- und Nährwert. Alkohol ist also die absolute Fehlbesetzung, wenn Ziele wie Abnehmen, Gewicht halten und gesunde Ernährung auf dem Plan stehen. Wie stark sich Alkohol auf die Gewichtsveränderung auswirkt, ist jedoch sehr individuell und hängt von verschiedenen Faktoren wie Ausgangsgewicht, Genen und Trinkverhalten ab.[40]

Wer regelmäßig Alkohol trinkt und gleichzeitig an einem Beach Body (every body is a beach body!) arbeitet, muss wissen, dass Alkohol die Fettverbrennung im Körper hemmt. Es passiert sogar Gegenteiliges: Das Fett wird nicht nur nicht abgebaut, sondern eingelagert! Die Oxidation, die beim Fettstoffwechsel stattfindet, ist lahmgelegt und somit wird das Fett dem Körper nicht zur Energiegewinnung bereitgestellt. Nicht oxidierte Fette werden bevorzugt im Bauchbereich gespeichert. Abdominales Fett, auch Bauchfett genannt, gilt als gefährlich. Häufig ist es bei Männern sehr deutlich sichtbar: die Wampe. Bauchfett geht mit gesundheitlichen Risiken einher wie Herz-Kreislauf-Problemen, einem höheren Blutdruck, erhöhtem Insulinspiegel, ausgeprägter Glukose-Intoleranz sowie einer höheren allgemeinen Anfälligkeit für Krankheiten und einer höheren Sterblichkeit.[41]

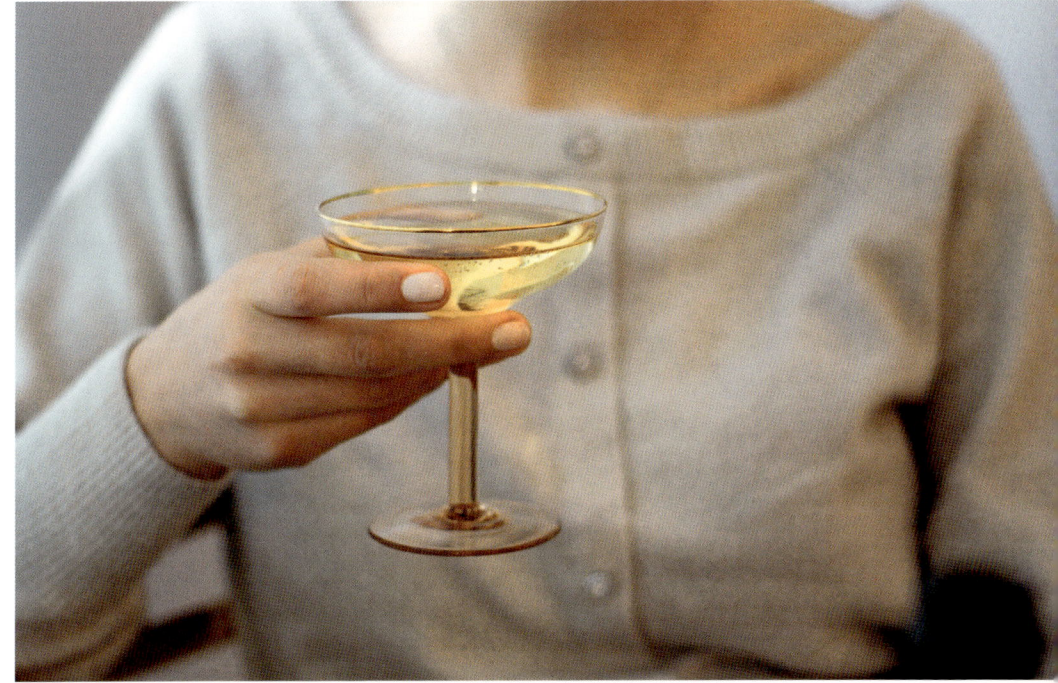

Alkoholfrei:
GUT FÜR GESUND-
HEIT UND FIGUR

Im Gespräch mit
Lia Schmökel,
Ernährungswissen-
schaftlerin und
Gründerin

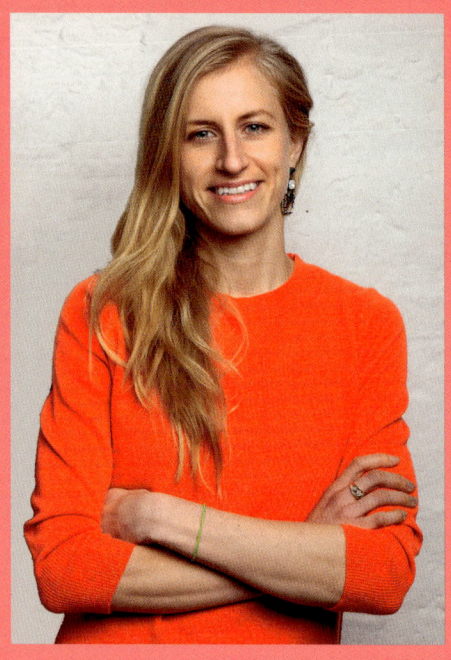

Welche Auswirkungen hat es, wenn ich Alkohol aus meinem Ernährungsplan streiche?

Befeuert durch die Gesundheitsbewegung überdenken immer mehr Konsument:innen ihr Trinkverhalten. Alkohol ist zwar ein Kulturgut mit jahrtausendealter Tradition, doch er schadet unserem Körper, das lässt sich nicht schönreden. Eine große Übersichtsstudie der Uni Cambridge[42] zeigt, dass bereits 100 Gramm reiner Alkohol pro Woche (das entspricht fünfeinhalb Gläsern Wein oder zweieinhalb Litern Bier) unsere Lebenserwartung verkürzen und unser Risiko für Herz-Kreislauf-Erkrankungen steigern. Wer also Alkohol für eine gewisse Zeit oder für länger aus seinem Ernährungsplan streicht, vermeidet nicht nur Müdigkeit und Kopfschmerzen, sondern tut auch langfristig der eigenen Gesundheit etwas Gutes.

> Bereits 100 g reiner Alkohol pro Woche verkürzen unsere Lebenserwartung und steigern unser Risiko für Herz-Kreislauf-Erkrankungen.

Fettig essen, um den Kater besser wegzustecken – wie siehst du das?

Wenn wir fettig essen, ist der Magen erst mal mit dem Fett statt dem Alkohol beschäftigt. Wir nehmen durch Käsespätzle, Pommes oder Pizza also den Alkohol langsamer auf, betrunken werden wir aber trotzdem. Dass fettiges Essen den Kater abschwächt, ist ein Irrglaube.

Wird Alkohol als Kalorienbombe unterschätzt?

Alkohol ist mit 7 kcal pro Gramm hochkalorisch. Zum Vergleich: Fett hat 9 kcal pro Gramm und Eiweiß und Kohlenhydrate haben nur 4 kcal. Ein halber Liter Bier enthält ca. 20 Gramm Alkohol und liefert damit 150–250 kcal je nach Sorte. Besonders tückisch sind Cocktails, denn sie werden oft mit viel Zucker, Sirup oder Saft gemixt. So kommt man schnell mit ein paar Drinks auf die Kalorienmenge einer ganzen Mahlzeit.

Was auch oft vergessen wird: Alkohol liefert zwar Kalorien, sättigt aber nicht. Das Gegenteil ist der Fall: Alkohol hemmt den Fettabbau und lässt den Blutzuckerspiegel steigen. Das wiederum führt oft zu Heißhunger. Fazit: Wer auf seine Figur achtet, sollte den Alkoholkonsum bewusst reflektieren.

Besonders tückisch sind Cocktails, denn sie werden oft mit viel Zucker, Sirup oder Saft gemixt.

Sip & Sleep:
RAUSCHLOSE NÄCHTE

Interview mit **Dr. Hans-Günter Weeß**, Schlafforscher und Autor

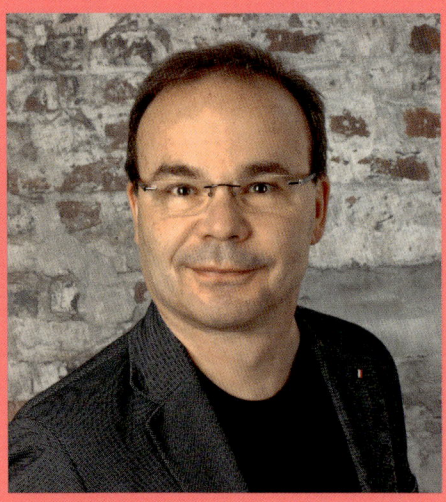

Gibt es ein bestimmtes Konsum-level, ab dem sich Alkohol negativ auf den Schlaf auswirkt?

Wir haben eine Faustregel in der Schlafmedizin: Am Abend sollte es nicht mehr als die Alkoholmenge eines Viertelliters Wein für den Mann und eines Achtelliters Wein für die Frau sein. Alkohol reduziert in zu hoher Dosierung den Tiefschlaf und führt in der zweiten Schlafhälfte dazu, dass wir unruhiger schlafen, mehr Albträume haben, häufiger aufwachen, eher zum Schwitzen neigen. Grundsätzlich ist Alkohol ein Tranquilizer, ein Beruhigungsmittel, auf dessen Geschmack wir uns konditioniert haben. Wenn wir mal an das erste Bier oder das erste Glas Sekt zurückdenken, hat das sicher eher weniger geschmeckt. Man war aber mächtig stolz, dass man jetzt Alkohol trinken durfte und damit zu den Großen gehört. Aus diesem Grund trinkt man immer weiter und gewöhnt sich an den Geschmack. Ein wichtiger Faktor ist die psychotrope Wirkung, die wir uns zunutze machen. Alkohol hilft uns dabei, runterzukommen, zu entspannen und leichter abzuschalten. Wir können nur dann schlafen, wenn wir völlig entspannt und gelassen sind. Deswegen nutzen viele diesen alkoholischen Schlummertrunk.

Welche Tipps haben Sie, damit der Schlaf trotz Alkoholkonsum erholsamer wird?

Mit höherem Alkoholkonsum als der zuvor empfohlenen Menge wird der Schlaf nicht erholsam. Wir können diesen biologischen Effekt nicht umkehren. Einen Tipp gibt es eventuell, wenn man ganz puristisch schlafmedizinisch denkt: einfach Alkohol morgens zum Frühstück trinken, dann ist er

Trinken & Schlafen

Hundemüde nach durchzechten Stunden fallen wir stramm in einen komatösen Schlaf. Mit Alkohol schläft es sich gefühlt einfach besser. Das Glas Rotwein sorgt für den Schlummer auf einem Langstreckenflug, in der Sonne bei einem Aperol Spritz ist die Siesta nicht mehr weit, und häufig stellt sich schon nach dem ersten Glas Wein ein Gefühl von entspannender Müdigkeit ein. It's simple: Alkohol macht müde. Vor dem Schlafen und nach dem Schlafen.

Richtig ist, dass wir mit Alkohol leichter und schneller einschlafen. Der Haken: Der Schlaf ist sehr oberflächlich. Das liegt daran, dass Alkohol die REM-Phasen verkürzt. Ein Erwachsener verbringt bei einer durchschnittlichen Schlafdauer von sieben Stunden rund zwei Stunden in REM-Phasen. REM steht für Rapid Eye Movement. In diesen Schlafphasen verarbeitet das Gehirn Informationen. Unter Alkoholeinfluss ist der Anteil an REM-Schlaf reduziert und beeinflusst so den Erholungseffekt, den Schlaf haben sollte. Wer am nächsten Tag Wichtiges vorhat, der bedenke, dass Konzentration und Leistungsfähigkeit durch einen trinkstarken Abend flöten gehen.[43]

Ordentlich drüber und trotzdem mitten in der Nacht hellwach? Nachdem die sedierende Wirkung des Alkohols abgeflaut ist, erhöht sich die Erregung durch den Neurotransmitter Noradrenalin, der nach dem Konsum von Alkohol vermehrt ausgeschüttet wird. Das kann dazu führen, dass wir nachts aus dem Schlaf schrecken. Nach einem solchen Moment fällt es oft schwer, wieder einzuschlafen.[44] Trinken verstärkt darüber hinaus das Schnarchen, da die Muskeln entspannt sind. Für nüchterne Mitschläfer:innen ist die Nacht somit meist ebenfalls wenig erholsam.[45] Je regelmäßiger und je häufiger wir Alkohol konsumieren, desto schlechter wird unsere Schlafqualität.

abends zum Schlafengehen bereits abgebaut. Im Grunde geht es jedoch darum, unser eigener Schlummertrunk zu werden. Dafür ist es wichtig, zu lernen, wie man am besten abschaltet und entspannt, um so dem Schlaf den roten Teppich auszurollen.

Warum schlafen Menschen alkoholisiert einfach im Club ein?

Die Wirkung von Schlafmangel wird durch Alkoholkonsum verstärkt. Alkohol hat nicht nur eine entspannende, sondern zudem eine sedierende, also müde machende Wirkung. Wenn wir abends noch unterwegs sind, waren wir schon lange wach, haben etwas Schlafmangel und bereits einen höheren Schlafdruck. Alkohol mit seiner sedierenden Wirkung erhöht diesen Druck weiter. Da kann es sein, dass man in ungewohnter Umgebung einnickt, auch wenn es laut und unbequem ist.

Wie steht's mit der Kombination Schlafmangel und Alkoholkonsum?

Allein 17 Stunden wach zu sein, ohne Alkohol, verändert unser Reaktionsvermögen so sehr, dass es mit einem Blutalkoholspiegel von 0,5 Promille vergleichbar ist. Wenn wir 22 Stunden wach waren, haben wir ein Reaktionsvermögen wie mit 1,0 Promille. Wenn wir zu diesem Schlafmangel also noch Alkohol hinzufügen, können wir uns leicht vorstellen, wie dann das Reaktionsvermögen aussieht.

Trinken & Thinken

»Shame on me!«, denken wir, wenn wir Beweismaterial in Form von Videos oder Fotos der letzten durchzechten Nacht begutachten. »War ich das wirklich? Daran kann ich mich gar nicht erinnern!« Meist liegen Welten zwischen unserem betrunkenen und unserem nüchternen Ich. Schmerzlich müssen wir das erfahren, wenn wir am nächsten Tag nicht nur von einem Kater angefallen werden, sondern die Dramawelle in Form von Missverständnissen und Streit über einem zusammenbricht. Scherben aufsammeln ist vorprogrammiert.

Das Korsakow-Syndrom bezeichnet einen alkoholbedingten amnestischen Schaden, also eine Einschränkung der Erinnerungsfähigkeit.

Dass Alkohol unsere Gehirnleistung einschränkt, wissen wir spätestens seit der Langzeitstudie Whitehall II,[46] die das Trinkverhalten von 500 Teilnehmenden über 30 Jahre beobachtet hat. In der Studie zeigte sich bei Personen, die bis zu 14 Einheiten pro Woche tranken, ein erhöhtes Risiko für eine Hippocampus-Atrophie, also das Schrumpfen des Hippocampus. Der Hippocampus ist hauptsächlich an der Gedächtnisbildung beteiligt und außerdem an der emotionalen Bewertung von Ereignissen. Ein schnellerer »kognitiver Abbau« dieser Art fand bei einem Konsum von bis zu sieben Einheiten statt. Eine Einheit entspricht acht Gramm Alkohol, das ist etwa so viel wie ein kleines Glas Bier.

Das Korsakow-Syndrom bezeichnet einen alkoholbedingten amnestischen Schaden, also eine Einschränkung der Erinnerungsfähigkeit. Verursacht wird er durch einen starken Vitamin-B1-Mangel, der die Speicherkapazität der menschlichen Festplatte torpediert. Bye-bye memories! Genau genommen können Personen mit Korsakow-Syndrom neue Erlebnisse und Erinnerungen nicht mehr abspeichern. Damit ist jedoch nicht ein einmaliger Filmriss nach zu viel Alkohol gemeint. Die Gedächtnisstörung ist eine Krankheit, die vor allem bei starken Trinker:innen auftritt.[47]

»Trinker-Reue« zeigt sich in Symptomen wie Angstzuständen, Traurigkeit und kurzer Aufmerksamkeitsspanne.

Die Entzugserscheinungen nach einem starken Rausch haben große Auswirkungen auf unseren psychischen Zustand. Was mit einem etwas veralteten Begriff »Trinker-Reue« genannt wird, zeigt sich in Symptomen wie Angstzuständen, Traurigkeit und kurzer Aufmerksamkeitsspanne. Als »Hangxiety« oder »Boozanoia« wird das Phänomen neuerdings bezeichnet. Auf Dauer beeinflussen wiederholte Entzugserscheinungen das Gehirn und erhöhen das Risiko für Depressionen und Angstzustände. Das Zusammenspiel von Alkohol und mentaler Gesundheit ist hochkomplex. Es braucht noch viel Forschung, aber grundsätzlich gilt: Es ist ein Teufelskreis – choose wisely!

Apropos Angst: Eine Person, die in sozialen Situationen ängstlich ist, trinkt oft, um diesen Angstzustand zu überwinden. Bei Entzug kommen die Angstzustände zurück. Und zwar noch stärker, da Alkohol im Gehirn einiges verändert. Genauer gesagt in der Amygdala, dem Gehirnbereich, der für Emotionen und vor allem die Entstehung von Angst und Stress[48] zuständig ist. Choose you – finde einen Weg, mit deiner Angst umzugehen.

Last but not least: Übermäßiger Alkoholkonsum ist ein Risikofaktor für Demenz, besonders Frühdemenz. Die gute Nachricht: Alkohol ist zugleich einer der Risikofaktoren für Demenz, den man am einfachsten vermeiden kann.[49]

Ist dir ein Promille über die Leber gelaufen?

Alkohol ist ein hervorragendes Lösungsmittel. Es löst Familien, Freundschaften, Arbeitsverhältnisse, Bankkonten, Lebern und Gehirnzellen auf. Nur Probleme löst er nicht. Leberkrebs ist auf Platz fünf der häufigsten Krebsarten und auf Platz drei der tödlichen Krebsverläufe.

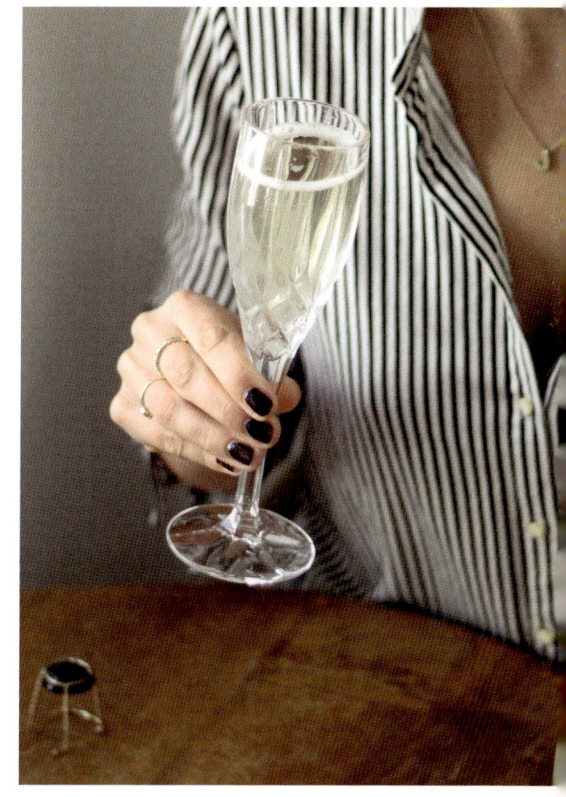

»Wo früher unsere Leber war, ist heute eine Minibar«

Was geschieht in der Leber bei zu hohem Alkoholkonsum?

Nach dem Konsum von Alkohol ist die Leber im Dauerstress. Sie ist hauptsächlich für den Alkoholabbau zuständig. Dabei entstehen jedoch Substanzen, die die Leber schädigen können. By the way: Die Leber ist ziemlich robust und kann sogar noch funktionieren, wenn sie zu 80 Prozent beschädigt ist. Eine extreme Leberschädigung kann jedoch zum Tod führen. Übermäßiger Alkoholkonsum kann für die Leber auf verschiedene Arten schädlich sein:

- Ansammlung von Fett, die jedoch rückgängig gemacht werden kann
- Entzündung der Leber
- Leberzirrhose, bei der Lebergewebe durch Narbengewebe ersetzt wird, das nicht mehr funktionsfähig ist. Dadurch verändert sich die Struktur der Leber und ihre Funktion wird eingeschränkt. Eine Zirrhose ist nicht reversibel. Lebergewebe löst sich also nicht auf, wie man oft hört, sondern wird durch nicht funktionsfähiges Gewebe ausgetauscht.[50]

»Ich dachte, Alkohol und Ibuprofen vertragen sich nicht, aber der rosa Elefant behauptet, das sei Quatsch.«

Welchen Einfluss hat es auf unsere Leber, wenn wir Alkohol und Schmerzmittel oder andere Medikamente gemeinsam konsumieren?

Der rosa Elefant hat ausnahmsweise mal nicht recht und rückt die Welt in ein rosarotes Licht.

Sowohl Alkohol als auch Medikamente werden in der Leber abgebaut. Muss die Leber Medikament und Alkohol abbauen, bedeutet dies, dass das Organ eine Doppelschicht einlegen muss. Und das dauert. Hinzu kommt, dass beispielsweise Antibiotika den Abbau bremsen. Das giftige Abbauprodukt Acetaldehyd wird langsamer umgewandelt und schädigt so die Leber umso länger.[51] Also Finger weg von dieser Kombination! Rosa Elefanten? Tschööööö!

»2020 – das Jahr, in dem meine Hände mehr Alkohol als meine Leber abbekamen.«

Wie regeneriert die Leber während einer Alkoholpause?

Die Leber ist ganz schön hart im Nehmen und kann sich regenerieren. Bei leichten Schäden kann sie sich durch Abstinenz erholen. Haben wir unsere Leber jedoch über einen längeren Zeitraum schlecht behandelt und die Schäden sind fortgeschritten, wie bei einer Zirrhose, kann sich das Organ nicht regenerieren. Abstinenz kann den Verlauf der Leberschädigung trotzdem noch verlangsamen.[52]

Aufgepasst! Unser Immunsystem ist ein Gewohnheitstier. Der Wechsel zwischen starkem Alkoholkonsum und Abstinenz kann dazu führen, dass das Immunsystem Eiweiße, die durch den Alkohol selbst, aber auch durch dessen Abbauprodukte wie Essigsäure verändert werden, nicht mehr erkennt und als fremd ansieht. Nach der

Abstinenzphase kann es also sein, dass das Immunsystem diese Eiweiße aus Schutzgründen angreift, was wiederum zu einer Entzündung der Leber führen kann. Gefährlich ist es also, bei sehr hohem Alkoholkonsum wochenlange Pausen einzubauen und danach wieder auf den hohen Alkoholkonsum zurückzufallen.[53]

»Leber gut, alles gut.«

Wie merkt man, dass mit der Leber etwas nicht stimmt?

Die Leber ist ziemlich still, wenn es um ihr Wohlbefinden geht. Manche Betroffene bemerken bis zur diagnostizierten Leberzirrhose keine Anzeichen dafür, dass ihre Leber krank ist. Symptome, die alarmieren sollten, sind Müdigkeit, Appetitverlust, Anfälligkeit für Infektionen, Gelbsucht, Bauchschwellung, Schmerzen im rechten Oberbauch, juckende Haut, rote Flecken auf der Haut, heller Stuhl, Gelenkschmerzen und -entzündungen, innere Blutungen, Einschränkungen der Hirnfunktion (u. a. sichtbar durch Zittern der Hände) und Nierenversagen.[54]

»Viele Menschen sterben durch Alkoholkonsum.«

Kann Alkoholkonsum die Leber so schädigen, dass es tödlich endet? Und wenn ja, wie viel muss man trinken?

Jede Leber ist anders. Bei Männern wird es bei 0,3 Litern Wein oder 0,6 Litern Bier täglich bereits schädlich für die Leber. Bei Frauen reicht weniger.[55] Je weiter und häufiger diese Grenze überschritten wird, desto schlimmer die Leberschädigung. Das Endstadium, die Zirrhose, ist je nach Schweregrad tödlich.

Bei Männern wird es bei

0,3 l

Wein oder

0,6 l

Bier täglich bereits schädlich für die Leber.

Alkohol geht durch den Magen

Flauer Magen? Den kennen wir wohl alle nach einer feuchtfröhlichen Nacht. Unser Magen verabscheut Alkohol. Denn Alkohol schädigt die Schleimhäute im Magen und in der Speiseröhre. Je höher konzentriert, desto schlimmer sind die Auswirkungen. Alkoholische Getränke wie Bier oder Wein schädigen Magen und Speiseröhre weniger, vermutlich weil die nicht-alkoholischen Inhaltsstoffe schützend wirken. Bei Hochprozentigem ist die Schädigung entsprechend höher. Die Heilung solcher Läsionen dauert meist mehr als 24 Stunden. Die Motilität, also die Beweglichkeit von Speiseröhre und Magen, ist durch den Alkohol eingeschränkt. Dadurch sind die Schleimhäute noch länger mit dem Alkohol in Kontakt, was sie zusätzlich schädigt.[56]

Magenreflux ahoi!

Magenreflux ist eine häufige Folge von zu viel Alkohol. Alkohol entspannt Muskeln, auch den Schließmuskel zwischen Speiseröhre und Magen. Die Muskulatur des Verschlussmechanismus der unteren Speiseröhre öffnet sich in der Folge leicht. Zusätzlich wird das Schlucken gehemmt. Dabei dringt Magensäure in die Speiseröhre ein, was Reflux genannt wird und äußerst unangenehm ist: Sodbrennen, saures Aufstoßen, Schmerzen in der Brust oder im Oberbauch[57] sind die Folge.

Alkohol erhöht die Produktion von Magensäure

Vor allem alkoholische Getränke, die durch Vergärung entstehen, verstärken die Freisetzung von Gastrin im Körper. Dieses Hormon ist hauptsächlich für die Magensäureproduktion zuständig. Hochprozentiges, das mittels Destillation hergestellt wird, wie beispielsweise Whiskey oder Cognac, hat hingegen keinen Effekt auf die Magensäurereproduktion. Um zu viel Magensäure zu vermeiden, ist es also besser, Destilliertes zu trinken. Noch besser ist es jedoch, gar nichts zu trinken. Denn wie genau Ethanol sich auf die Drüsenzellen der Magenschleimhaut auswirkt, ist noch nicht geklärt.[58]

Unser Magen kann zwar Alkohol nicht ab, hat aber gleichzeitig eine hohe Alkoholtoleranz. Dafür sorgt die Magenschleimhaut, die die Magenwand vor der Magensäure schützt. Aber nicht zu früh freuen! Alkohol fördert die Entstehung von Magengeschwüren. Hierbei ist die Magenschleimhaut durch Magensäure oder Alkohol so geschädigt, dass sich Bakterien einnisten können. Magengeschwüre sind nicht lebensbedrohlich, könnten jedoch im schlimmsten Fall in Magenkrebs resultieren. Inwieweit Alkohol an der Entstehung von Magengeschwüren beteiligt ist, ist noch nicht vollständig erforscht.[59]

Mein Herz schlägt für dich[60]

Herzrasen – verliebt oder einfach nur betrunken? Alkohol hat mindestens genauso starke Auswirkungen auf das Herz wie das Verliebtsein. Selbst leichtes bis moderates Trinken erhöht das Risiko von Herzrhythmusstörungen, schwächt und macht kurzatmig. Außerdem ist Alkohol eine der häufigsten vermeidbaren Ursachen für Bluthochdruck, der zu Herzinfarkt und Schlaganfall führen kann. So prüfe, wer sich ewig bindet!

Warum Alkohol den Blutdruck erhöht, ist noch nicht klar erwiesen. Vielleicht liegt es am Entzug, also den alkoholfreien Stunden nach dem Alkoholkonsum. Dabei wird mehr Noradrenalin ausgeschüttet, welches den Blutdruck erhöht. Aber, good news: Es scheint, dass der Effekt von Alkohol auf unseren Blutdruck reversibel ist, sobald wir aufhören zu trinken. Eine Studie[61] mit hoher Teilnehmerzahl zeigt, dass Abstinenz oder auch die Reduzierung des Alkoholkonsums sich positiv auf den Blutdruck auswirkt.

Ein Glas Rotwein ist gut fürs Herz

Diesen Satz haben wir vermutlich alle schon mal gehört. Mehr ist mehr und bestimmt sind drei Gläser Rotwein noch besser fürs Herz! Es ist jedoch umstritten, ob Rotwein wirklich vor Schlaganfällen schützt. Auch ist nicht erforscht, wie sich das Schlaganfallrisiko bei Abstinenz im Vergleich zum Konsum von einem oder zwei Gläsern Alkohol am Tag verändert. Einige Studien zeigen, dass Rotwein in geringen Mengen schützt. Die Theorie ist also nicht wasserdicht.

Alkohol und Herzensangelegenheiten

Eine Frage der Dosis? Die Auswirkungen von Alkohol auf unser Herz hängen definitiv stark von der Menge ab. Bei geringem Alkoholkonsum kommt es seltener zum plötzlichen Herztod, Menschen mit stärkerem Konsum haben ein höheres Risiko. Frauen sind bereits bei niedrigem Süffelniveau anfälliger für Herzrhythmusstörungen. Sicher ist, dass Alkoholkonsum, der keine negativen Auswirkungen aufs Herz hat, sehr niedrig ist, nämlich etwa eine Einheit, also acht Gramm reiner Alkohol, am Tag. Dabei stellt sich jedoch die Frage, ob der Schutz fürs Herz schwerer wiegt als die Gesundheitsrisiken, die bereits bei geringem Alkoholkonsum bestehen. Zudem spielen Vorerkrankungen und andere Risikofaktoren für das Herz-Kreislauf-System ebenfalls eine große Rolle. Es ist also ein Balanceakt und Balancieren fällt alkoholisiert schwer, wie wir wissen.[62]

Hangover & Hormone:
WIE UNSER HORMON-HAUSHALT BEEIN-FLUSST WIRD

Interview mit **Dr. Susanne Esche-Belke**, Hormon-Health-Expertin und Autorin

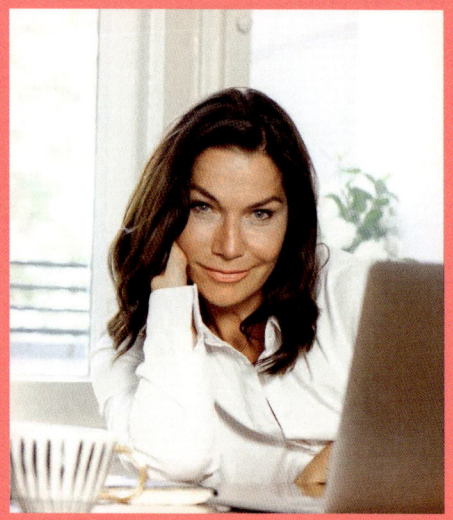

Wie verändert der Konsum von Alkohol den Hormonhaushalt? Kann das gefährlich sein und wie wirkt es sich auf mein Wohlbefinden aus?

Alkohol beeinflusst unsere Hormone. Zunächst ist es keine Neuigkeit, dass Alkohol viele Kalorien und schnell verfügbare Kohlenhydrate enthält. Das hinterlässt nicht nur optisch unerwünschte Spuren. Das vermehrte Bauchfett gleicht einer Hormonfabrik und führt zu stillen Entzündungen, die wiederum negative Auswirkungen auf die Hormonbalance und das Immunsystem haben. Hohe Blutzuckerspiegel können zu einer Insulinresistenz führen. Die Folgen sind Heißhungerattacken, Stimmungsschwankungen, die Ausbildung von Diabetes und die Entstehung anderer chronischer Erkrankungen. Eine Insulinresistenz lässt uns leider auch schneller altern.

Gibt es Unterschiede zwischen Männern und Frauen bei der Störung des Hormonhaushalts durch Alkohol?

Besonders für Frauen ist es wichtig, sich mit den Folgen regelmäßigen Alkoholkonsums auseinanderzusetzen. Auch wenn das Glas Wein am Abend für viele das ersehnte »Runterkommen« beschleunigen soll. Alkohol erfüllt viele Aufgaben in unserer Gesellschaft: Er soll Ruhe, Entspannung, gutes Einschlafen ermöglichen und ist nicht zuletzt wichtig für die Geselligkeit. Es ist sinnvoll, besonders für Frauen, in der »Rushhour« des Lebens, frühzeitigen Ausgleich einzubauen. »Wo liegt mein Stress?« »Wie kann ich schon morgens meinen Tag strukturieren, um abends nicht völlig ausgelaugt zur Flasche zu greifen?« Hier geht es besonders um Selbstfürsorge und Ausgleich. Denn: Leider vertragen Frauen Alkohol schlechter als Männer. Bei gleicher Trinkmenge haben Frauen einen höheren Blutalkoholspiegel. Das liegt unter anderem am erhöhten Körperfettanteil. Im Fettgewebe verteilt sich Alkohol nicht, sodass er sich in einem kleineren Restvolumen verteilen muss. Auch die Abbauenzyme in der Leber spielen eine Rolle. Dies führt zu mehr Organschäden, leider an allen Organen, inklusive Gehirn.

In Bezug auf die weiblichen Hormone steht besonders der gemeinsame Abbau von Alkohol und Östrogen über die Leber im Fokus. Ist der Abbau von Östrogen gestört, können mehr negative Abbauprodukte entstehen, die im Zusammenhang mit dem Auftreten von Brustkrebs stehen. Studien zeigen, dass Alkohol auf junge Frauen einen besonders schädlichen Einfluss hat. Je später und/oder maßvoller sie anfangen, desto besser! Leider sind dies alles keine angenehmen Fakten und sie haben mit den Werbespots der Alkoholindustrie nichts zu tun.

Welcher Umgang mit Alkohol ist zu empfehlen?

Standardwerte sind ein Anhaltspunkt, aber wir Menschen sind nun einmal nicht Standard. Viele Faktoren wie Vorerkrankungen, Geschlecht und Alter, genetische Einflüsse oder die Einnahme von Medikamenten beeinflussen eine Empfehlung. Offiziell gelten für erwachsene Frauen zehn bis zwölf Gramm Alkohol pro Tag, für Männer 20 bis 24 Gramm Alkohol pro Tag als tolerabel. Das entspricht ein oder zwei Standardgläsern. Ich empfehle die Einerregel: ein Tag in der Woche, eine Woche im Monat, ein Monat im Jahr ohne Alkohol!

Mathestunde

Die Einerregel noch mal erklärt:

1 Tag in der Woche
1 Woche im Monat
1 Monat im Jahr

---

144 Tage alkoholfrei –
da kommt schon viel 0%-iges zusammen.

Alkohol und Krebs

Alkohol erhöht das Risiko, an Krebs zu erkranken. Ein Fakt, der belegt und bewiesen ist. Alkoholische Getränke wurden von der IARC (International Agency for Research on Cancer) als krebserregend klassifiziert.[63] Und die WHO sagt aus diesem Grund: Kein Alkoholkonsum ist risikofrei.[64] Alle Arten alkoholischer Getränke erhöhen das Risiko einer Krebserkrankung. Je mehr Alkohol konsumiert wird, desto höher ist das Risiko, an Krebs zu erkranken. Dazu gehören Mund-, Rachen- und Kehlkopfkrebs, Speiseröhrenkrebs und Brustkrebs (vor und nach der Menopause). Das Risiko für Darmkrebs sowie Magen- und Leberkrebs erhöht sich ebenfalls ab einer bestimmten Menge. Alkohol scheint jedoch keine Wirkung auf die Entstehung von Nierenkrebs und Lymphdrüsenkrebs zu haben.[65] Forscher:innen gehen sogar davon aus, dass er gegen diese beiden Krebsarten eher vorbeugend wirkt.

> Nikotin und Alkohol ist die gefährlichste Kombi für Speiseröhrenkrebs. Das relative Risiko, zu erkranken, wird bei Nikotinkonsum sechsfach erhöht, bei Alkoholkonsum bis zu 17-fach. Gemeinsam konsumiert erhöht sich das Risiko bis zu 44-fach.

Die gefährlichste Kombi für die Entstehung von Speiseröhrenkrebs ist Nikotin und Alkohol. Das relative Risiko, an Speiseröhrenkrebs zu erkranken, wird bei Nikotinkonsum sechsfach erhöht, bei Alkoholkonsum bis zu 17-fach. Gemeinsam konsumiert erhöht sich das Risiko für Speiseröhrenkrebs bis zu 44-fach.[66]

Beim Thema Alkohol und Krebs ist es wichtig zu wissen, dass Alkohol selbst keinen Krebs verursacht. Ethanol ist ein sogenanntes Kokarzinogen, also ein Stoff, der es Karzinogenen erleichtert, die Zellen anzugreifen.[67] Auf welche Weise Alkohol das Krebsrisiko erhöht, ist noch nicht eindeutig geklärt und ist zudem je nach Krebsart unterschiedlich. Folgendes spielt dabei eine Rolle:[68]

1. Acetaldehyd
Ethanol wird im Körper in Acetaldehyd umgewandelt. Dies geschieht hauptsächlich in der Leber, aber auch im Darm und im Mund. Acetaldehyd kann die DNA schädigen und die Zellen daran hindern, die Schäden zu reparieren.

2. Hormonveränderungen
Alkohol hat einen starken Effekt auf den Hormonhaushalt unseres Körpers. Hormone wirken als wichtige Botenstoffe und kontrollieren das Zellwachstum und die Zellteilung. Alkohol stört diesen Prozess.

3. Alkohol-induzierter oxidativer Stress

Hoher und dauerhafter Konsum von Alkohol führt zu oxidativem Stress. Dabei ist die Anzahl schädlicher Sauerstoffverbindungen, beispielsweise der sogenannten freien Radikalen, im Körper zu hoch. Auch sie schädigen die DNA und behindern deren Reparatur.

4. Folatmangel und DNA-Methylierung

Alkohol führt besonders in Kombination mit einem ungesunden Lebensstil zu einem Mangel an Folat. Folat ist der Oberbegriff für Folsäuren. Durch den Folatmangel wird ebenfalls die sogenannte DNA-Methylierung eingeschränkt. Bei diesem natürlichen Vorgang verändert sich die DNA einer Zelle, die für verschiedene biologische Funktionen zuständig ist. Wird dieser Vorgang behindert, erhöht sich das Risiko, an Krebs zu erkranken.

Alkohol ist neben Krebs für schätzungsweise 200 weitere Krankheiten mitverantwortlich. Um nur ein paar zu nennen: Leberzirrhose, Pankreatitis, Bluthochdruck, Herzrhythmusstörungen, Schlaganfall, Tuberkulose, Lungenentzündung, Hepatitis, Angstzustände, Depressionen, epileptische Anfälle.[69] Dabei sind Frauen für schwere gesundheitliche Folgen von Alkoholkonsum anfälliger als Männer.[70] Mehr Informationen, wie sich die Alkoholmenge auf die Risiken für Krebsarten auswirkt, gibt's beim Deutschen Krebsforschungszentrum.[71]

> ## Alkohol ist neben Krebs für schätzungsweise 200 weitere Krankheiten mitverantwortlich.

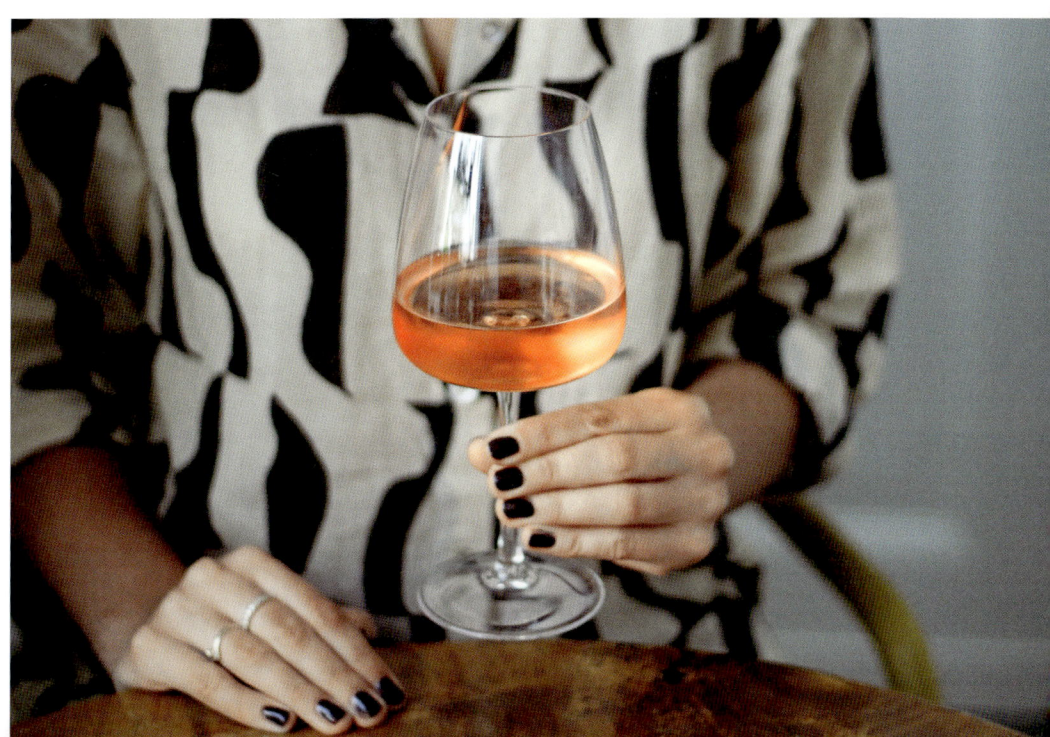

I'm addicted to you[72]

Und dann ist es passiert: 1000 Mal gesippt, 1000 Mal ist nichts passiert. 1001 Bier, und es hat Zoom gemacht. Wir können nicht mehr ohne, die Sehnsucht nach Alkohol beginnt schon nach wenigen Stunden, und irgendwie ist alles so trist ohne.

> Zu Entzugssymptomen gehören Ängste, Unruhe, Kopfschmerzen, das starke Verlangen nach Alkohol, Appetitlosigkeit, Schwitzen und Übelkeit.

Körperliche und mentale Abhängigkeit

Es gibt eine körperliche und eine mentale Abhängigkeit von Alkohol. Körperliche Abhängigkeit zeigt sich in Entzugssymptomen und einer hohen Alkoholtoleranz. Zu Entzugssymptomen gehören Ängste, Unruhe, Kopfschmerzen, das starke Verlangen nach Alkohol, Appetitlosigkeit, Schwitzen und Übelkeit. Diese Symptome führen dazu, dass Abhängige immer weiter trinken, um den starken Entzugserscheinungen zu entgehen. Schnell erreicht man den Zustand dauerhafter Alkoholisierung. Durch den hohen Konsum entwickeln Abhängige eine hohe Toleranz, sodass immer mehr Alkohol nötig ist, um die erwünschten Effekte zu erzielen.

Mentale Abhängigkeit entsteht durch den Einfluss von Alkohol auf verschiedene psychische Funktionen, vor allem die Stimmung, die Wahrnehmung, den Antrieb und die Motorik. Abhängige sind also süchtig nach der psychischen Wirkung von Alkohol. Alkohol ist bekannt als psychoaktive Substanz, die Entspannung und soziale Kontaktfähigkeit fördert sowie Ängste reduziert.

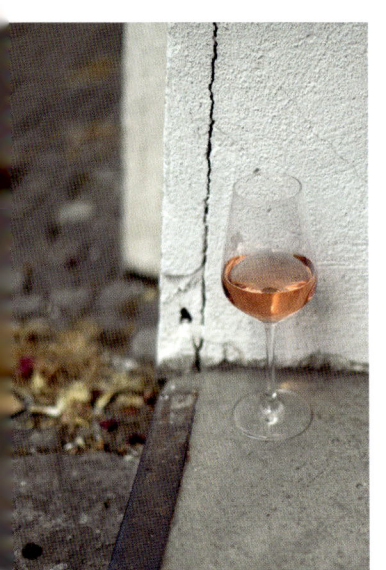

Wann beginnt die Abhängigkeit?

Der entscheidende Moment ist der Wechsel von Wahl zu Zwang. Dann also, wenn ein innerer Druck entsteht, Alkohol zu konsumieren. Hat die Abhängigkeit einmal eingesetzt, fällt es sehr schwer, wieder aus ihr herauszukommen. Dies liegt unter anderem an Veränderungen im Gehirn, die sich auf die Ausschüttung von Botenstoffen wie Dopamin, Endorphine oder den Neurotransmitter GABA auswirken. Endorphine haben eine schmerzlindernde Funktion und erzeugen positive Gefühle. Dopamin leitet Signale an unser Belohnungssystem weiter und GABA wirkt in erster Linie entspannend und ausgleichend.

Ob wir trinken oder nicht, entscheidet normalerweise das Gehirnareal, welches die positiven Effekte des Alkohols abwägt und daraufhin pro oder kontra Konsum stimmt. Konsumieren wir jedoch über Wochen und Monate große Mengen Alkohol, wird das Trinken als Gewohnheit abgespeichert und geschieht mehr und mehr unbewusst. Gewohnheiten aufzubrechen ist schwierig und benötigt weit mehr als Willpower und Selbstdisziplin. Das hängt mit der veränderten Gehirnstruktur zusammen (siehe S. 68). Trotz intensiver Forschung ist es jedoch bis heute nicht gelungen, die zellulären und molekularbiologischen Mechanismen der Sucht vollkommen zu entschlüsseln.

Was verändert sich bei Alkoholverzicht?[73]

Was bei Alkoholverzicht genau im Körper passiert, ist schwer zu sagen. Generell gilt: Je länger wir auf Alkohol verzichten, desto besser. Schon wenige Wochen Abstinenz haben bereits positive Effekte:

1. Der **Hippocampus-Schwund** im Gehirn ist reversibel. Bereits nach einigen Wochen oder Monaten Abstinenz zeigt der MRT-Scan eines Alkoholikers, dass der Schwund zurückgeht. Das Gehirn erholt sich also und die Gedächtnisfähigkeit verbessert sich wieder.

2. Die **Leber** kann sich innerhalb weniger Wochen erholen. Leberzellen werden ersetzt, Fetteinlagerungen in der Leber schwinden. Eine Leberzirrhose lässt sich nicht rückgängig machen. Die Leberzellen, die durch den Alkohol abgestorben sind, werden nach und nach durch knotiges Narbengewebe ersetzt. Hört man allerdings auf zu trinken, stoppt der Prozess.

3. Da die Leber nicht mehr mit dem Alkoholabbau beschäftigt ist, normalisiert sich der **Fettstoffwechsel**.

4. Happy stomach! Nach einigen Wochen beruhigen sich **Magen** und Magenschleimhaut wieder, die durch erhöhte Säureproduktion angegriffen waren.

5. Unser **Herz** rast nicht mehr, jedenfalls nicht durch Alkohol. Herzschlag und Blutdruck normalisieren sich nach wenigen Tagen und Wochen.

6. Unsere **Haut** sieht besser aus. Die Dehydrierung durch Alkohol strapaziert unsere Haut stark. Außerdem löst Alkohol eine Art Entzündung im Körper aus, die uns nach dem Konsum aufgedunsen aussehen lässt.

7. Bad news: Das **Krebsrisiko** bleibt und wir können es selbst durch dauerhafte Abstinenz nicht mehr reduzieren. Nur bei Krebs im Kopf-Hals-Bereich vermuten Forscher:innen, dass dies möglich ist.

Mindful & Mentoring:
ZUSAMMEN GEHT ES BESSER

Interview mit **Vlada Mättig,** Sobriety-Mentorin und Kundalini-Yoga-lehrerin

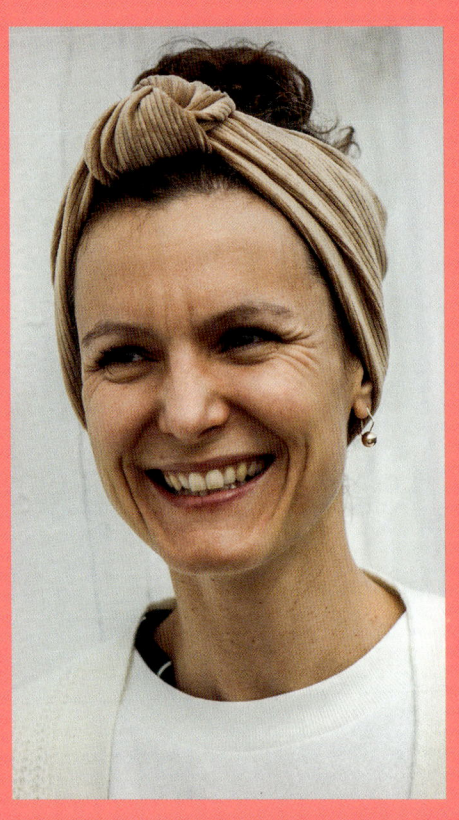

Wie erkenne ich, dass ich ein Suchtproblem mit Alkohol habe?

Es gibt zahlreiche Onlinetests, um dies herauszufinden. Um von einer Abhängigkeit zu sprechen, müssen bestimmte Kriterien erfüllt sein. Meine ganz persönliche Erfahrung ist, dass es bereits Antwort genug ist, wenn ich mir die Frage stelle, ob ich zu viel Alkohol trinke oder weniger trinken sollte. Das bedeutet, dass ich höchstwahrscheinlich tatsächlich zu viel Alkohol trinke. Über viele Jahre hat mir mein Bauchgefühl gesagt, dass meine Beziehung zu Alkohol ungesund ist. Diese Wahrheit wollte ich jedoch lange nicht wahrhaben.

Es ist wichtig zu verstehen, dass dein Leben nicht vorbei sein wird, wenn du nüchtern lebst. Im Gegenteil!

Wo fange ich an? Was ist mein erster Schritt?

Ich würde zunächst empfehlen, eine »Grundlage« zu schaffen, sich also ganz bewusst für sich und die eigene Nüchternheit zu entscheiden. Ich weiß selbst, dass dies der herausforderndste Teil der Reise zur Nüchternheit ist. Zum Glück gibt es zahlreiche Anlaufstellen, Suchtberatungen und Selbsthilfegruppen, an die wir uns wenden können und die gewillt sind, zu helfen. Da sitzen Menschen wie du und ich.

Zudem ist es wichtig, zu verstehen, dass dein Leben nicht vorbei sein wird, wenn du nüchtern lebst. Im Gegenteil: Dein Leben gewinnt an Lebensqualität. Auch wenn du es gerade vermutlich noch nicht glauben kannst: Es ist wirklich so.

Schön ist, dass die Sobriety-Szene in Deutschland immer größer wird und es zahlreiche Bücher, Blogs, Podcasts und Communitys gibt, denen du dich anschließen kannst, wie beispielsweise unserer Rauschlos-Glücklich-Community auf Facebook. Es gibt auch Alternativprogramme, die dich dabei unterstützen, nüchtern zu werden und zu bleiben. Wichtig ist, dass du dir etwas suchst, das dir zusagt und dir ein gutes Gefühl gibt, denn jeder Weg ist ganz persönlich und individuell.

Was mache ich, wenn ich das Gefühl habe, dass eine oder einer meiner Liebsten zu viel trinkt?

Behutsam ansprechen, dass du dir Sorgen machst, und vor allem deine eigenen Gefühle verbalisieren. Wichtig ist, darauf zu vertrauen, dass das, was du spürst und wahrnimmst, seine Berechtigung hat, obwohl dein Gegenüber eventuell versucht, genau das abzustreiten. Auch hier gibt es zahlreiche Anlaufstellen, wie beispielsweise Al-Anon. Suche dir Hilfe und Unterstützung, denn letztendlich leidet nicht nur der oder die Abhängige, sondern auch das Umfeld.

Changing:
WERDE ZUM MINDFUL DRINKER
Selbstreflexion Part 2

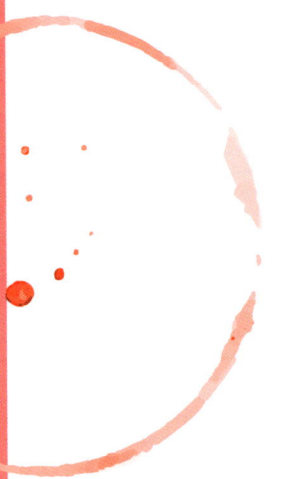

Kater oder nicht Kater, das ist hier die Frage

Du möchtest deine Trinkgewohnheiten verändern. Es ist elementar, dass du festhältst, welche positiven Effekte die Veränderung auf dein Leben haben wird. Dafür werden wir zwei einfache Pro- und Kontra-Listen erstellen. Einmal für das Szenario »Ich trinke so weiter wie bisher«. Die zweite Liste befasst sich mit dem gewünschten Szenario »Ich verabschiede mich von meinem Trinkerdasein«.

	Ich trinke weiter.	Tschüss Alkohol.
Pro	• Ich muss mich nicht verändern. • Es ist bequemer. • Ich muss mir nichts beweisen.	• Ich hätte bessere Laune. • Ich könnte den Sonntag genießen. • Meine Gesundheit würde es mir danken.
Kontra	• Ich fühle mich oft matt. • Eigentlich hasse ich den Kater. • Ich schade mir täglich selbst.	• Ich muss mich mit mir auseinandersetzen. • Mein Umfeld reagiert möglicherweise komisch. • Was trinke ich stattdessen?

Next High five.
Was soll sich ändern?

Du hast im ersten Teil herausgefunden, dass der Pain mit dem Alkohol überwiegt, und du möchtest etwas verändern. Alles andere wäre auch zu bequem, nicht wahr? Also lass uns weitermachen und überlegen, an welchen Stellen du dein Trinkverhalten ändern möchtest.

Wo

Wo und zu welchen Anlässen möchte ich in Zukunft alkoholfrei trinken?

Beispielsweise: Samstags gibt's um 15 Uhr Kaffee und Kuchen. Den Absacker danach möchte ich mir sparen.

Wann

Wann möchte ich alkoholfrei trinken?

Beispielsweise: Unter der Woche, einschließlich freitags.

Wer

Mit wem möchte ich in Zukunft alkoholfrei trinken?

Beispielsweise: Meine Kollegin aus der HR-Abteilung trinkt nicht. Ich lade sie demnächst auf einen Kaffee ein.

Was

Was möchte ich statt meinem gewohnten Feierabend-Vino trinken?

Beispielsweise: Diese Kolonne-Null-Flasche sieht doch vielversprechend aus. Probier ich.

Wie viel

Wie viel **weniger** möchte ich im Durchschnitt pro Woche oder pro Monat trinken?

Beispielsweise: Zu Hause maximal eine Flasche Grauburgunder pro Woche, auswärts ein Glas Weißwein (0,2 Liter).

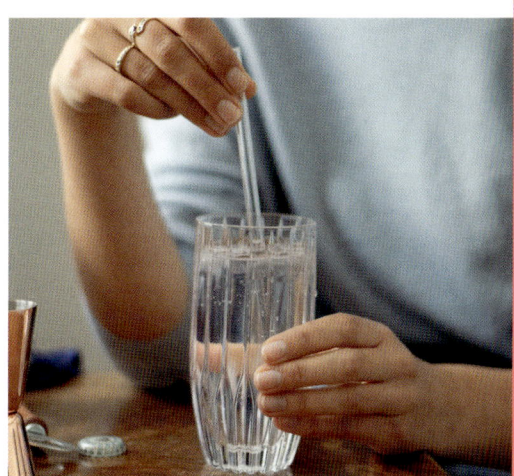

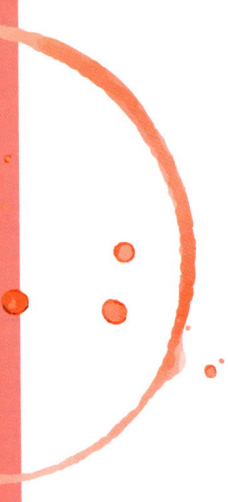

Step by step

Alles auf einmal zu verändern geht oft schief. Deswegen ist die Devise: einen Step nach dem anderen, anstatt die großen Sprünge anzustreben. An dieser Stelle wollen wir deine Vorsätze hinsichtlich deines Trinkkonsums festhalten. Frage dich: Welches der Vorhaben ist mit dem kleinsten Aufwand verbunden? Die Regel »eat the frog first« gilt in diesem Fall nicht, da du an deinen Gewohnheiten schraubst. Hier zählen die Mikrosteps. Dazu hat übrigens James Clear ein ganzes Buch, *Die 1 % Methode*, geschrieben. Heiße Empfehlung und gerade hinsichtlich der Gewohnheiten, wie man das Feierabendbier in den Griff bekommt, Gold wert.

10 gute Vorsätze

Formuliere zehn Vorsätze und nummeriere sie durch. Nummer eins ist der Vorsatz mit der kleinsten Hürde.

1. Ich nehme mir vor, den Sober October zu machen.
   An Nummer eins? Bist du dir sicher? Kleine Steps!

2. Ich nehme mir vor, montags keinen Wein zu trinken.
   Yes, you got it!

3. Ich nehme mir vor, nicht vor 20 Uhr zu trinken.
   Gleich an jedem Tag? Oder nur jeden zweiten Tag?
   Denk dran: Kleine Steps führen zum Erfolg.

4. Ich nehme mir vor, _____

5. _____

6. _____

7. _____

8. _____

9. _____

10. _____

Sober
because
we can.

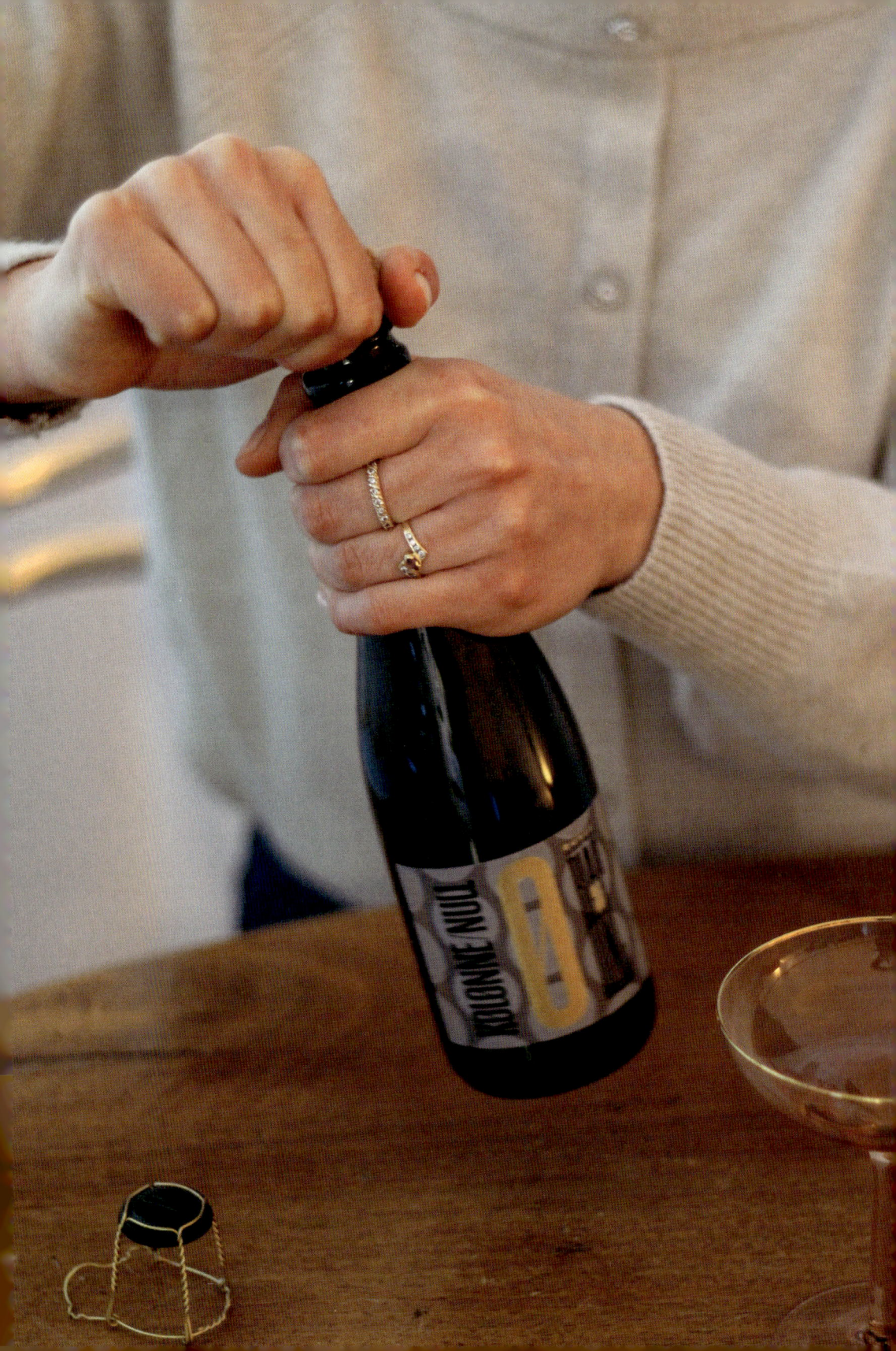

Kenne deine
ALKOHOLFREIEN
ALTERNATIVEN

Wir werden uns in diesem Kapitel nicht die Frage stellen »Trinken oder nicht trinken?«, sondern unsere Leitfrage »Was trinke ich, wenn ich nicht trinke?« beantworten. Dafür nehmen wir dich mit zu den Anfängen des Trends Mindful Drinking. Außerdem zeigen wir dir, welche alkoholfreien Alternativen auf dem Markt sind. Spoiler-Alarm: Es gibt mehr als alkoholfreies Bier!

Der Trend
MINDFUL DRINKING

Hello Mindfulness

Achtsamkeit oder *Mindfulness* hat inzwischen die meisten Bereiche unseres Lebens und unserer Routinen erreicht. Nach dem »Nach unten schauenden Hund« startet der Tag mit den akribisch geplanten Morgenritualen wie beispielsweise Journaling, zwanzig Minuten lesen und die Bohnen frisch mahlen, um zeremoniell die erste Tasse Kaffee des Tages vorzubereiten, bevor man sich nach der Meditation mit der Headspace-App auf das Fahrrad ins Office schwingt. Zeitgleich erfasst die Apple Watch Schritte, Herzrate, zurückgelegte Kilometer. Die an die intelligente digitale Körperfettanalysewaage gekoppelte App verkündet, dass das Monatsziel der Gewichtsreduktion erreicht wurde, und pünktlich um 10.30 Uhr erinnert die Lifesum-App, dass das Dinner von gestern Abend noch nicht für die Kalorienberechnung erfasst ist.

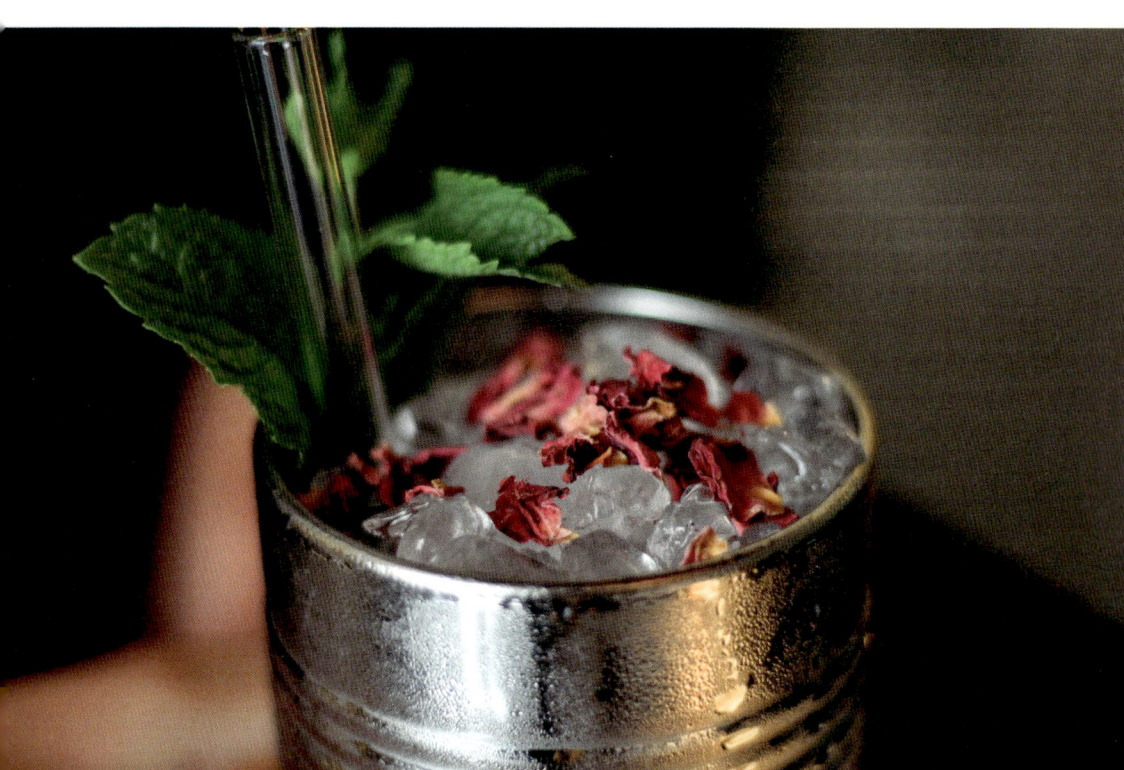

Unsere gesunden Habits sind vor allem durch die konstante Erfassung, die Beobachtung der kontinuierlichen Veränderung und häufig auch durch den Vergleich mit anderen sichtbar. Unser ganzer Alltag besteht mittlerweile daraus, sich selbst zu tracken mit dem Ziel: Gesundheit. Längeres Leben, besser aussehen, den Alterungsprozess verlangsamen. Etliche Apps unterstützen uns dabei, Ernährung, Muskelaufbau, Fettabbau, Schlaf, Arbeitszeit, Erholungsphasen, Wellbeing oder Social-Media-Pausen zu regulieren und im Zaum zu halten. Mit mal mehr, mal weniger Erfolg.

Im jährlichen Zukunftsreport hieß es 2016, dass »Achtsamkeit« ein Trend wird, der uns durch alle Lebensbereiche begleiten wird.

Mai 2021: Mittlerweile findet man mit einer Google-Recherche über eine halbe Million Videos zum Thema »Achtsamkeit« und diese Zahl steigt täglich. Mit dem Suchbegriff »Mindfulness« spuckt Google sogar etwa 65 Millionen Treffer aus, Tendenz auch hier stetig wachsend. Auf Instagram ist der Hashtag #achtsamkeit 1,4 Millionen Mal und #mindfulness 27,1 Millionen Mal vertreten. Achtsamkeit ist ein aufstrebender Lifestyle, der rund um die Uhr praktiziert wird. Aber ist das wirklich so?

Nach getaner Arbeit, erledigt von den niemals endenden Tasks, Meetings und WhatsApp-Nachrichten ist Feierabend. Und das im wahrsten Sinne des Wortes. Gerade in Berlin, wo Spätis an jeder Straßenecke zu finden sind, an jedem Tag gefeiert werden kann und es auch jeden Tag einen Grund zum Feiern gibt, gehört Trinken zum rituellen Abschluss des Tages dazu. Ab diesem Zeitpunkt wird nicht mehr getrackt. Man hat es sich ja auch verdient! Wie viel man dann trinkt – ein, zwei Bier, eine halbe Flasche Wein oder war es doch mehr? –, interessiert auch nicht mehr. Unsere Trinkgewohnheiten sind, wenn es um Alkohol geht, bisher ungeschoren davongekommen. Der tote Winkel zwischen Selbstoptimierung und Achtsamkeit. Ein blinder Fleck zwischen dem Druck und dem Wunsch nach Entschleunigung. Im Moment noch in einer sehr komfortablen Lage ist der Konsum unseres liebsten Genussmittels die wohl letzte Bastion, an deren Fall bereits einige arbeiten. Ein Schicksal wie das des Rauchens könnte ihm bevorstehen. Dem Alkohol, wie wir ihn kennen, geht es langsam, aber sicher an den Kragen.

> Mindful Drinking bedeutet, gewohnte Trinkmuster zu hinterfragen, sich ihrer bewusst zu sein und gesündere Entscheidungen anzustreben.

Wie sieht Mindful Drinking in der Praxis aus? Achtsames Trinken? Ruft man sich noch mal die Stichwörter zur Achtsamkeit ins Gedächtnis wie »Hier und Jetzt«, »präsent sein«, »Bewusstwerdung«, »Bewusstsein«, »proaktiv statt reaktiv« und denkt dann an die Sause vom letzten Wochenende, kann man sich schön vor Augen halten, wie out of control der Abend gelaufen ist. Je später der Abend, desto voller die Gläser, laute Musik, Geschichten, die man eigentlich nicht hätte erzählen sollen, huch, es gab ja dann nur noch Gin Tonic, ach, man wollte doch vor Mitternacht zurück sein. Gratuliere, der Abend verlief alles andere als *mindful*. Es war wohl eher: *mind full*.

Achtsames Trinken beginnt damit, bewusst nachzudenken und zu reflektieren, ob man überhaupt Alkohol trinken möchte, und wenn ja, wie viel man zu sich nehmen möchte. Mindful Drinking bedeutet, gewohnte Trinkmuster zu hinterfragen, sich ihrer bewusst zu sein und gesündere Entscheidungen anzustreben. Mindful Drinking ist nicht mit Abstinenz gleichzusetzen. Es geht darum, die Menge der Drinks, Cocktails, Gläser Wein im Auge zu haben, zu reduzieren, bewusst auch mal nicht zu trinken und zu wissen, warum man trinkt. Der erste Schritt zum Mindful Drinking ist die Selbstreflexion. Wie du vielleicht selbst gemerkt hast, kann das ganz schön anstrengend und aufwühlend sein. Zusammen geht's einfacher, deswegen haben wir dieses Buch geschrieben.

> »Sober curious« zu sein bedeutet für jede:n Einzelne:n etwas anderes. Letztlich geht es darum, sich dafür zu entscheiden, den Alkoholkonsum zu hinterfragen, zu reflektieren und eventuell zu ändern, statt einfach mit der verbreiteten Trinkkultur mitzumachen.

Die Welle schwappt aus dem Angelsächsischen zu uns

Der Trend Mindful Drinking nahm seine Anfänge in den USA und in UK. Laura Willoughby gründete 2015 mit Jussi Tolvi in London die *Club Soda*-Community. Workshops, Podcast, Austausch und das Mindful-Drinking-Festival stehen seither auf dem Programm. Das Ziel von *Club Soda* ist, andere dabei zu unterstützen, ihr Trinkverhalten zu hinterfragen. Laura sieht wachsendes Bewusstsein als Ursache dafür, dass das Thema mentale Gesundheit immer populärer wird. »Junge Menschen tendieren dazu, weniger zu trinken, da sie sich des Einflusses von Alkohol auf ihre mentale Gesundheit bewusst sind. Zudem hat Social Media einen großen Effekt. Man möchte sich auf Instagram von seiner besten Seite zeigen.«

Auf der anderen Seite des Atlantiks trat die Journalistin Ruby Warrington die Mindful-Drinking-Bewegung los. Mittlerweile wird sie als
Ikone des Mindful Drinking gefeiert. Ruby ist Britin und zog 2012
nach New York City. Nach ihrem Entschluss, ihre Trinkgewohnheiten
hinter sich zu lassen, entschied sie sich 2016, *Club Soda NYC* zu
gründen und eine Veranstaltungsreihe namens *Sober Curious* zu starten. Die Veranstaltungen sollten andere Menschen, die »sober curious« waren, zusammenbringen und denen, die sich des Themas auch
annehmen wollten, einen Einblick gewähren. Ruby schrieb ein Buch,
startete einen Podcast und schuf dabei eine Community, die über die
Grenzen der USA hinausging. »Sober curious« zu sein bedeutet für
jede:n Einzelne:n etwas anderes. Letztlich geht es aber darum, sich
dafür zu entscheiden, den Alkoholkonsum zu hinterfragen, zu reflektieren und eventuell zu ändern, statt einfach mit der verbreiteten
Trinkkultur mitzumachen. Man könnte also sagen, dass »sober curious« eine Art Vorstufe von Mindful Drinking ist.

Deutschland, deine Trinker:innen

Diszipliniert, kontrolliert und regelkonform. Werte, die typischerweise mit der deutschen Bevölkerung assoziiert werden. Was den Alkoholkonsum angeht, sind die Deutschen jedoch alles andere als diszipliniert und auch so gar nicht kontrolliert. Viel eher außer Rand und
Band, wenn man sich die Zahlen zu Gemüte führt. 2018 wurden in
Deutschland 10,7 Liter reiner Alkohol pro Jahr pro Person konsumiert.[74] Der weltweite Durchschnitt liegt bei 6,2 Litern. Denkt man
an die Vielzahl von Volksfesten und Traditionen, die meist gleichbe-
deutend mit Saufgelagen sind, überrascht diese Zahl nicht allzu sehr.
So kontrolliert die Deutschen in manchen Lebensbereichen auch
sein mögen, wenn's ums Trinken geht, macht ihnen keiner was vor.

Wie in UK und den USA finden sich mittlerweile auch
in Deutschland Schlüsselfiguren, die den Trend des
Mindful Drinkings etablieren. Einer der ersten ist Gide-
on Bellin aka *Mister Sober Sensation.* 2016 startet er
die 100-Prozent-alcohol-free-Partyreihe, namens *Sober
Sensation.* Ziel war es, zu zeigen, dass Nightlife und
Party keine Synonyme für Alkohol und Drogen sein
müssen. *Sober Sensation* ist Inspiration: Partys, die
ohne Rauschtrinken, Kater und Reue auskommen. Gerade für unsere
deutsche Hauptstadt ist dies das absolute Kontrastprogramm, da
Alkohol und Drogen in der Regel essenzieller Teil der Party sind.

2018 wurden in
Deutschland

10,7 l

reiner Alkohol pro Jahr
pro Person konsumiert.
Der weltweite Durch-
schnitt liegt bei

6,2 l.

Nightlife und
Party müssen keine
Synonyme für Alkohol
und Drogen sein.

Gideons Sober-Konzept ist also eines der ersten im deutschsprachigen Raum, das Menschen aus der Sober-Szene zusammengebracht hat.

Ein ebenfalls bekannter Name in der deutschen Mindful-Drinking-Szene ist Nicole Klauß. Die studierte Kunsthistorikerin führte die Liebe zum (Wein-)Genuss zu einer Weinausbildung. Eine Schwangerschaft machte ihr einen liebevollen Strich durch die Ausbildung und Verkostungen, jedoch nicht durch den Genuss. Seither steht »Genuss ohne Alkohol« auf ihrer Agenda. Nach der Geburt ihrer beiden Kinder schrieb sie ihr Buch *Die neue Trinkkultur. Speisen perfekt begleiten ohne Alkohol*, berät seither die Gastronomie-Branche und ist bekannt für alkoholfreies Pairing, Verkostungen und Trinkgenuss.

Und dann kamen ...

... wir. Dürfen wir uns an dieser Stelle auch nennen? Unsere Geschichte kennst du ja schon, aber *nüchtern.berlin* vielleicht noch nicht. Wir sind 2019 losgegangen mit der Vision, Alkoholfrei cool zu machen. Ja zu Alkoholfrei statt Nein zu Alkohol. Heute sind wir ein richtiges Start-up: ein Onlineshop, der erste alkoholfreie Späti Deutschlands und eine Plattform rund um das Thema Mindful Drinking. Wir wollen den Einstieg leicht machen, zeigen, was es alles an alkoholfreien Alternativen gibt, und das Thema Trinken thematisieren, diskutieren und verändern. Ob wir das geschafft haben? Lasst uns weitermachen!

Ja zu Alkoholfrei statt Nein zu Alkohol.

Das erste richtige Non-Alcoholic

Ben Branson, der Gründer von Seedlip, wurde im englischen North Lincolnshire durch die im 17. Jahrhundert übliche Anwendung des Destillierens von Pflanzen in der Medizin inspiriert. Er erwarb eine Kupferdestille und experimentierte mit den Pflanzen aus seinem Garten. Der ungenießbare Mocktail in einem guten Restaurant hatte ihn dazu bewegt, Spirituosen neu zu denken. In einer fast zwei Jahre andauernden kulinarischen und experimentellen Reise entwickelte er ein neuartiges Getränk auf Basis von natürlichen Rohstoffen. Seine Familie unterstützte ihn dabei. Am Ende seiner Suche stand Spice 94, der Prototyp der Sparte der Botanicals. Die Marke Seedlip was born. Ende 2019 verkaufte Branson die Mehrheit seines Start-ups an Diageo, den größten Spirituosenkonzern der Welt. Mittlerweile umfasst das Sortiment drei verschiedene Botanicals. Das war der Startschuss für die Entwicklung eigenständiger alkoholfreier Getränkekategorien namens Botanicals.

Die fabelhafte Welt des »Alkoholfrei«

Limonaden, Schorlen und Mocktails wie *Virgin Colada*, *Safer Sex on the Beach* und *Ipanema* verbinden wir meist mit dem Begriff »alkoholfrei«. Leider ist das die traurige Realität in den meisten Bars, Restaurants und Clubs. Aber damit ist jetzt Schluss: Willkommen im 21. Jahrhundert! Alkoholfrei ist nämlich mittlerweile weit mehr als das. Von alkoholfreiem Bier über alkoholfreie Alternativen zu Gin, Wodka, Rum, Tequila und Aperitifs bis hin zu Schaumwein, Rosé, Weiß- und Rotwein gibt es mittlerweile alles. Neben jungen Start-ups bieten selbst etablierte Alkoholmarken wie Martini eine alkoholfreie Alternative für ihre Produkte an. Was es alles im Sober-Kosmos zu entdecken gibt und wie die Getränke hergestellt werden, beschreiben wir in diesem Kapitel.

> Willkommen im 21. Jahrhundert! Alkoholfrei ist weit mehr als Limonaden, Schorlen und Mocktails.

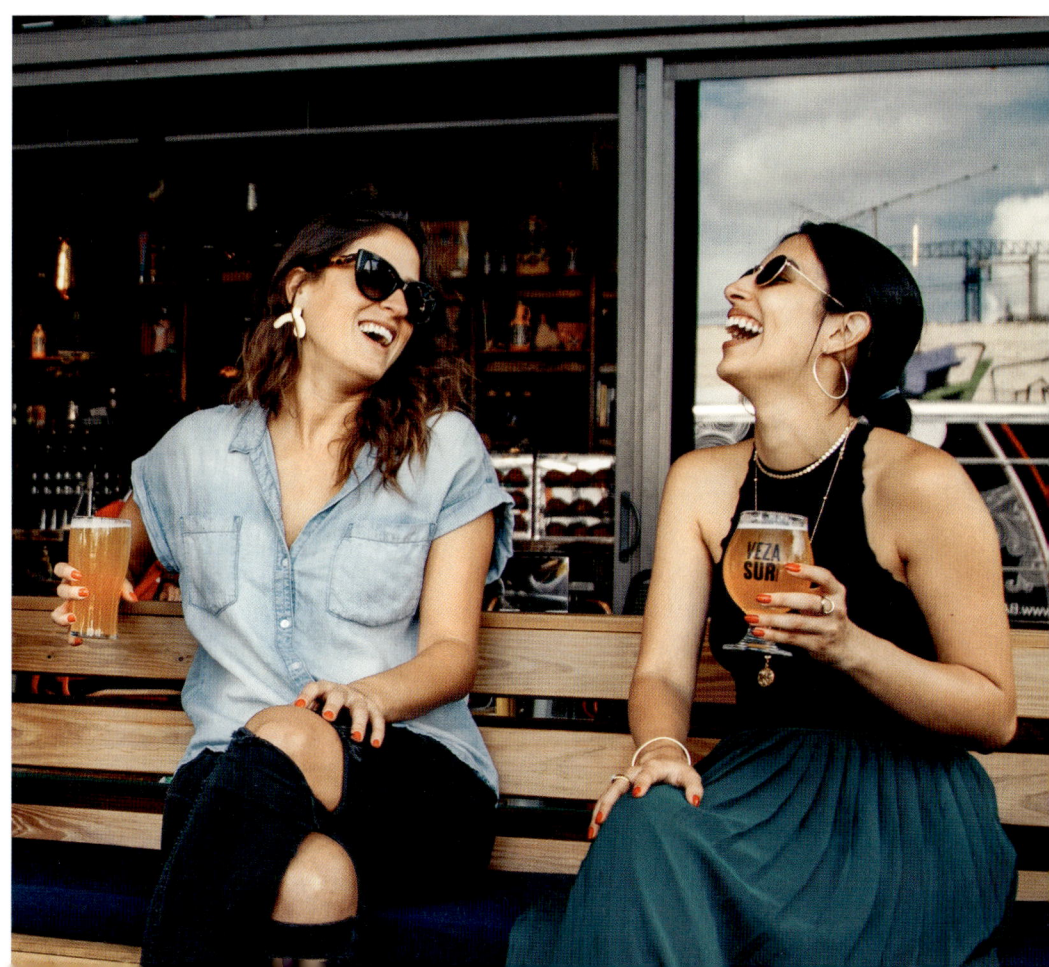

Ein Abend
OHNE ALKOHOL

Deutschland trinkt

Trinken hat eine lange Tradition in unserer Gesellschaft. Es ist aus unserem Alltag kaum wegzudenken und begleitet uns bei Festen wie Hochzeiten oder Geburtstagen, an Feiertagen, in Clubs genauso wie beim heimischen Dinner. Es ist vollkommen »normal«, dass zu jeder Gelegenheit mit Sekt oder einem anderen alkoholischen Getränk angestoßen wird. Wir Deutschen trinken eben gerne und viel. Das bestätigen uns auch die Zahlen. Wie vorhin erwähnt, wurden im Jahr 2018 in Deutschland pro Kopf 10,7 Liter Reinalkohol[75] getrunken, berechnet auf die Einwohner ab 15 Jahren. Genauer gesagt insgesamt 102 Liter Bier, 20,5 Liter Wein, 3,4 Liter Schaumwein und 5,4 Liter Spirituosen.[76] Spirituosen sind alkoholhaltige Getränke für den menschlichen Genuss mit mindestens 15 Volumenprozent Alkohol. Und was ist Deutschlands Lieblingssprit? Wer Wodka, Gin oder Rum getippt hat, liegt falsch. Wodka belegte 2020 gerade mal den vierten Platz. The winner is: Kräuterliköre wie Jägermeister. Dicht gefolgt von Creme- beziehungsweise Sahnelikören wie dem süßlichen Baileys.[77]

Auch unsere deutschsprachigen Nachbarländer scheinen sich gern zu gönnen. Österreich trank 2018 circa zwölf Liter Reinalkohol pro Nase.[78] 2019 wurden im Alpenstaat insgesamt neun Millionen Hektoliter Bier[79] getrunken, das entspricht ungefähr 101 Liter je Einwohner, außerdem 27,7 Liter Wein.[80] In der Schweiz scheint man zurückhaltender. Dort wurden 2018 nur 7,7 Liter Reinalkohol pro Kopf gebechert.[81] Im internationalen Vergleich zählt Deutschland seit Jahren zu den Hochkonsumländern. Doch kein Trend ohne Gegentrend: In der Mitte angekommen ist schon seit Jahren alkoholfreies Bier. Im stationären Lebensmittelhandel erfreuen sich dagegen alkoholfreie Weine keiner großen Aufmerksamkeit. Meist in den untersten Regalen ganz weit hinten versteckt fristen sie ihr Dasein. Kein Wunder, denn die häufigsten Bemerkungen über alkoholfreien Wein sind: »Das ist doch nur Saft!« und: »Da kann ich es auch gleich bleiben lassen!«

Im Jahr 2018 wurden in Deutschland pro Kopf 10,7 Liter Reinalkohol getrunken, berechnet auf die Einwohner ab 15 Jahren. Genauer gesagt insgesamt

102 l

Bier, 20,5 Liter Wein, 3,4 Liter Schaumwein und 5,4 Liter Spirituosen.

2019 wurden in Österreich 9 Mio. Hektoliter Bier getrunken, also etwa

101 l

je Einwohner.

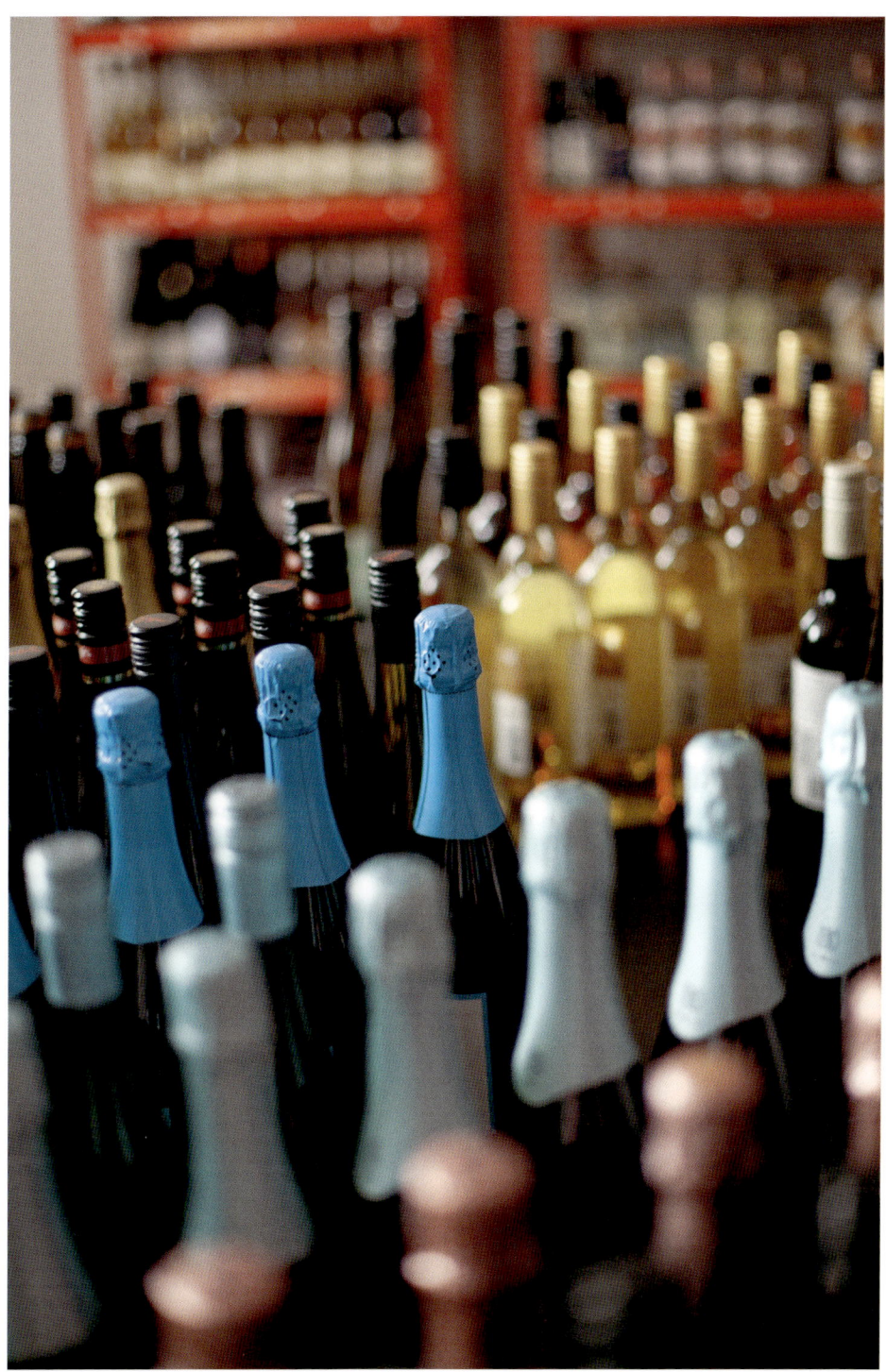

Rausch- & Reuelos:
GEPFLEGTER RAUSCH

Interview mit **Marcus Reckewitz**, Buchautor zu vornehmlich kulinarischen Themen

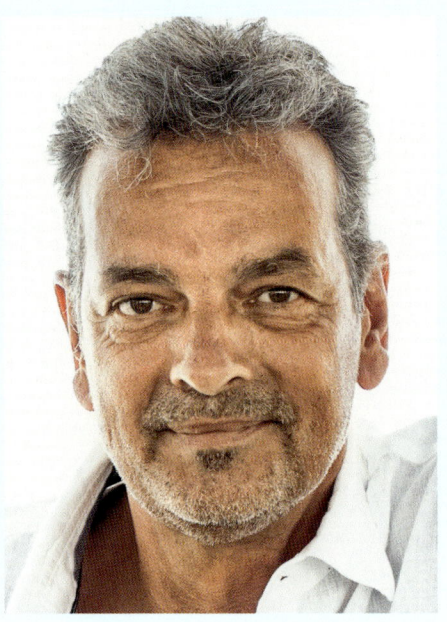

Ihr Buch *Über die Kunst der Trunkenheit* gilt als Plädoyer für den gepflegten Rausch. Sind die Deutschen dazu überhaupt in der Lage?

Aber ja! Auch wenn uns, im Gegensatz zur vinophilen Genusskultur der mediterranen Länder, in denen Alkohol hauptsächlich als angenehme Begleitung zum Essen geschätzt wird, ein temperierter, also gepflegter Umgang mit Alkoholischem nicht unbedingt in die alltagskulturelle Wiege gelegt ist (und das hat sehr komplexe historische Gründe). Es gilt also, aktiv einen erwachsenen Umgang mit der Droge Alkohol zu entwickeln. Vernunft und Freiheit zwingen uns nämlich die Verantwortung auf, selbst zu entscheiden, ob, wann, mit wem, was und wie viel wir trinken. Hilfreich für einen gepflegten Umgang mit Alkohol sind zweifellos die Anforderungen unserer sehr nüchtern operierenden, hochkomplexen und profitorientierten Leistungsgesellschaft,

die nach einem ungeheuren Maß an Selbstdisziplin verlangt. Aber klar, ein gepflegter Rausch – das geht auch in Deutschland.

Wie sieht ein gepflegter Rausch aus, und gehört ein Kater danach in diesem Konzept dazu?

Ethanol veranstaltet im gesamten Kommunikationssystem der Nervenzellen ein gewaltiges Gewitter. Die Folgen werden von der Wissenschaft in acht bis zehn verschiedene

Stadien eingeteilt, die bis hin zur tödlichen Vergiftung reichen. Der gepflegte Rausch dürfte in den ersten drei bis vier Stadien angesiedelt sein, irgendwo zwischen dem ersten Glas Champagner und (je nach Zeit, Kondition und Gewöhnung) dem dritten Glas Wein. Das ist der Korridor, in dem sich Alkohol im besten Fall als entspannend, als angenehm enthemmend und als Treibriemen der Kommunikation erweist. In dieser Außerkraftsetzung der inneren Zensur, dieser kleinen Feier der Anarchie gegen die Knute der Vernunft und des Funktionierens liegt der Zauber eines gepflegten Rausches. Ein Absturz, mithin ein Vollrausch mit einem veritablen Kater, ist in diesem Konzept nicht vorgesehen – manchmal aber nicht zu verhindern.

Vernunft und Freiheit zwingen uns die Verantwortung auf, selbst zu entscheiden, ob, wann, mit wem, was und wie viel wir trinken.

Was raten Sie Personen, die sich sowohl dem gepflegten Rausch als auch dem übermäßigen Alkohol entziehen möchten? Zu Hause bleiben ist keine Option.

Es gibt viele gute Gründe, nüchtern zu sein und zu bleiben. Und man sollte sich dafür nicht rechtfertigen müssen. Das größte Problem besteht in den langweiligen oder restlos überzuckerten alkoholfreien Alternativen. In der Gastronomie würde ich mir sehnlichst ein nur ansatzweise so breit gefächertes Angebot wie das von *nüchtern.berlin* und seiner Späti-Edition wünschen. Die Palette angebotener alkoholfreier Alternativen ist der reine Wahnsinn. Also: Ab nach Kreuzberg oder ins Internet – und dann trink dich durch die Regale. Es geht auch ohne!

Der feine Unterschied: »alkoholfrei« und »ohne Alkohol«

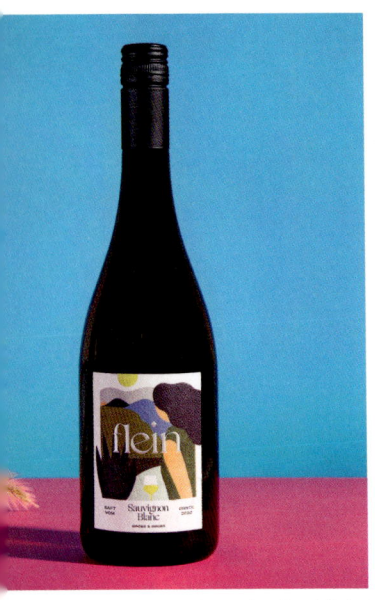

Alternative ohne Alkohol

Wer kennt's: Man liest in der Getränkekarte den Abschnitt »Alkoholfreies« und der verspricht wie immer das Gleiche: Wasser, Cola, alkoholfreies Bier (0,3 Volumenprozent) … What the heck! 0,3 Prozent beim alkoholfreien Bier? Alkoholfrei meint doch ohne Alkohol! Leider nicht. Laut deutschem Lebensmittelrecht ist »alkoholfrei« nicht gleich »ohne Alkohol«.

Ohne Alkohol darf ein Lebensmittel nur heißen, wenn es keinerlei Alkohol enthält, also **0,0 Prozent**. Definitiv Zero. Punkt. Leider oft ein Ding der Unmöglichkeit. Bei alkoholfreien Weinerzeugnissen beispielsweise ist das technologisch bisher nicht möglich, ohne den Geschmack komplett zu verfälschen. Hier kommt die Bezeichnung *alkoholfrei* ins Spiel. Nach deutschem Lebensmittelrecht dürfen so Getränke bezeichnet werden, die maximal **0,5 Volumenprozent** Alkohol enthalten. Die Begriffe werden also nicht synonym gebraucht. Ein Glas alkoholfreier Sekt (100 ml) enthält also höchstens 0,5 Milliliter Alkohol (0,5 ml) im Gegensatz zu zwölf Millilitern Reinalkohol im handelsüblichen Sekt (12 Vol.-% Alkohol). Zum Vergleich: Eine Flasche Bier (500 ml à 5 Vol.-% Alkohol) enthält 25 Milliliter reinen Alkohol im Vergleich zu 2,5 Millilitern bei der alkoholfreien Variante.

> »Ein alkoholfreier Wein enthält genauso viel Alkohol wie eine reife Banane« - eine schwangere Frau isst aber keine vier Bananen täglich, eine Flasche alkoholfreier Wein ist aber schnell getrunken.

Bei einem alkoholfreiem Bier ist der verbleibende Alkoholgehalt nicht wie bei Säften auf natürliche Gärung zurückzuführen, sondern auf den Herstellungsprozess. Dieser unterscheidet sich meist nicht von dem eines »normalen« Bieres. Es wird wie üblich gebraut, dann wird der entstandene Alkohol dem Bier durch Entalkoholisierung wieder entzogen. Das gelingt aber nicht komplett, es bleibt immer eine gewisse Menge zurück. Dank fortgeschrittener Technik ist es jedoch auch möglich, alkoholfreies Bier mit 0,0 Prozent herzustellen, also tatsächlich ein Bier ohne Alkohol. Und es wurden neue Hefestämme gezüchtet, die keinen Malzzucker vergären und so alkoholisch Richtung null tendieren.

Aufgrund natürlicher Gärungsprozesse enthalten manche Lebensmittel wie Apfel- und Traubensaft, Kefir, reife Bananen oder Sauerteigbrot geringe Mengen Alkohol. »Ein alkoholfreier Wein enthält genauso viel Alkohol wie eine reife Banane« haben wir schon oft gehört. Nun isst eine schwangere Frau keine vier Bananen täglich, eine Flasche alkoholfreier Wein oder Sekt ist aber schnell getrunken.

Spiritus Sanctus:
VON ALKOHOL
ZU ALKOHOLFREI

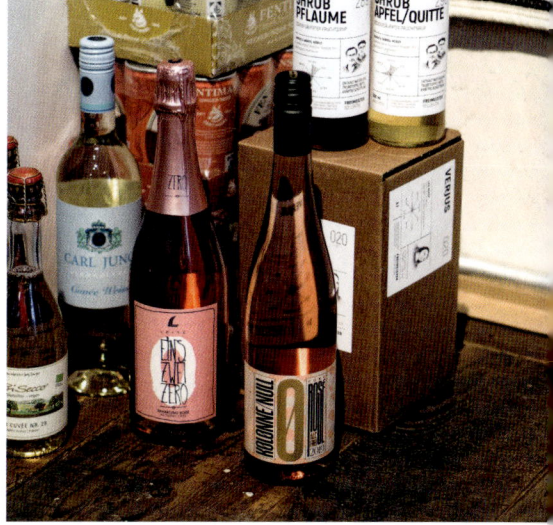

Da sind diese verwunderten, staunenden und ungläubigen Gesichter, wenn Kund:innen in unseren alkoholfreien Späti eintreten. Die erste Frage lautet immer: »Und das ist wirklich alles alkoholfrei?« Jupp, ist es! Wir können mit unseren mittlerweile über 200 Alternativen jede alkoholische Kategorie abdecken. Die zweithäufigste Frage lautet: »Wie kann das überhaupt gehen?« Um zu verstehen, was alkoholfreier Gin ist, hilft es, bei den Roots anzufangen. Richtig – beim Gin. Wir nehmen dich mit auf eine kleine Reise durch den alkoholischen Getränkekosmos und auf dem Weg erfährst du, wie Rum, Wein und dein geliebter Aperol in alkoholfrei schmecken. Lehn dich zurück, enjoy the ride. Cheerio!

Gin (der nicht so heißen darf)

Rückwärtsrolle nach hinten: Fast hätte der Wacholderschnaps das britische Königreich ruiniert. Als Wilhelm III. von Oranien-Nassau im Jahre 1689 den englischen Thron bestieg, brachte er die favorisierte Spirituose seiner Heimat, den Genever, vom niederländischen Festland mit. Prompt erhob er hohe Steuern auf ausländischen Brandy und Wein, um seinen französischen Erzfeinden eins auszuwischen. Und – en passant – die englische Nation »von der schrecklichen Sucht nach Tee« zu heilen.

Als wohlwollende Geste gegenüber seinen neuen Untertanen schaffte Wilhelm die Steuer auf Alkohol ab und erlaubte jedem, ohne Lizenz zu brennen und den Selbstgebrannten auszuschenken oder damit zu handeln. Doch handwerklich war die Lockerung kein echter Fortschritt und kulinarisch gesehen wahrscheinlich ein Tiefpunkt in der

Geschichte des Wohlgeschmacks. Gesellschaftlich und gesundheitlich mit Sicherheit eine Katastrophe. Seit Williams königlichem Amtsantritt bis ins Jahr 1750 verzehnfachte sich der Pro-Kopf-Verbrauch an unsachgemäß produzierten und minderwertigen Spirituosen. Ein Volk im Dauerdusel: Verlotterung und Verwahrlosung inklusive. Der billige Fusel malträtierte die Volksgesundheit aufs Äußerste und forderte seinen Tribut. Die Sterberate durch Alkoholkonsum lag schließlich in London über der Geburtenrate. Man musste also kein Prophet sein, um für die Zukunft der damals größten Stadt der Erde schwarzzusehen. Es schien, als tränke sich das junge Empire hoffnungslos um Kopf und Kragen. Die Wende kam in Form von Naturkatastrophen: Durch eine Folge von Missernten wurden die Rohstoffe fürs Brennen knapp. Und zusammen mit massiven Alkoholsteuern und knallharter Kontrolle von Schanklizenzen bereitete der Staat schließlich dem Spuk ein Ende.

> Um 1750 malträtierte der billige Fusel die Volksgesundheit aufs Äußerste und forderte seinen Tribut. Die Sterberate durch Alkoholkonsum lag schließlich in London über der Geburtenrate.

Ursprünglich war Gin ein Arme-Leute-Getränk, das fast nichts mit unserem heutigen Distinktions-Drink zu tun hatte. Ein rauer, harter Brand von teuflischer Schärfe, der dem geeichten Trinker das Wasser in die Augen trieb, dem ungeübten – na ja, lassen wir das. Gewürzt wurde mit allem, was nur annähernd in der Lage war, den üblen Geschmack zu übertünchen.

Fortschritt in puncto Geschmack brachte erst ein neues Destillationsverfahren. Um 1830 wurde aus dem üblen Rachenputzer und energischen Volksbrechmittel der London Dry Gin, wie wir ihn heute kennen. Zur Rezeptur um den heimischen Wacholder gesellten sich immer mehr wohlschmeckende Kräuter und Gewürze, vorwiegend aus den damals neuen Kolonien. Die Komposition mit wohlmundenden Zusatzstoffen hatte den Zweck, ungenießbaren Fusel überhaupt erst genuss- und verzehrfähig zu machen.

Könnte das Würzen und Verfeinern wie beim Gin vielleicht auch ohne Alkohol funktionieren? Tut es. Zahlreiche alkoholfreie Alternativen beweisen, dass das Konzept aufgeht. Welches Problem sich jedoch bei dem alkoholfreien Gin ergibt, erklärt Food-Scientist und Co-Founder von Laori Drinks, Christian Zimmermann: »Alkoholfreien Gin gibt es nicht, denn rein rechtlich – gemäß Verordnung (EU) 2019/787 – muss Gin einen Mindestalkoholgehalt von 37,5 Volumenprozent aufweisen, damit er so genannt werden darf. Ohne Alkohol reicht es nicht mal zur Bezeichnung einer Spirituose, da diese einen Mindestgehalt von 15 Volumenprozent Ethanol enthalten muss. Die rechtlich korrekte Bezeichnung ist: Alkoholfreie Alternative zu Gin.«

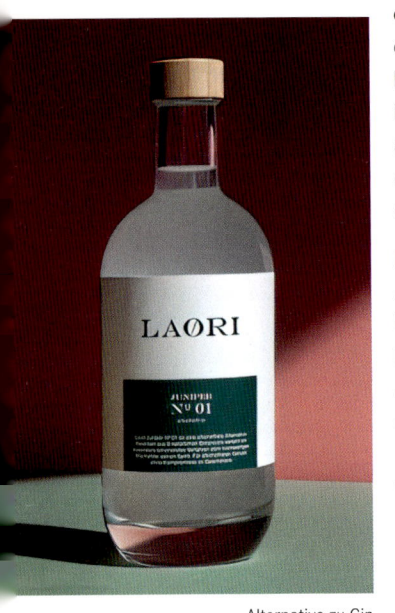

Alternative zu Gin

Bei dieser alkoholfreien Alternative zu Gin kann es nicht ausschließlich darum gehen, den vor Alkohol strotzenden großen Gin-Bruder eins zu eins zu imitieren, sondern mithilfe von Botanicals ein ähnlich interessantes oder gar noch spannenderes Geschmacksprofil zu schaffen. Fehlt jedoch der Alkohol, fehlt einer der markantesten Marker des Gins. Harmonie und Balance müssen somit auf anderem Wege erreicht werden, ein ganz eigenständiges Aromenprofil ist also gefordert. Das Gute daran ist die schier unendliche Anzahl an Ingredients. Wacholder, Angelikawurz, Ingwer, Kardamom, duftige Aromen von Thymian und Lavendel. Da lässt sich schon was machen. Die Rezepturen lesen sich ganz klassisch wie ein Gin-Potpourri. Manche Alternativen reiten voll auf der Wacholder-Welle – jenem markanten Geschmack, so Gin-typisch, dass er Gin erst zu dem werden lässt, was er ist. Andere setzen auf eher verspielte, hintergründige Harmonien, auf das dezente Zusammenspiel feiner Aromen. Und alles geht, irgendwie. Fakt ist: Die Zahl der Varianten und Variationen ist schier unendlich.

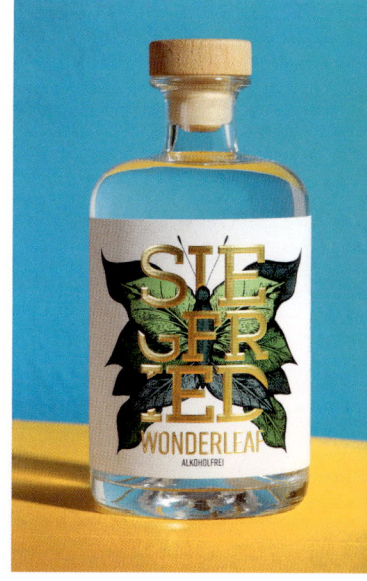

Alternative zu Gin

Rum

Fast alles vom Zuckerrohr, also Faser, Mark, Saft sowie Melasse, lässt sich zu einem farb- und fast geschmacklosen Destillat brennen. Früher verwertete man bei der Herstellung von Rum bevorzugt Abfallprodukte aus der Zuckerproduktion. Um der geschmacklichen Monotonie vorzubeugen und dem ganzen zumindest etwas Geschmack beizubringen, wurden während des Brennens diverse würzende Pflanzen und Holzauszüge zugegeben: Im besten Fall konnte das Ananas- oder Pflaumensaft sein, nicht ganz so verbreitet und weniger favorisiert waren zum Beispiel tollkühne Geschmacksexperimente mit Birkenteeröl aus der Lederproduktion. Weltweite Verbreitung erfuhr das karibische Billigprodukt über die Seefahrer, für die es idealer Proviant bei ihren monatelangen Überfahrten war. Im Gegensatz zu Bier, das leicht verdarb, war Rum lagerfähig und hatte verstärkt positive Nebenwirkungen: Er nahm den strapaziösen Seereisen der damaligen Zeit einige ihrer Härten.

Wie Gin war auch Rum bis ins 19. Jahrhundert ein billiger Sprit für die Unterschichten. Wer etwas auf sich hielt und es sich leisten konnte, trank Sherry, Cognac oder Portwein. Heute erhalten hochwertige Rum-Spezialitäten ihren Geschmack und ihre Farbe durch die Lagerung in Eichenfässern, bevorzugt, wenn diese schon vorher mit anderen geschmacklich

> Weltweite Verbreitung erfuhr das karibische Billigprodukt über die Seefahrer, für die es idealer Proviant bei ihren monatelangen Überfahrten war.

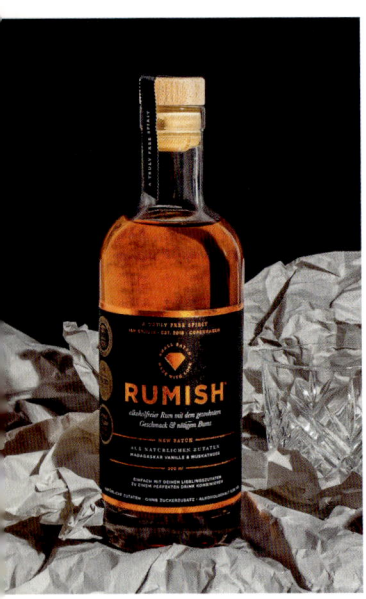

Alternative zu Rum

ausdrucksstarken Alkoholika belegt waren. Heutige Massenware hingegen, wie sie im Zuge der sogenannten Karibikwelle in den 70er-Jahren populär wurde, ist maßgeschneidert aromatisiert und einheitlich gefärbt mit der Lebensmittelfarbe Zuckerkulör. Das könnte auch ohne Alkohol funktionieren!

Experte Christian Zimmermann erklärt den Unterschied zwischen Rum und alkoholfreiem Rum: »Ein Rum basiert auf Zuckerrohr als Ausgangsstoff. Respektive auf dem zuckerhaltigen Sirup, der daraus erzeugt wird. Dieser wird vergoren und destilliert. Zudem wird heute häufig ein Teil der Melasse, die bei der Zuckerherstellung anfällt, wieder beigemischt, um dem Rum eine leichte Süße zu geben. Bei der alkoholfreien Alternative zu Rum spielt Zuckerrohr meist nur eine untergeordnete Rolle. Denn sowohl der Alkohol der Gärung wie auch der Zucker dieses Sirups sind unerwünscht. Daher werden die Aromen, die einen Rum ausmachen, über andere Zutaten ins Getränk gebracht. Zum Beispiel über Extrakte und Destillate verschiedener Gewürze, wie Zimt, Vanille oder Nelken. Dabei wird meist ein brauner, also gelagerter Rum als Vorbild genommen, da dieser eine komplexere Aromatik aufweist und diese entsprechend einfacher durch Kombinieren anderer Zutaten nachgestellt werden kann.«

Die Schärfe wird gerne mit Pfeffer oder Ingwer simuliert. Sogenannte Spiced-Varianten, die mit zusätzlichen Gewürzen verfeinert sind, scheinen die einfachere Übung zu sein.

Wodka

Hinter der Bezeichnung Wodka kann sich vieles verbergen. Bis 1800 ein Getreidedestillat aus Weizen oder Gerste. Dann im Zuge der Industrialisierung als Kartoffelschnaps ein Massenprodukt. Auf dem Land in Deutschlands Norden und Osten stellte der Fusel aus den gutshofeigenen Brennereien der Junker und anderer Großgrundbesitzer einen beträchtlichen Anteil des ausgegebenen Arbeitslohnes, geldwerter Vorteil auf Neufinanzdeutsch. Das hatte zumindest den Vorteil, dass man keinen Schnaps mehr kaufen musste. Und auch in den Städten war die ländliche Schnapsproduktion ein billiges Betäubungsmittel für das geschundene Proletariat. Heute ist Wodka ein geschmacksneutrales Lifestylegetränk, bevorzugt in Mixgetränken platziert, für Leute, die dem Geschmack von Alkohol abgeneigt sind, aber dem gepflegten Rausch durchaus etwas abgewinnen können.

Seit 1981 eröffneten sich den Wodkabrennern und ihren Kund:innen völlig neue Geschmackswelten. Um dem faden Langweiler auf die Sprünge zu helfen und einem noch breiteren Publikum zugänglich zu machen, wurde laut deutscher Aromenverordnung das Würzen von Wodka mit Gräsern und Obst erlaubt. Der ehemalige Puristentrunk war somit zum Lifestylegetränk avanciert.

Doch warum sollte das nicht auch ohne Alkohol funktionieren, ohne den Schwindel, der sich nach einigen heiteren Runden einstellt? Woher sollten dann aber die Schärfe, die Textur und das Mundgefühl herkommen, wenn nicht vom Alkohol?

Wodka in alkoholfrei gilt deshalb bei den Trendsetter:innen und Produktentwickler:innen als besonders schwierige Übung. Weil Wodka ja eigentlich nach nichts schmeckt. Außer vielleicht scharf. Im Grunde genommen gibt es da nichts zu imitieren. Dennoch, die Herausforderung wird angenommen. Das ist wohl die schwierigste Aufgabe überhaupt, erklärt Laori-Food-Scientist Christian Zimmermann. Durch die Zugabe bestimmter Schärfestoffe können die Nervenenden im Mund- und Rachenraum stimuliert werden. Mit Capsaicin zum Beispiel, dem scharfen Stoff, der in Chilis hochkonzentriert enthalten ist. Diese Schärfe ist jedoch keine Geschmackswahrnehmung, sondern eine Hitzeempfindung und damit nicht identisch mit der Schärfe von Alkohol. Der Lebensmitteltechniker muss daher durch aufwendiges Testen verschiedenster Ingredienzen eine Kombination und Balance der Zutaten herausarbeiten, um ein vergleichbares Gefühl zu erzeugen, beschreibt Christian Zimmermann die Herausforderung. So tasten sich die Mimics mit Pfeffer, Gurke, dezentem Menthol und anderen Zutaten geschmacklich an das Original heran. Und Hoffnung machen die Flavored Vodkas. Je mehr Geschmack als Vorgabe, desto besser können sich die Surrogate profilieren. Gemäß dem russischen Trinkspruch »Nu schto? Dawajte!« (»Gut? Dann lasst uns das hinter uns bringen!«) – »Pojechali« (»Auf geht's!«).

> # Heute ist Wodka ein geschmacksneutrales Lifestylegetränk für Leute, die dem Geschmack von Alkohol abgeneigt sind, aber dem gepflegten Rausch durchaus etwas abgewinnen können.

Whisk(e)y

Die Kreation von alkoholfreiem Whisk(e)y gestaltet sich als eine der schwierigsten Übungen. Denn bei der Produktion spielt der Faktor Zeit eine wesentliche Rolle. Und die lässt sich nicht manipulieren. Einfacher Scotch reift mindestens drei Jahre lang. Die Aromen, die sich dabei entwickeln, kann man nicht einfach durch Geschmackszusätze imitieren. Durch die lange Lagerzeit wollte die britische Regierung einst eine künstliche Verknappung erzwingen. Denn während

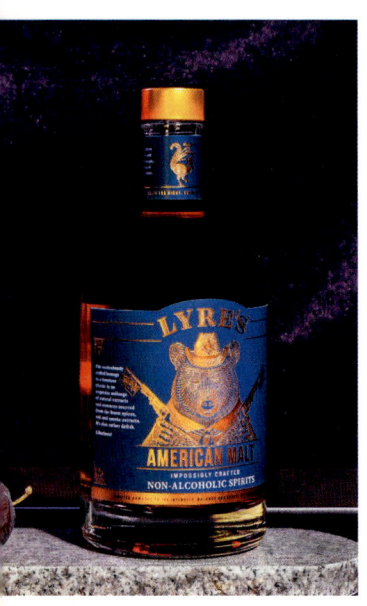

Alternative zu Whisk(e)y

des Ersten Weltkriegs im Jahre 1916 war das Getreide knapp. Von dem Gesetz, das die Lagerzeit vorschrieb, erhoffte man sich, dass die Rüstungsarbeiter weniger von dem Kornbrand konsumieren und dadurch bei der Arbeit nüchtern bleiben würden. Bis zu diesem Zeitpunkt war Whisk(e)y ein einfacher, meist klarer Schnaps und hatte wenig gemeinsam mit dem, was wir uns heute als Luxusbrands in Sniftern und Nosing-Gläsern zu Gemüte führen. Geschmacklich war die verordnete Fasslagerung ein Quantensprung. Insbesondere die Reifung in Eichenfässern, in denen zuvor hochwertiger Sherry oder Portwein gelagert wurde.

Die Whisk(e)y-Reifung ist ein komplexer und undurchsichtiger Prozess. Selbst das wenige, was man darüber weiß, füllt Bände. Die Lagerzeit forciert unzählbare, teils unbekannte chemische Reaktionen. Im Fass als Aromareaktor entstehen über 300 Geschmacksnoten, wobei unangenehme Aromen sowie Fuselöle sich verflüchtigen. Die Reifung verläuft unregelmäßig mit mehreren Aromahöhepunkten. Mehrere Fässer werden zu einem sogenannten Blend gemischt. Über den richtigen Zeitpunkt für diesen Akt entscheidet ein Masterblender. Hohe Kunst also. So etwas kann ein eingefärbtes alkoholfreies Aromenwasser nicht leisten. Dennoch nehmen einige wenige die Herausforderung an und versuchen sich an alkoholfreien Alternativen. Die Konstrukteur:innen versuchen, die Holz- und Reifearomen über zugesetzte Aromen zu simulieren. Das lässt einerseits den Macher:innen viel Spielraum für Kreativität und ist auch eine Kunst. Im Zeitalter der Reproduktion geschieht dies allerdings oft unter einem Mäntelchen der Geheimhaltung: secret ingredients und kognitiver Workflow. Bei Coca-Cola funktionierte das über 100 Jahre bis zum heutigen Tag. In einer Zeit, in der jedoch kritische Verbraucher:innen zunehmend eine Transparenz bei Lebensmitteln fordern, ist das eine Herausforderung.

Bei der Whisk(e)y-Reifung im Fass entstehen über

300

Geschmacksnoten.

Tequila

Die Entstehung von Tequila ist von Mythen umwoben. Angeblich schlug ein Blitz in ein Agavenfeld ein, wodurch die Pflanzen erhitzt wurden und bald darauf zu gären anfingen. Ein Geschenk des Himmels also. Das so entstandene Rohprodukt, der Vino Mezcal oder Pulque wurde bei den Azteken nur zu rituellen Zwecken verwendet. Er durfte nur von Priestern, Adligen und Kranken getrunken werden, und Missbrauch wurde hart bestraft. Erst die Spanier zeigten den Einheimischen im frühen 16. Jahrhundert, wie man Pulque destilliert. Als die spanische Krone das Rauschgetränk 1785 verbieten wollte, um die eigenen Importe nach Südamerika zu begünstigen, war es schon zu spät. Die Mexikaner hatten Geschmack und Gefallen an ihrer neuen Volksdroge gefunden. Und Mexiko war zu groß, als dass die wenigen Besatzer das Verbot hätten kontrollieren können. Nur zehn Jahre später wurde das Gesetz wieder aufgehoben.

Bald darauf wurde die Agave als Feldfrucht kultiviert. Der Tequila-Boom konnte losgehen. Richtig wild wurde es nach 1940. Die amerikanischen Nachbarn waren auf den Geschmack gekommen. Und hatten nach ihrer frisch überwundenen Prohibition einen Wahnsinnsdurst auf Alkohol. Der mexikanische Tequila-Export stieg innerhalb von fünf Jahren von 6000 Gallonen auf 1,2 Millionen. Abgehoben.

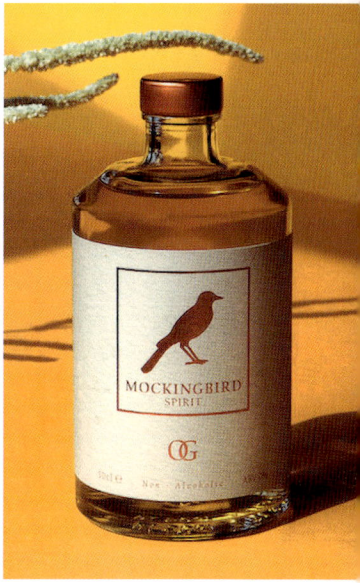

Tequila ist ein Agavenbranntwein aus der Blauen Weber-Agave (Agave tequilana). Mindestens 51 Prozent davon müssen laut Vorschrift im Original-Tequila enthalten sein, der lediglich in zwei Gebieten in Mexiko hergestellt werden darf. Eine schwierige Aufgabe also für die Tequila-Mimics. Könnte man meinen. Doch schauen wir genauer hin, ist klarer Tequilabranntwein nicht mehr als ein scharfer Schnaps, dem knapp die Hälfte neutraler Zucker, meist Zuckerrohr, zur Gärung zugegeben wurde. Aromastoffe und Zuckerkulör dazu – fertig ist die einfache »Gold«-Variante des Tequila Bastardo. Hochwertige Tequilas der Qualität Reposado und Añejo sind Raritäten, deren Anteil an der Produktion im einstelligen Bereich, bei rund drei Prozent, liegt.

Alkoholfreie Destillate von der Weber-Agave sind vielversprechend. An den höherwertigen, sogenannten Premium-Tequilas werden sich die alkoholscheuen Produktentwickler:innen noch eine Zeit lang die Zähne ausbeißen.

Alternative zu Tequila

Botanicals

Der Begriff Botanicals ist etwas verwirrend. Denn schließlich beginnt jeder gute Drink mit einer Pflanze: Trauben beim Wein, Äpfel bei Cider, Gerste beim Bier, Reis beim Sake, Mais beim Bourbon Whiskey and so on. Ohne Pflanzen kein Zucker, damit kein Futter für die Hefen, also kein Alkohol.

Der Begriff Botanicals wurde mit der Gin-Welle angespült.

Bereits die ältesten archäologischen Funde belegen die Tradition der Gewürzweine in China oder Indien. Stets waren das fantasievolle Kreationen aus pflanzlichen Essenzen und Destillate aus Wurzeln. Also nicht so viel anders als heute. Außer der Begrifflichkeit. Der Begriff Botanicals wurde nämlich erst mit der Gin-Welle angespült. Findige Tüftler:innen des guten Geschmacks hatten die klassische Wacholder-Rezeptur um

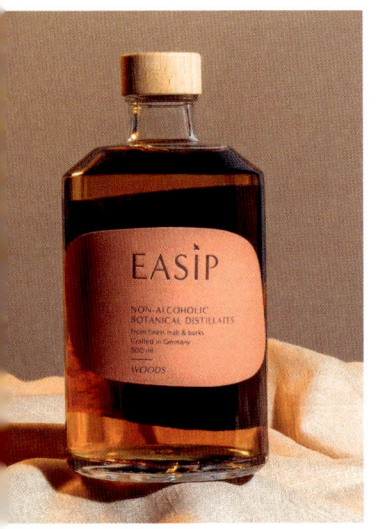

Botanical

zahlreiche meist ausgefallene Gewürzpflanzen erweitert. In letzter Zeit kamen sogenannte adaptogene Pflanzen dazu. Meist handelt es sich dabei um wohltuende oder heilkräftige Pflanzen aus exotischen Healing Cultures, bevorzugt aus der Traditionellen Chinesischen Medizin (TCM) und dem indischen Ayurveda, oder eher unbekannte Pflanzen aus dem Amazonasgebiet. Adaptogene Pflanzenstoffe sollen die Toleranz des Körpers gegenüber Stress und strapaziösen Umweltbedingungen erhöhen, den Körper ins Gleichgewicht bringen und uns helfen, in Stresssituationen cool zu bleiben. Die vielfältige Fauna unserer Erde kennt zahlreiche Pflanzen, denen ausgleichende Wirkung nachgesagt werden: Guayusa, Schisandra, Guaveblätter, Ginseng, Damiana, Maca, Kurkuma, Ashwagandha sowie die Heilpilze Reishi, Shiitake und Lion's Mane, um nur die bekanntesten zu nennen. Diese pflanzliche Vielfalt erblüht nun erstmals auch in der alkoholfreien Welt.

Alkoholfreier Wein

Wie beim Whisk(e)y spielen auch beim Wein die Lagerung und der Faktor Zeit eine maßgebliche Rolle für ein delikates Endprodukt. Es wird wohl noch dauern, bis ein entalkoholisierter Wein einem großen Wein das Wasser reichen kann. Andererseits gibt es auch genügend gruselige, industriell gefertigte alkoholische Massenweine, die einfach so schlecht, dünn, wässrig und nichtssagend sind.

Zum Entalkoholisieren eignen sich Weißer Muskateller, Muscat d'Alexandrie, Riesling, Sauvignon, Cabernet Sauvignon, Syrah, Merlot oder Dornfelder

Nicht alle Weine taugen zur Entalkoholisierung. Der Geschmack hängt maßgeblich vom Grundwein ab. Dabei gibt es ein nicht unerhebliches Problem: Ist der Ursprungswein etwa doppelt so teuer, schmeckt er trotzdem nie doppelt so gut. Kenner schätzen, dass ein doppelt so teurer Grundwein nach der Entalkoholisierung bescheidene zehn Prozent an Geschmack gewinnt. Sofern man Geschmack in Zahlen auszudrücken vermag. Das bedeutet, dass es auch bei alkoholfreien Weinen qualitätsmäßige Unterschiede gibt, die aber preislich unverhältnismäßig sind. Und bei richtig guten Weinen ist die Entalkoholisierung auch ab einer bestimmten Qualitätsstufe unwirtschaftlich – um nicht zu sagen unbezahlbar. Dennoch, es gibt sie, die Qualitätsüberflieger im Bereich des alkoholfreien Weins. Mittlerweile haben einige namhafte Weingüter den alkoholfreien Trend für sich entdeckt. So liefern Weltklassewinzer nun endlich auch überdurchschnittliche alkoholfreie Weine, die mehr sind als nur ein Kompromiss.

Zum Entalkoholisieren eignen sich am besten Weine aus ausdrucks-starken Bouquetsorten, also Rebsorten, die eine besonders prägnante Aromatik aufweisen. Das sind beispielsweise Trauben aus der Familie der Muskatrebe wie Weißer Muskateller oder Muscat d'Alexandrie sowie Gewürztraminer – Trauben also, die traditionell bevorzugt halbtrocken oder lieblich ausgebaut werden. Ebenso erfolgversprechend sind die sogenannten noblen Rebsorten wie Riesling und Sauvignon, fruchtbetonte Sorten wie Cabernet Sauvignon, Syrah und Merlot, aber auch der eher charakterlose Dornfelder.

Alkoholfreier Wein wird hauptsächlich durch Vakuumdestillation hergestellt. Dabei wird der Alkohol im Wein bei 28 Grad Celsius und Unterdruck verdampft. Das hört sich einfach an. Ist es aber nicht. Entalkoholisierung ist ein hochkomplexer Prozess, bei dem Wein nicht nur der Alkohol entzogen wird. Vielmehr verändert die Entalkoholisierung alles, in jeder Hinsicht und jedem Verhältnis. Wenn man dem Wein 15 Prozent Alkohol wegnimmt, sind die übrigen Inhaltsstoffe anschließend höher konzentriert. Der Geschmack wird intensiver, aber auch der schlechte Geschmack, sofern vorhanden. Also muss der Wein von Anfang an absolut fehlerfrei sein, sonst endet das ganze Verfahren in einer eklatanten Murkspotenzierung. Der Alkoholentzug erhöht auch den Anteil der Säure im Wein. Man versucht dies durch Zuckerzugabe auszubalancieren. Deswegen sind die meisten alkoholfreien Weine auch nicht trocken. Machbar wäre das, aber dabei würden echte Mutproben-Weine herauskommen. Der ideale Grundwein für ein vielversprechendes alkoholfreies Endprodukt – so viel weiß die Weinwissenschaft – ist trocken, hat einen guten Extrakt, wenig Säure und niedrige Schwefelwerte sowie ein gutes, frisches Aroma. Und nicht zu viel Alkohol, sonst entstehen wieder andere technische Probleme.

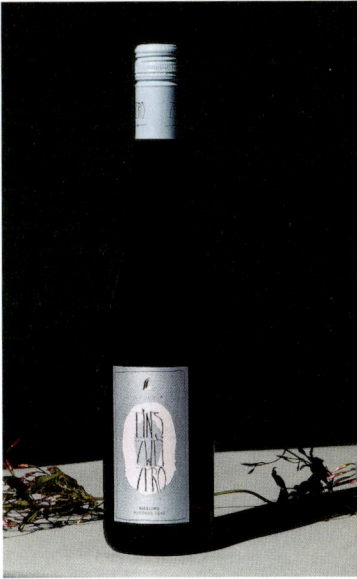

Alternative zu Weißwein

Früher waren die Zielgruppe für alkoholfreien Wein meist Menschen, die verzichten mussten, beispielsweise Personen mit gesundheitlichen Problemen oder Schwangere. Doch das ändert sich seit ein paar Jahren. Die Konsumenten werden immer jünger und entscheiden sich bewusst dafür, nicht zu trinken. Weil sie sagen, dass Alkohol nicht zu ihrem Leben passt. Wie Fast Food oder andere diätische Dramaturgien. Daher noch eine gute Nachricht: Alkoholfreie Weine werden immer häufiger in Bio-Qualität erzeugt und sind meistens vegan. Leider sind sie nicht halal, denn dazu müsste das Getränk 0,0 Prozent Alkohol aufweisen. Wichtig: Es dürfte nie Alkohol enthalten haben. Daran müssen die pfiffigen Entalkoholisierungstechniker:innen noch etwas arbeiten.

Back in the
GOOD OLD DAYS

Auf einen alkoholfreien Wein mit **Teresa Jung**, Marketing Director bei Weingut Carl Jung

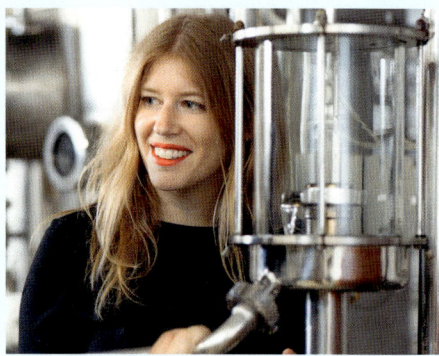

Mein Uropa Dr. Carl Jung stammte aus einer Winzerfamilie aus dem Rheingau. Anfang des 20. Jahrhunderts war es übliche Praxis, nicht nur als Weingut zu bestehen, sondern auch Weinhändler zu sein. Da musste man über Land fahren, um den Kund:innen beziehungsweise Läden den Wein zu bringen. Es gab in dieser Zeit immer mehr Kund:innen, die aus gesundheitlichen Gründen keinen Alkohol mehr trinken durften. Es wurde ihnen von ihrem Arzt oder ihrer Ärztin verboten, um beispielsweise die Leber zu schonen. Damals hat man ja häufig morgens, mittags und abends Alkohol konsumiert. Meine Uroma, die die Überlandfahrten machte, kam damals also nach Hause und musste berichten, dass schon wieder jemand nichts gekauft hatte, weil er oder sie nicht mehr trinken durfte. Mein Uropa hat sich daraufhin mit der Frage auseinandergesetzt, ob man es schaffen könnte, nur den Geschmack von Alkohol im Wein zu bewahren und die gesundheitsschädigende Wirkung des Alkohols auszuschalten.

Er hat viel ausprobiert, bis ihm schließlich die zündende Idee kam. Zur damaligen Zeit waren Himalaja-Expeditionen angesagt. Er hörte im Radio, dass die Bergsteiger unglaublich fasziniert davon waren, dass ab einer gewissen Höhe das Wasser schon bei deutlich unter 100 Grad Celsius kocht, weil die Luft so dünn ist. Dadurch ist er auf die Idee gekommen, den Wein im Vakuum schonend zu erhitzen, sodass sich der Alkohol bei unter 30 Grad Celsius verflüchtigt und die Aromen und das Bouquet erhalten bleiben. Er erhielt 1907 sein erstes Patent auf das »Vakuumextraktionsverfahren« und wurde somit zum Erfinder des alkoholfreien Weines. Später folgten weitere Patente, darunter das der »Aromarückgewinnung«. So sind wir seit mehr als 100 Jahren eine Kellerei für alkoholfreien Wein und schäumende Getränke aus alkoholfreiem Wein.

Der Prozess wird bis heute weiterentwickelt, doch im Kern ist es immer noch die Methode meines Urgroßvaters Dr. Carl Jung, mit der der Hauptanteil aller alkoholfreien Weine global hergestellt wird.

Schaumwein

Schaumwein ist der Oberbegriff für alle höherwertigen Bubbles wie Champagner, Cava, Sekt oder Spumante. Diese Sprudler werden definiert durch die geografische Herkunft und die Auswahl der zugelassenen Rebsorten. Hergestellt werden sie entweder durch traditionelle Flaschengärung oder Flaschengärung mit Tankgärverfahren (oder Transvasierverfahren). Bei der traditionellen Flaschengärung findet eine zweite Gärung in der Flasche statt. Beim Tankgärverfahren erfolgt die zweite Gärung in großen Tanks. Der Begriff Perlwein bezeichnet einfachere Produkte, bei denen die Kohlensäure nur zugesetzt wird und nicht durch Gärung entsteht. Die Perlage ist verhaltener, plumper und gröber und hat deutlich weniger Druck. Den Korken kann man daher bei Perlwein nicht knallen lassen. Was aber nicht heißt, dass so ein Niedrigdruckbubbler nicht auch schmecken und Freude ins Glas zaubern kann. Nur »Sekt«, »Champagner« oder »Cava« darf er laut Weinverordnung § 47 nicht heißen.

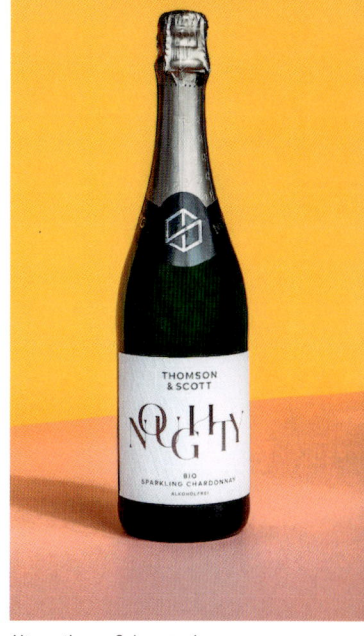

Alternative zu Schaumwein

Für die alkoholfreie Variante hat sich der Gesetzgeber folgende höchst unerotische Bezeichnung einfallen lassen: »schäumendes Getränk aus alkoholfreiem Wein«. Das sollte uns aber nicht die Stimmung vermiesen. Zwar sind es wirklich noch vorwiegend mittelprächtige Perlprodukte, die derzeit vermehrt um einen Stellplatz im Supermarktregal buhlen. Doch die Weichen sind gestellt. Vereinzelt findet sich schon die eine oder andere alkoholfreie Perle. Schon in naher Zukunft wird die Qualität vehement zunehmen, so unsere Prognose.

> Vereinzelt findet sich schon die eine oder andere alkoholfreie Perle. Schon in naher Zukunft wird die Qualität vehement zunehmen.

Das Traditionssekthaus Rotkäppchen-Mumm hat jüngst Millionen in alkoholfreie Technik investiert. Und immer mehr erstklassige Produzent:innen bieten ihre Unterstützung an bei der Herstellung im Lohnverfahren: Der Winzer liefert seinen Grundwein und erhält schließlich gegen Entgelt das fertige Produkt, in diesem Fall den entalkoholisierten Wein, einwandfrei karbonisiert und auf Flaschen gezogen. Alles aus einer Hand. Einfacher geht's nicht. Und auch geschmacklich ist es sinnvoll: Im besten Fall ist die Kohlensäure gekonnt und geschickt mit der Süße balanciert, sodass der Bubble rund und süffig wird und vielleicht sogar ein bisschen frivol.

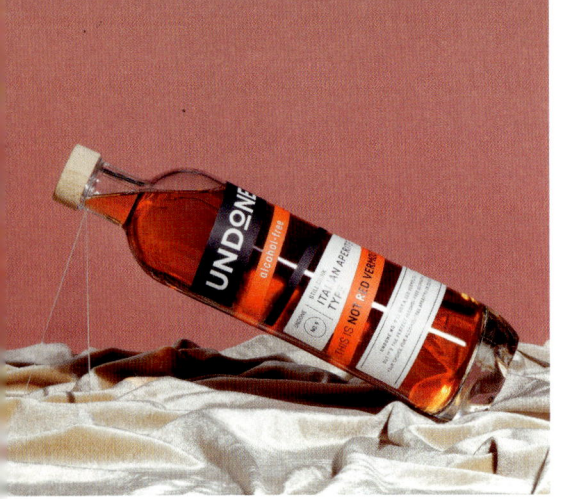

Alternative zu Vermouth

Vermouth

Wermut, das tonangebende Kraut im Vermouth, war einst billiges Kurmittel gegen unliebsame Mitbewohner im Magen-Darm-Trakt, also gegen Würmer und sonstige Parasiten. Traditionell in der Kräuterküche der Klöster zu Hause, verlieh der Wermut jedem noch so ungenießbaren Fusel medizinische und klösterliche Weihen und den charakteristischen Nachgeschmack. Der bittere Nachgeschmack des Wermut blieb, war aber mehr wegen der psychotropen, halluzinogenen Wirkung des Inhaltsstoffes Thujon interessant. Im Absinth war das Kraut bedeutsam im angesagten Hardcore-Drink der Bohemiens in Künstler- und Möchtegern-Künstlerkreisen des späten 19. Jahrhunderts. Billig und effektiv – mit um die 70 Prozent Alkohol. Als Soft-Variante dann die Renaissance als Vermouth, als Mitgründer der feinen modernen Cocktail-Kultur. Gepflegter Rausch en vogue, nichts mehr mit diabolischem Knock-out. Und nun ganz in alkoholfreiem Glanz. Ladies and Gentlemen: The Vermouth!

Aperitifs & Bitters

Aperitifs

Campari ist wohl einer der berühmtesten Aperitifs der Welt. Die Rezeptur soll über 80 Zutaten umfassen – und ist natürlich geheim. Zu den bekannten Ingredients zählen Chinin und Bitterkräuter, Ginseng, Rhabarber, Granatapfel, Gewürze, Zitrusöl und Orangenschalen. Eine der ungewöhnlichsten Zutaten ist Kaskarillarinde. Noch ungewöhnlicher: Das Rezept hat sich stetig über die Jahrzehnte und je nach Absatzmarkt auch mehrfach verändert. Die wohl offensichtlichste Veränderung: Im Jahre 2006 flog der für die karminrote Färbung zuständige Farbstoff, der aus der Schildlaus Cochenille gewonnen wird, komplett aus der Zubereitung und wurde durch künstliche Farbstoffe ersetzt. Groß war der Aufschrei, traditionelle Trinker:innen prophezeiten den Untergang der Alkoholkultur, wie wir sie kannten. Dabei wurde jedoch übersehen, dass die Geschichte von Campari stets eine Geschichte des Wandels war. Das gilt auch für den Alkoholgehalt. Kam das Originalrezept von Gaspare Campari um 1892 noch mit 40 Volumenprozent Alkohol daher, waren es 1911 in den USA nur noch 31 Prozent.

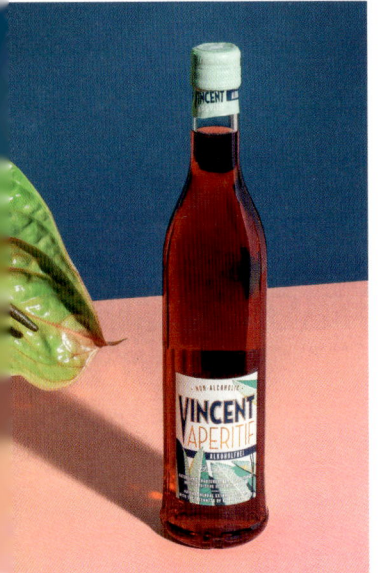

Aperitif-Alternative

Heute schwankt der Alkoholgehalt des Endprodukts je nach Land zwischen 20,5 und 28,5 Volumenprozent Alkohol, in Deutschland sind es derzeit noch 25 Prozent. Campari Soda als Premix hat zehn Volumenprozent. Es scheint, als wäre da noch Luft nach unten. Das provoziert die Frage: Ließe sich der Alkohol nicht komplett eliminieren? Na klar, wir zeigen dir die alkoholfreien Aperitifs dieser Welt ab Seite 128.

Bitters

Neben dem quietschroten Campari gibt es zahlreiche dunkle Bitters, die mit Kräuter- und Wurzelextrakten der traditionellen Heilkunde wie Enzian, Pimpernelle, Bitterklee, Anis, Zimt, Pomeranze, Süßholz und vielen anderen mehr gewürzt sind. Bitters standen stets im Dienste der Volksgesundheit. Denn angeblich räumen sie den Magen auf und verheißen rasche Linderung bei allen möglichen Verdauungswehwehchen. Deshalb konnten sie sogar während der Prohibition als Apothekerware – also gegen Rezept und vollkommen legal – über den Tresen gereicht werden. Gleichzeitig begann jedoch schon in den 1920er-Jahren bedingt durch das Alkoholverbot die Suche nach alkohol- und rezeptfreien Alternativen.

Bier

Bier, wie wir es heute kennen, gibt es frühestens seit dem 16. Jahrhundert. Davor ist vielerorts selbst die Trennung zwischen Bier und Wein noch unklar. Erste Versuche, das Brau-Tohuwabohu zu ordnen, waren stets regional beschränkt und hatten meist fiskalische Hintergründe. Getreide war besonders einfach zu besteuern. Und wo kämen wir hin, wenn jeder mit dem braut, was ihm gerade einfällt. Der reine Biergeschmack, so scheint es, war meistens Nebensache. Oft wurde Getreide mit Früchten und Kräutern plus Honig vergoren. Hauptsache es gärt, törnt, beschwingt und knipst für einen Moment die Realität aus. Alles Mögliche landete damals im Braukessel, mit dem Ziel, den Alkohol überhaupt erst trinkbar zu machen. Denn das war die eigentliche Kultur: den widerwärtigen Geschmack zu zähmen. Es wird vermutet, dass das Bier bis zum Mittelalter optisch eher in der Nähe von Spülwasser angesiedelt war und mit unserem heutigen Reklamebild vom funkelnden Blonden im Premiumpokal keine Ähnlichkeit hatte. Alle Biere waren unfiltriert, die Farbe schmutzwassergrau. Glas war als Material für

> Es wird vermutet, dass das Bier bis zum Mittelalter optisch eher in der Nähe von Spülwasser angesiedelt war und mit unserem heutigen Reklamebild vom funkelnden Blonden im Premiumpokal keine Ähnlichkeit hatte.

Behältnisse überhaupt noch nicht verbreitet. Man trank die trübe Brühe aus massiven Holzkrügen oder aus tönernem Grobgeschirr. So viel zum Thema »das Auge trinkt mit«. Die Trinktemperatur änderte sich natürlich gemäß den Jahreszeiten. Ideale Trinktemperatur? Gab es nicht. Erst die Erfindung der Dampfmaschine im 19. Jahrhundert ermöglichte es, Malz ohne Feuer und Rauch zu trocknen. Von nun an schmeckte das Bier erstmals nicht mehr nach Qualm.

Der Einsatz von Hopfen, dem klassischen Würzkraut für Bier, war lange Zeit nur in bestimmten Gebieten möglich. Nämlich da, wo er wuchs. Also nicht in England, nicht in Skandinavien. Nicht mal in den Niederlanden. Diese Länder hatten eine völlig andere Bierkultur. Gewürzt wurde mit Fichtennadeln im Osten und Wacholderzweigen im Norden. Besonders beliebt war der Gagelstrauch. Der wurde dort verwendet, wo man keinen Hopfen verwendete. Gruitbier nannte sich das in den Niederlanden. Warum auch hätte sich die Kolonialmacht Niederlande an die Bierverordnung eines regionalen bayrischen Landesfürsten halten sollen? Das bayerische Reinheitsgebot, das später zum »deutschen Reinheitsgebot« wurde, interessierte außerhalb der deutschen Grenzen niemanden.

In Großbritannien gab es Ale – ohne Hopfen. Wurde mit Hopfen gebraut, hieß es »Beer«, war aber alles andere als landestypisch. Andere Länder, andere Sitten. Einzige Gemeinsamkeit dieser so unterschiedlichen Bierkulturen: Alle Varianten enthielten ein bestimmtes Maß an Alkohol. Vom Small Beer für die arme arbeitende Bevölkerung bis zum potenten Fastenbier der betenden Mönche: Alkohol war immer dabei. Alkoholfrei? Unerwünscht und unmöglich.

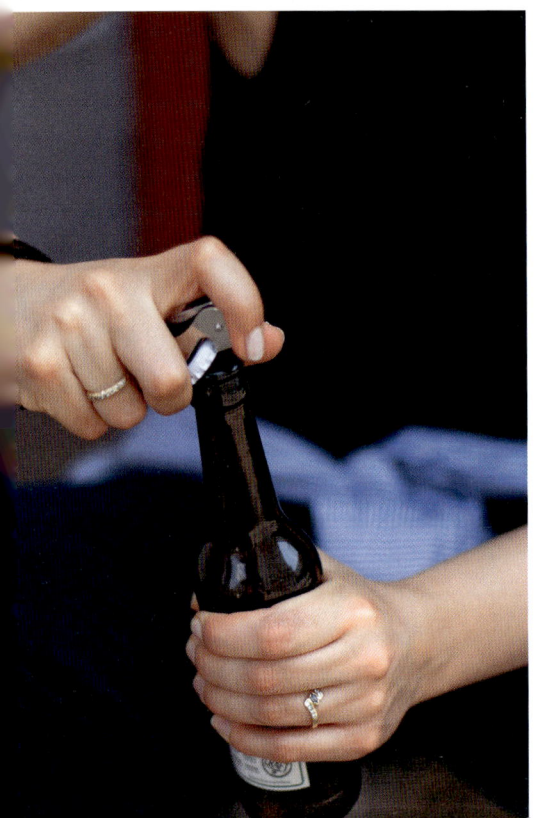

Wer kam also auf die Schnapsidee, einem vollendeten Bier den Alkohol wieder wegzunehmen? Die ersten Versuche, alkoholfreies Bier herzustellen, wurden in Deutschland 1895 unternommen. Die Biere kamen ab 1905 als »Malzgold«, »Reformbier« oder »Perplex« vor allem in Wirtschaften der Lebensreform zum Ausschank, konnten jedoch bei den Durchschnittsbiertrinkern nicht punkten und wurden bald wieder vom Markt genommen. Weder Geschmack noch Stabilität und Haltbarkeit dieser mit gestoppter Gärung entstandenen Biere waren auch nur annähernd zufriedenstellend. 1919 stellten US-Brauer infolge der Prohibition ihr erstes Bier mit 0,5 Volumenprozent Alkohol vor. Nach den neuen Gesetzen galt dies als alkoholfrei. In Deutschland lag die Marke lange Zeit bei 0,1 Volumenprozent Alkohol. Technisch war das nicht zu realisieren.

Nach dem Ende der Prohibition waren alkoholfreie US-Biere Ladenhüter und verschwanden wieder vom Markt. 1965 wurde in der Schweiz erstmals ein Bier mit Spezialhefen gebraut, dessen Alkoholgehalt unter 0,5 Volumenprozent lag. Deutschland war hinsichtlich alkoholfreier Biere zu dieser Zeit noch Entwicklungsland. Bis 1953 gab es keine Promillegrenze für Autofahrer:innen, also rechtlich keinen Grund, auf Alkohol zu verzichten. 1973 wurde die Promillegrenze für westdeutsche Autofahrer:innen von 1,5 auf 0,8 herabgesetzt. Viele osteuropäische Länder gingen sogar darüber hinaus und verordneten 0,0 Promille im Straßenverkehr. Dieser Entwicklung folgte man auch in der DDR. Auch hier galt strikt: kein Alkohol am Steuer. Der Wirtschaftsrat der DDR hatte die Idee, mit einem Bier für Autofahrer:innen einen zusätzlichen Devisenbringer in das Sortiment der Autobahnraststätten aufzunehmen. Insbesondere am Hermsdorfer Kreuz, dem Dreh- und Angelpunkt des Transitverkehrs, wollte man das neue Getränk gegen harte Währung anbieten.

Das sozialistische Deutschland hatte ein massives kollektives Alkoholproblem. Mangelwirtschaft hin oder her – Alkohol gab es immer. Und immer mehr. Seit den 60er-Jahren war der Bierkonsum in der DDR enorm gestiegen. Deshalb erhielt das Getränkekombinat Berlin den Auftrag, ein alkoholfreies Bier zu entwickeln. Von janz oben. Ein sogenanntes AUBI – AUtofahrerBIer. Das Produkt war noch nicht ausgegoren, als angeblich 1972 ein angetrunkener Direktor die Order gab, das Getränk auf den Markt zu bringen. Sofort und unverzüglich. Die angepeilten Genoss:innen aus den volkseigenen Betrieben weigerten sich aber, das »bierähnliche Getränk« zu goutieren. Also verkaufte man das Bier von üblem Geschmack gegen Devisen ins Ausland: als Foxy Lady in die USA und Berolina nach England – beide »made in GDR«. Nordkorea, Russland und Libyen waren weitere solidarische Abnehmer, wenn auch devisenfern. Im sozialistischen Deutschland selbst rührte kaum einer das Zeug an. Obwohl die ostdeutschen Braumeister:innen fortschrittlich waren. Eine verbesserte Rezeptur unter dem neuen Namen »Pilot« scheiterte aus wirtschaftlichen Gründen. Das Bier war zum verordneten Einheitspreis von 75 Pfennig nicht zu verkaufen. Aber dennoch, technisch hatten die volkseigenen Brauer:innen die Nase vorn.

In Westdeutschland wurde erstmals 1975 ein alkoholfreies Bier gebraut und unter der Marke Sanwald auf den Markt gebracht. Drei Jahre später folgte Clausthaler und erst 1995 enterte Erdinger mit dem ersten alkoholfreien Weizenbier. 2006 revolutionierte Warsteiner

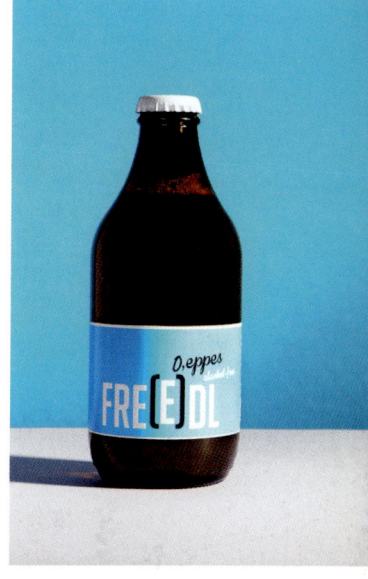

Alkoholfreies Bier

den Markt mit dem ersten Bier ganz ohne Alkohol. 0,0 Prozent. Bitburger zog nach. Bewegung kam im Zuge der Craft-Beer-Welle in den Markt. 2010 brachte BrewDog in Schottland sein alkoholfreies IPA »Nanny State« in die Ladenregale. Das war der Startschuss. 2016 startete ein regelrechter Boom bei den alkoholfreien Craft-Bieren. Und bis heute ist kein Ende in Sicht. Brauhaus Nittenau, Riedenburger, die Hamburger Kreativbrauerei Kehrwieder und BRLO in Deutschland. Auch die Stars der Szene wie Mikkeller, Lervig, Omnipollo, Põhjala wagten sich an alkoholfreie Biere heran. Sie pfeifen aufs Reinheitsgebot und bereichern die alkoholfreie Bierwelt mit ihren Kreationen. Biere mit Fichtennadeln, Grapefruit, exotischer Yuzu oder heimischen Rieslingtrauben. Die geschmackliche Revolution im Bierglas in alkoholfrei.

Alkoholfreies Bier entsteht heute entweder nach der klassischen Methode der gestoppten Gärung – vor allem alkoholfreies Weißbier – oder durch Vakuumverdampfung. Hierbei fließt herkömmlich gebrautes Bier durch einen senkrecht stehenden beheizten Zylinder, in dem Unterdruck herrscht. Der Siedepunkt sinkt und der Alkohol beginnt bereits bei rund 40 Grad Celsius zu verdampfen. Bei über 78 Grad Celsius kann er herausdestilliert werden. Der Nachteil dieser Methode: Es gehen viele aromaprägende Inhaltsstoffe verloren. Das modernste Verfahren ist die Vakuumrektifikation (englisch Spinning Cone). Dabei werden Alkohol und Bier wie im Verstärker einer Brennerei in mehreren Schritten voneinander getrennt. Durch den Unterdruck strömt herkömmliches Bier von unten in die Anlage und wird erwärmt, der Alkohol verdampft und kondensiert an den höher gelegenen Böden und wird schließlich abgeleitet. Die dem Bier entzogenen Aromen können ihm am Ende wieder zugesetzt werden. Fertig ist das wohlschmeckende Alkoholfreie. Vielversprechend sind auch Brauverfahren mit speziellen Hefestämmen, die beim Stoffwechsel keinen Alkohol produzieren. Auf diese Art entstehen die schönsten, aromaträchtigsten Paradebeispiele alkoholfreier Braukunst. Chapeau!

> ## Auf diese Art entstehen die schönsten, aromaträchtigsten Paradebeispiele alkoholfreier Braukunst.

Alkoholfreies Bier macht über fünf Prozent des deutschen Biermarktes aus – Tendenz steigend. Die Zehn-Prozent-Marke ist in greifbarer Nähe, es ist nur eine Frage der Zeit.

Quellen für dieses Kapitel[82]

Gestern habe ich aufgehört zu trinken. Heute feiere ich mein Comeback.

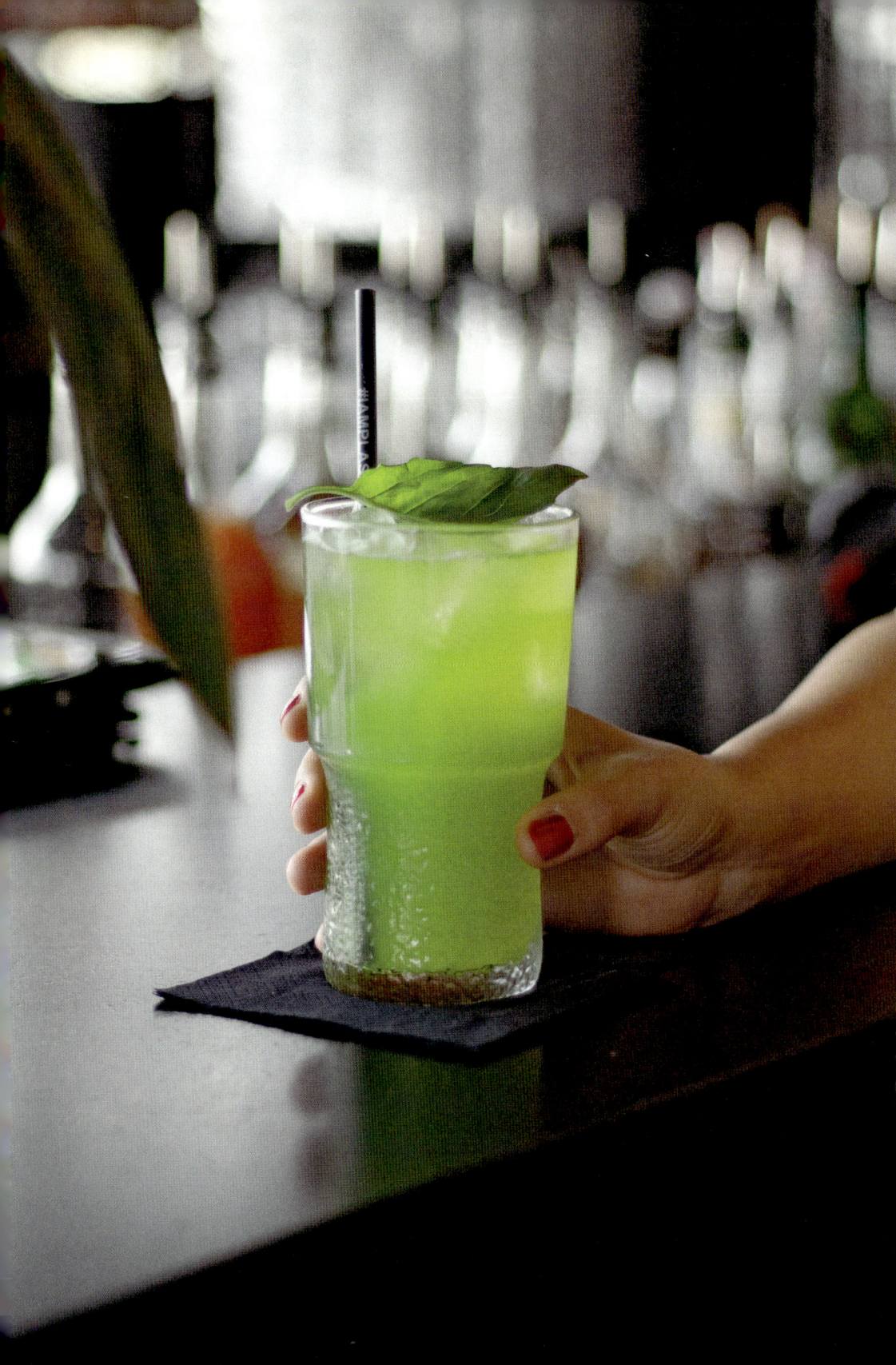

Heim- und auswärts
TRINKEN

Ob zu Hause oder auswärts – wir zeigen dir, wie du alkoholfrei in deinem Alltag leben und trinken kannst. Zuerst führen wir dich in die einfache Kunst der alkoholfreien Drinks und Cocktails ein, die du easy zu Hause mixen kannst. Du bist ein:e Barhopper:in? Dann stellen wir dir Bars in Berlin, Hamburg, München, Frankfurt, Köln und Stuttgart vor, die gleich- und hochwertige alkoholfreie Drinks servieren.
PS: Wir haben auch bei unseren Nachbarn angeklopft und in Wien und Zürich Locations gespottet!

Mocktails
ADE!

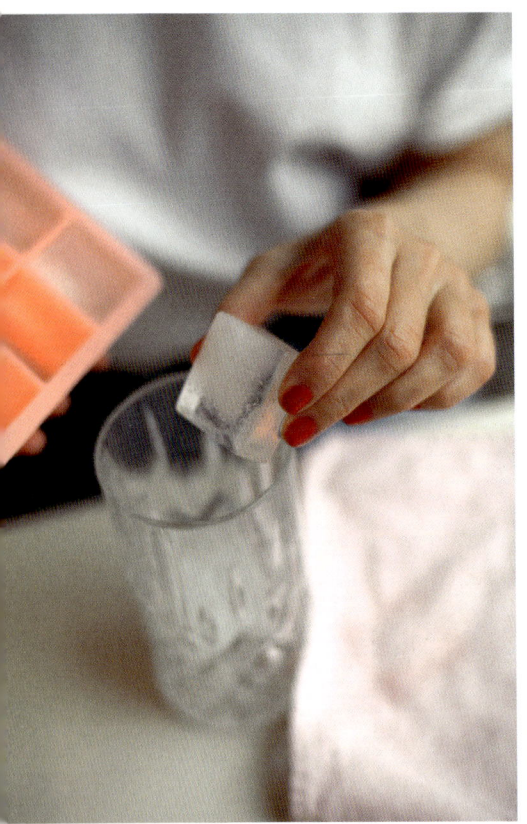

Must-haves für die Cocktailnacht at Home

Bevor wir dir die alkoholfreie Drinkspiration liefern, geben wir eine kleine Einführung in die Basics, damit die Cocktails nicht am fehlenden Equipment scheitern. Für gute Laune, Musik und Leute sorgst du!

Cocktailshaker

Es gibt drei verschiedene Arten von Cocktailshakern, wobei wir Barkeeper:innen to be den klassischen Cobble Shaker empfehlen. Er ist der einfachste Shaker für Anfänger:innen, da Strainer und Sieb integriert sind und der Shaker einen schönen Schaum erzeugt. Für die Fortgeschrittenen: Der Boston und Parisian Shaker sind Next-Level-Barkeeping.

Jigger

Hört sich an wie ein Tanz? Ist jedoch nur der altbekannte kleine Messbecher. Entwarnung: no drama lama, wenn es bei alkoholfreien Cocktails mal etwas ungenau wird. Es fällt keiner vom Stuhl.

Rührglas und Barlöffel

Es gibt einige Cocktails, die gerührt statt geschüttelt werden. In das Rührglas werden alle Zutaten hineingegeben, mit Eiswürfeln getoppt und mithilfe des Barlöffels verrührt. Als Rührglas kann jedoch auch ein herkömmliches hohes Trinkglas dienen.

Strainer (Barsieb)

Das Barsieb hält beispielsweise Fruchtkerne zurück, damit sie nicht im Drink landen. Kommt in einem Rezept die Wendung »double strain« vor, bedeutet das, dass der Drink erst durch einen groben Strainer und dann noch mal durch ein feines Sieb gegossen wird.

Muddler (Stößel)

Der »Durcheinanderbringer« zerdrückt Kräuter oder Früchte und setzt so Aromen frei. Das kennt man typischerweise von Cocktails wie dem Gin Basil Smash.

Zitruspresse

In vielen Cocktails wird frisch gepresster Orangen- oder Limettensaft verwendet. Die Zitruspresse ist daher besonders für sommerliche, erfrischende Cocktails unverzichtbar.

Sparschäler

Viele Drinks werden mit Zesten, also der Schale von beispielsweise Zitrone, Limette oder Orange garniert oder auch zubereitet. Mit einem Sparschäler lassen sich schnell und unkompliziert Zesten schneiden.

Eiswürfelform

Statt jedes Mal neues Eis im Supermarkt zu holen, spart man mit einer Eiswürfelform Zeit, Geld und Plastik. Es gibt verschiedene Modelle, die viel schönere Eiswürfel produzieren als die Einmalpackung aus dem Supermarkt.

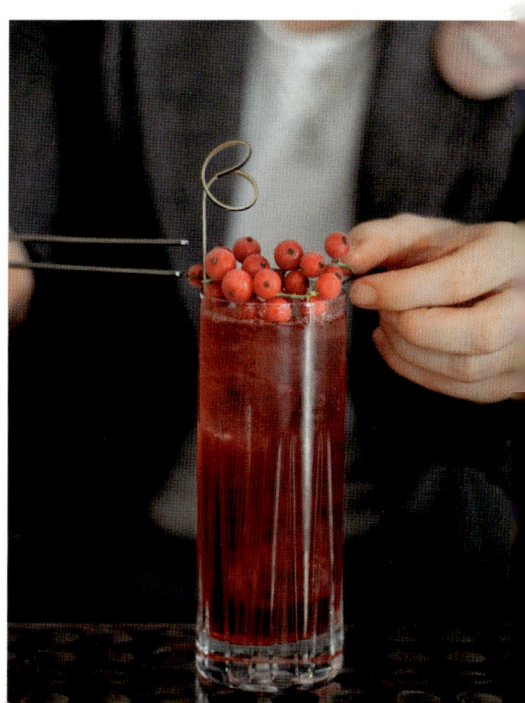

DRINKS & COCKTAILS MIT
Gin-Alternativen

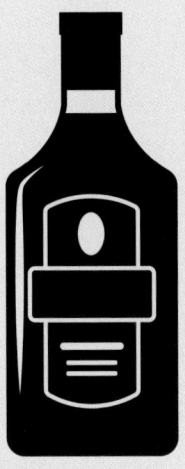

Gin ist **DIE** Trendspirituose. Tatsächlich hat sich die Szene der alkoholfreien Alternativen stark auf alkoholfreien Gin konzentriert. Hier gibt es bereits ein großes Angebot. Such dir also deine favorite Alternative zu Gin und los geht's!

Der Berlin
MULE

#Unnützes Wissen Ginger Beer kann Bier sein, also alkoholhaltig, meistens ist es Ingwerlimonade. Check das Label. Sicher ist sicher.

Das brauchst du:

5 cl	alkoholfreier Gin
1–2 cl	frisch gepresster Limettensaft
8–10 cl	alkoholfreies Ginger Beer
	Eiswürfel

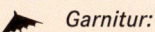 *Garnitur:*
1 Gurkenzeste,
1 Limettenspalte

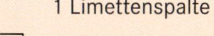 *Glas:* Highball-Glas oder Kupferbecher

So geht's:

1. Alkoholfreien Gin in ein Highball-Glas oder in einen Kupferbecher geben.

2. Frisch gepressten Limettensaft hinzufügen.

3. Die Eiswürfel dazugeben.

4. Mit Ginger Beer aufgießen.

5. Mit einem Barlöffel einmal umrühren.

6. Mit einer halben Limettenspalte und einer Gurkenzeste garnieren.

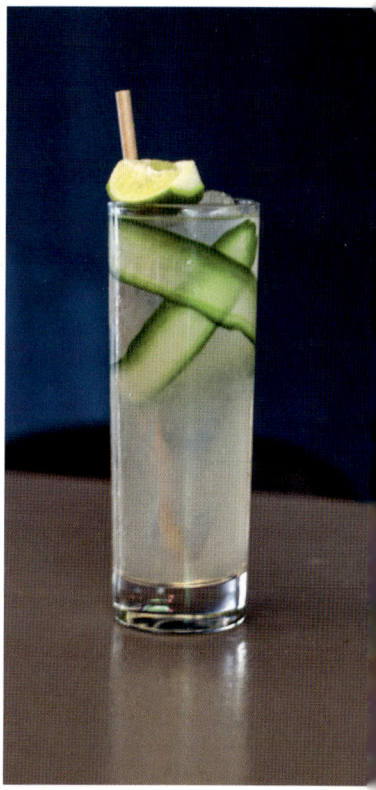

Der Gin SOUR

#Unnützes Wissen Eiweiß geht auch ohne Ei. Einfach Aquafaba statt Eiweiß nutzen. Aqua what? Aquafaba ist das Kochwasser (lateinisch aqua) von Bohnen (lateinisch faba), Kichererbsen und anderen Hülsenfrüchten. Optimal als veganer Eischnee-Ersatz. Also nicht wegschütten!

Das brauchst du:

6 cl	alkoholfreier Gin
3 cl	frisch gepresster Zitronensaft
2 cl	Zuckersirup
1	Eiweiß (alternativ 2 EL Aquafaba)
	Eiswürfel
	Garnitur: 1 Zitronenzeste
	Glas: Tumbler

So geht's:

1. Alle Zutaten außer den Eiswürfeln in den Shaker füllen.

2. *Shake it!* 20–30 Sekunden schütteln, bis sich Schaum bildet.

3. Die Eiswürfel hinzugeben. Shake it again!

4. Einige frische Eiswürfel in den Tumbler geben.

5. Den Gin Sour mit dem Strainer auf die Eiswürfel abseihen.

6. Das letzte Finish bekommt dein Cocktail mit der Zitronenzeste.

cheerio!

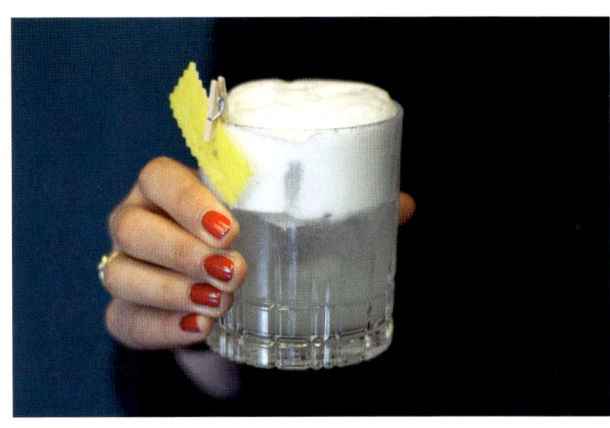

Gin Basil
SMASH

#Unnützes Wissen Der Klassiker straight outta Hamburg. Jörg Meyer, dem das bekannte Le Lion in Hamburg gehört, kreierte 2008 den Gin Basil Smash und überzeugt damit international. Auf zur Hafencity!

Das brauchst du:

8–10	Blätter Basilikum
5 cl	alkoholfreier Gin
3 cl	frisch gepresster Zitronensaft
2 cl	Zuckersirup
	Eiswürfel

🍹 *Garnitur:* 1 Zitronenspalte

🥃 *Glas:* Tumbler

So geht's:

1. Basilikumblätter vom Stiel abzupfen und in einem Cocktailshaker geben.

2. Alkoholfreien Gin, Zitronensaft und Zuckersirup mit Eiswürfeln in den Shaker geben.

3. **Shake it!**

4. Frische Eiswürfel in den Tumbler geben. Den Cocktail mit dem Strainer in den Tumbler abseihen.

5. Verwende zusätzlich ein feines Sieb oder Teesieb, um Basilikumstückchen zurückzuhalten.

6. Zitronenspalte hinzugeben. Fertig ist der Drink!

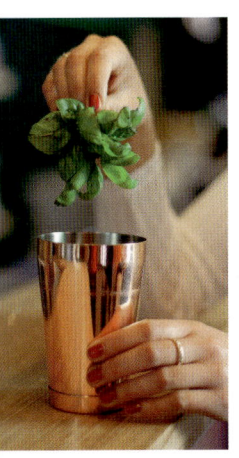
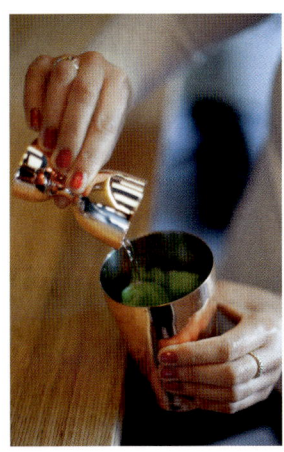
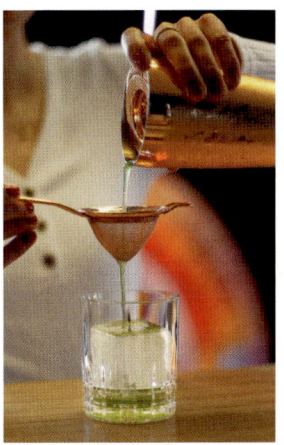
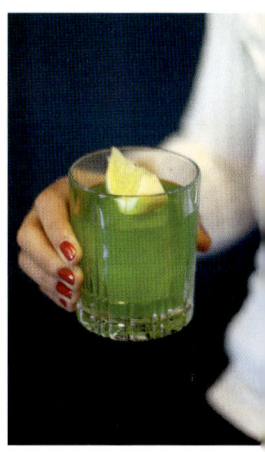

DRINKS &
COCKTAILS MIT
Rum-Alternativen

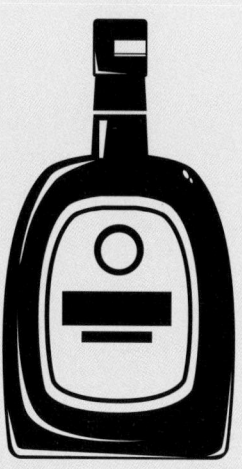

Rum wurde vor langer Zeit vor allem durch Seefahrer auf
dem Seeweg verbreitet. Wir verbreiten den alkoholfreien
Rum auf dem Buchweg.

Der
NOJITO

#Unnützes Wissen Eine Variante des klassischen Mojito hat wohl bereits im 16. Jahrhundert der britische Freibeuter Francis Drake getrunken. Der Drink bestand aus Zucker, echtem Limettensaft, einfachem Zuckerrohrschnaps und Minze. Damals sollte diese Mixtur gegen Magenschmerzen helfen. Heute geht's nur noch um Genuss!

Das brauchst du:

8–10	Blätter Minze
3 cl	Sodawasser
1 EL	Zuckersirup oder weißer Rohrzucker
3 cl	frisch gepresster Limettensaft
5 cl	alkoholfreier Rum
	Eiswürfel

 Garnitur: 2–3 Blätter Minze

 Glas: Highball-Glas

So geht's:

1. Die Minzeblätter am Glas anklatschen (leicht andrücken), um die ätherischen Öle zu lösen, und in das Cocktailglas geben.

2. Mit Sodawasser auffüllen und die Minze mit dem Löffel sanft an den Glasrand drücken.

3. Zuckersirup oder weißen Rohrzucker, Limettensaft und alkoholfreien Rum hinzugeben.

4. Das Glas zu drei Vierteln mit Eiswürfeln auffüllen.

5. Mit einem Barlöffel oder einem Glashalm mehrmals umrühren.

6. Mit frischen Minzeblättern garnieren. *Yay!*

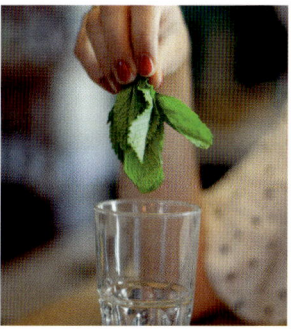
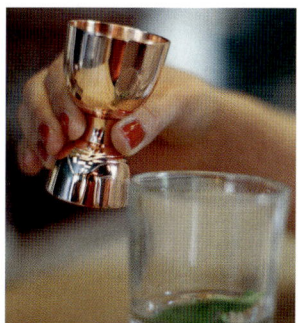
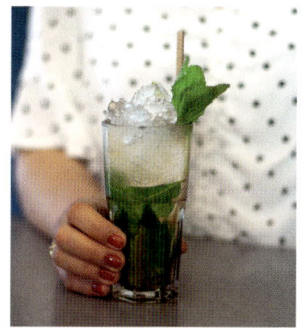

Cuba
LIBRE

#Unnützes Wissen Ein Cocktail von historischer Bedeutung. Er wurde zum ersten Mal in einer Bar in Havanna gemixt. Ein amerikanischer Soldat schlug vor, ihn »Cuba Libre« zu nennen, da Kuba zu dieser Zeit von der spanischen Kolonialherrschaft befreit wurde. Der alkoholfreie Cuba Libre befreit dich auch – von Kopfschmerz und Kater!

Das brauchst du:

2 cl	frisch gepresster Limettensaft
	Eiswürfel
4 cl	alkoholfreier Rum
12 cl	Cola
	Garnitur: 1 Limettenspalte
	Glas: Highball-Glas

So geht's:

1. Limettensaft ins Glas geben.

2. Eis und alkoholfreien Rum dazugeben.

3. Mit Cola auffüllen.

4. Mit einer Limettenspalte garnieren.

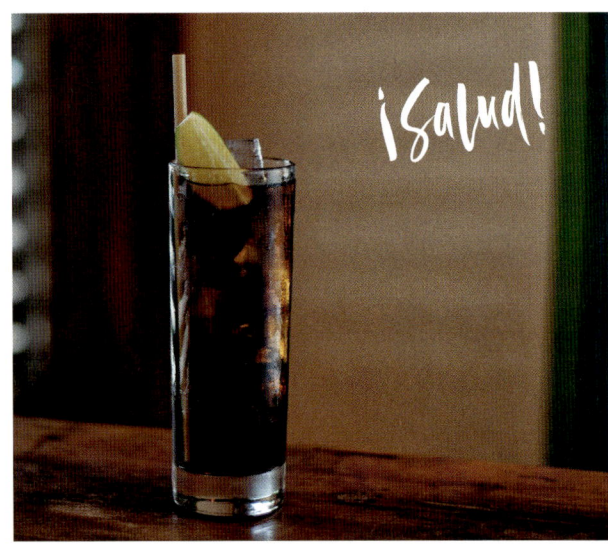

¡Salud!

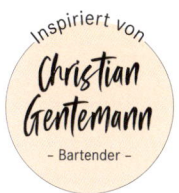
Rum Cherry
SMASH

#Unnützes Wissen Keine Kirschkonfitüre zu Hause, aber Lust auf einen Cherry Smash? Dann mach deine Kirschkonfitüre einfach selbst. 500 g Kirschen waschen, entsteinen und halbieren, in einen Topf füllen, einen gehäuften Teelöffel Agar-Agar hinzugeben und umrühren. Einen Schuss Zitronensaft hinzufügen, aufkochen und acht Minuten kochen lassen. Die heiße Marmelade in sterilisierte Gläser füllen, abkühlen lassen und schon ist sie ready für den Rum Cherry Smash und das Frühstück am nächsten Morgen.

Das brauchst du:

6 cl	alkoholfreier Rum
3 cl	frisch gepresster Limettensaft
1 El	Kirschkonfitüre
2–8	Blätter Zitronenmelisse oder Minze
	Eiswürfel

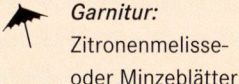 *Garnitur:* Zitronenmelisse- oder Minzeblätter

Glas: Tumbler

So geht's:

1. Alle Zutaten mit Eiswürfeln in einen Shaker füllen und kräftig schütteln.

2. Frische Eiswürfel in den Tumbler geben.

3. *Shake it!*

4. Den Cocktail mit Strainer und Fine Strainer auf die Eiswürfel abseihen.

5. Mit Zitronenmelisse- oder Minzeblättern dekorieren.

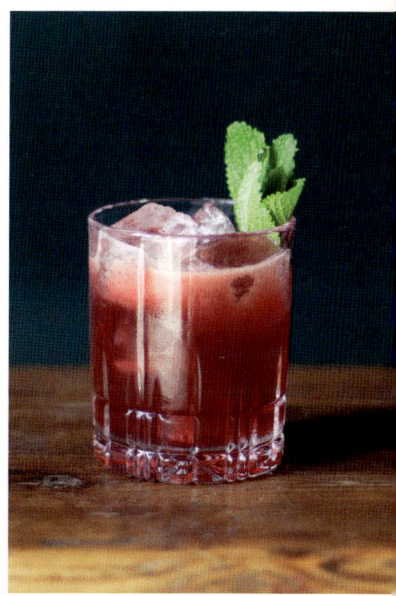

Aperitifs

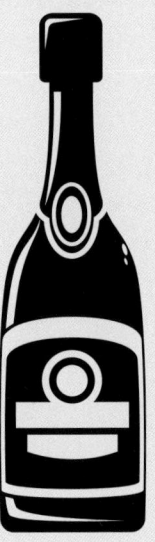

Unsere Aperitifs sorgen für hangover-freies
Urlaubsfeeling zu Hause. Jeden Tag.

No-Perol
SPRITZ

#Unnützes Wissen Das Grundrezept für Aperol ist seit seiner Erfindung im Jahre 1919 durch die italienischen Brüder Silvio und Luigi Barbieri unverändert. Bis heute erfreut sich die Menschheit an diesem erfrischenden Sommergetränk. Die alkoholfreie Variante steht dem italienischen Original in nichts nach.

Das brauchst du:

Eiswürfel

5 cl alkoholfreier roter Bitter

6 cl Sodawasser

8 cl alkoholfreier Sekt

 Garnitur: 1 Orangenscheibe

 Glas: Weißweinglas

So geht's:

1. Eiswürfel in das Glas geben.

2. Bitter, Sodawasser und alkoholfreien Sekt nach und nach hinzufügen.

3. Einmal kräftig umrühren.

4. Mit der Orangenscheibe garnieren, und schon ist der heiße Sommernachmittag gerettet.

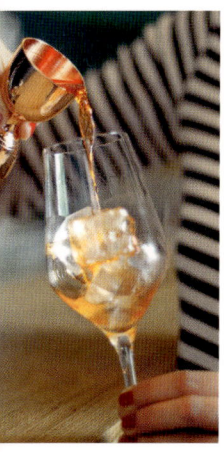
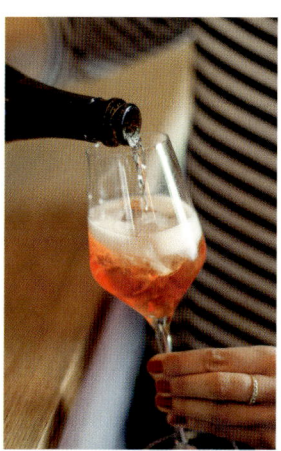
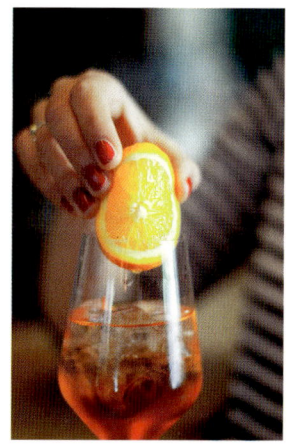
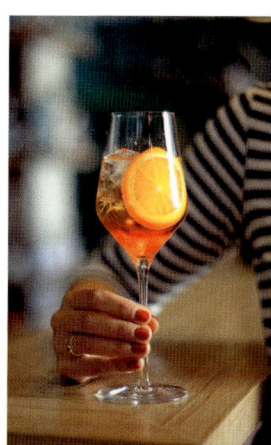

Alkoholfreier
HUGO

#Unnützes Wissen Holunder niemals roh essen! Blätter, Blüten und Beeren des Sambucus nigra enthalten den giftigen Stoff Sambunigrin. Er verursacht Übelkeit, Erbrechen und Magenbeschwerden. Werden die Holunderblüten bei der Herstellung von Sirup erhitzt, zersetzt sich der Stoff.

Das brauchst du:

2 cl	Holunderblüten-sirup
2 cl	Limettensaft
	Eiswürfel
7–8	Pfefferminzblätter
15 cl	alkoholfreier Sekt, gut gekühlt

 Garnitur:
1 Limettenspalte

Glas: Weißweinglas

So geht's:

1. Holunderblütensirup und Limettensaft ins Glas geben.

2. Eiswürfel hinzufügen.

3. Für den frischen Geschmack die Pfefferminzblätter hinzugeben.

4. Den gut gekühlten alkoholfreien Sekt in das Glas füllen.

5. Optional: Einen Schuss Soda zum Abrunden hinzufügen.

6. Umrühren, Limettenspalte dazu et voilà: ein spritziger, alkoholfreier, frischer Hugo zum Genießen!

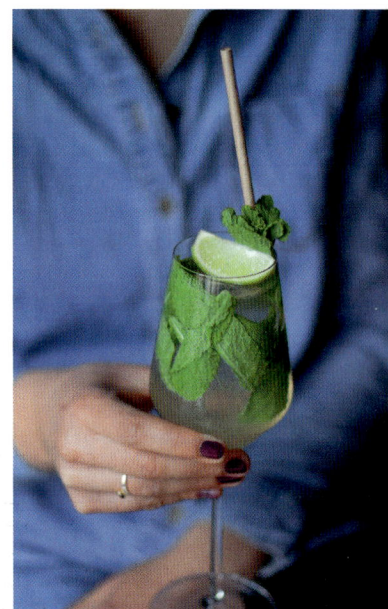

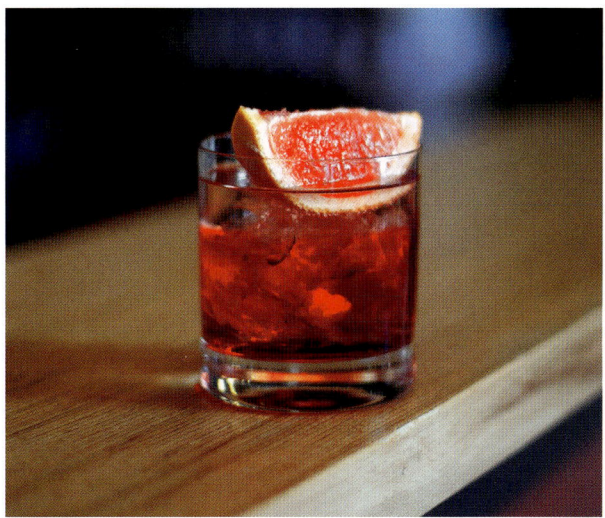

Negroni
SBAGLIATO

Inspiriert von
Christian Gentemann
– Bartender –

#Unnützes Wissen Das war wohl ein Fehler. Sbagliato (italienisch falsch, vermasselt) beschreibt die Entstehungsgeschichte dieses Drinks. Ein Bartender hatte statt Gin aus Versehen Schaumwein in den Drink gegeben. Manchmal ist falsch wohl genau richtig. Yummy!

Das brauchst du:

3 cl	alkoholfreier roter Bitter
3 cl	alkoholfreier roter Vermouth
	Eiswürfel
10 cl	trockener alkoholfreier Sekt

 Garnitur: 1 Grapefruitspalte

 Glas: Tumbler

So geht's:

1. Alkoholfreien Bitter und Vermouth in den Tumbler geben.

2. Eiswürfel zufügen und das Glas mit Sekt auffüllen.

3. Kurz umrühren.

4. Mit einer Spalte Pink Grapefruit dekorieren und genießen!

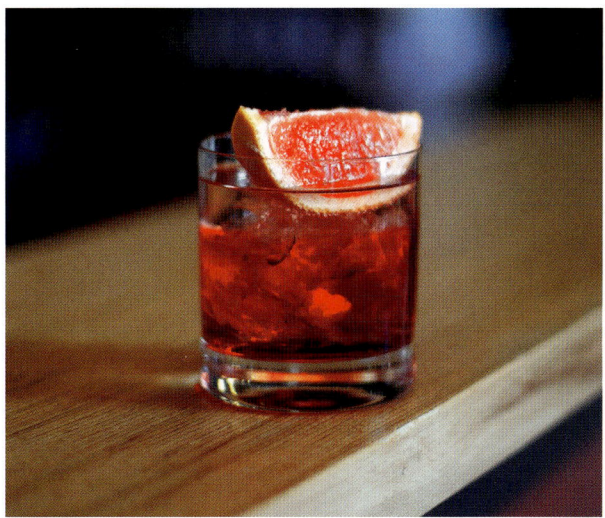

DRINKS &
COCKTAILS MIT
Vermouth-Alternativen

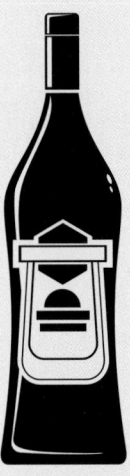

Wusstest du, dass beim Vermouth bis auf wenige Aus-
nahmen farblich nachgeholfen wird? Roter Vermouth ist
beispielsweise Weißwein, mit Karamell gefärbt. Nenne
es Fake oder nicht – die inneren Werte stimmen.
Merke: Wermut ist das Kraut, Vermouth der Aperitif.

Der AMERICANO

#Unnützes Wissen Im Jahr 1909 erklärt Arnaldo Strucchi in seiner Abhandlung *Il vermouth di Torino,* dass diese Zutatenkombination Americano genannt werde, »weil es in den Vereinigten Staaten üblich ist, Vermouth gemischt mit Bitterlikör (…) zu trinken«.

Das brauchst du:

2,5 cl	alkoholfreier roter Bitter
2,5 cl	alkoholfreier roter Vermouth
15 cl	Sodawasser
	Eiswürfel

 Garnitur: 1 Orangenzeste

 Glas: Highball-Glas

So geht's:

1. Bitter und alkoholfreien Vermouth nach und nach ins Glas geben.

2. Eiswürfel hinzufügen.

3. Das Glas mit Soda aufgießen und einmal kräftig umrühren.

4. Die Orangenzeste mit zwei Fingern über dem Glas ausdrücken, sodass die Öle der Schale sich auf der Oberfläche des Drinks verteilen.

5. Die Zeste in den Cocktail geben.

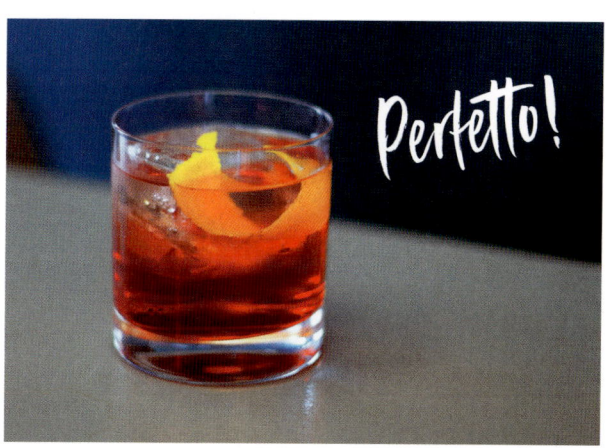

Perfetto!

Der NOGRONI

#Unnützes Wissen Ohne den Americano wäre der Negroni wohl nie entstanden. In einer Bar in Florenz wünschte sich ein Stammgast namens Negroni seinen Americano etwas stärker gemixt. Unser Nogroni ist ebenfalls stark – im Geschmack!

Das brauchst du:

3 cl alkoholfreier Gin

3 cl alkoholfreier roter Vermouth

3 cl alkoholfreier roter Bitter

Eiswürfel

 Garnitur: 1 Orangenspalte

 Glas: Tumbler

So geht's:

1. Nacheinander die Alternativen zu Gin, Vermouth und Bitter in den Tumbler geben.

2. Die Eiswürfel hinzufügen und einmal umrühren.

3. Die frische Orangenspalte zugeben, und dann heißt es:

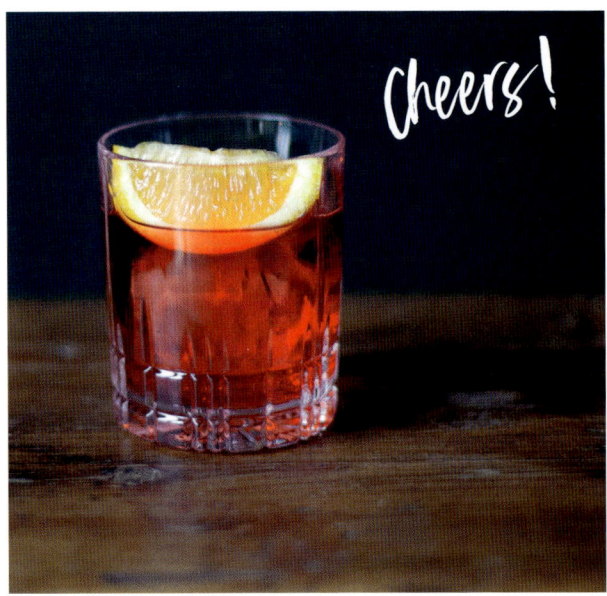

cheers!

Espresso MARTINI HIGHBALL

#Unnützes Wissen Wusstest du, dass Astronauten auf der ISS eine eigens angefertigte Espressomaschine haben? Coffee Love to the max! Wir bleiben am Boden und trinken hier entspannt unseren alkoholfreien Espresso Martini Highball.

Das brauchst du:

4 cl	alkoholfreier Vermouth
2 cl	kalter Espresso
1	Prise Salz
8 cl	Tonic Water
	Eiswürfel

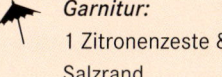 *Garnitur:* 1 Zitronenzeste & Salzrand

Glas: Martiniglas

So geht's:

1. Den Rand des Martiniglases anfeuchten und in eine Salzschale drücken.

2. Alle Zutaten mit Eiswürfeln in einen Shaker geben und kräftig schütteln.

3. Frische Eiswürfel in den Tumbler geben und den Cocktail mit dem Strainer darauf abseihen.

4. Mit Tonic Water auffüllen und kurz umrühren.

5. Die Zitronenzeste über dem Drink ausdrücken und zugeben.

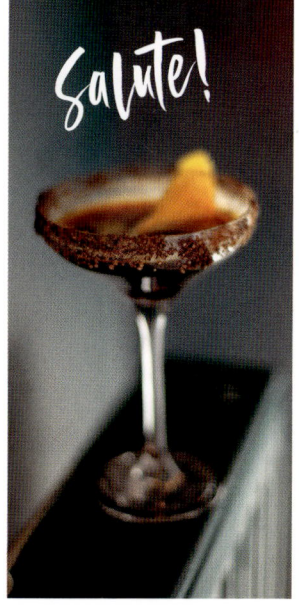

Salute!

Glowtails

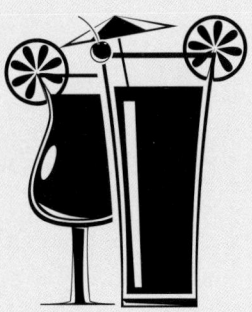

Wie der Name bereits vermuten lässt, bringen diese Drinks unsere Haut zum Strahlen. Für diesen Glow sind zwei Faktoren verantwortlich: Zum einen sind Glowtails obviously alkoholfrei und zum anderen mit Superfoods zubereitet, die einen hohen Anteil an Antioxidantien haben. Das hat einen positiven Effekt auf unsere Haut und sorgt für den Glow. Zusätzlich wirken Glowtails erfrischend und stärken unser Immunsystem. So strahlen wir nicht nur nach außen, sondern auch innerlich.

No
RUMBA

#Unnützes Wissen Zu jeder Jahreszeit drinkable: entweder mit warmer oder mit kalter Milch. Your choice.

Das brauchst du:

4 cl	alkoholfreier Rum
16 cl	Milch oder Milchalternative
1–2 EL	Kakaopulver
2 EL	steif geschlagene Sahne oder Sahnealternative
	Eiswürfel (optional)

Garnitur: Kakaopulver

Glas: Highball-Glas

So geht's:

1. Die Milch in ein Rührglas geben und das Kakaopulver einrühren. Die Kakao-Milch-Mischung nach Wunsch kalt stellen oder in einem Topf erwärmen.

2. Optional die Eiswürfel ins Highball-Glas geben und mit alkoholfreiem Rum übergießen.

3. Die Kakao-Milch-Mischung zugießen und mit dem Barlöffel leicht verrühren.

4. Sahne auf den Cocktail setzen, mit etwas Kakaopulver bestreuen und genießen.

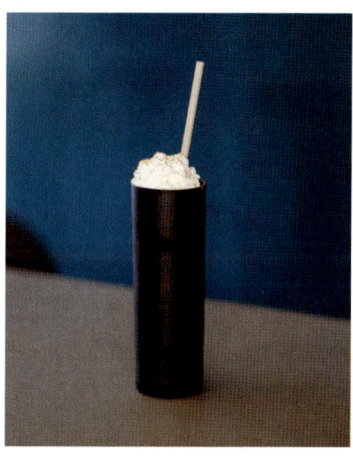

Straw
WIDOW

#Unnützes Wissen Wusstest du, dass es weltweit über 1.000 Erdbeersorten gibt?

Das brauchst du:

15 cl	alkoholfreier Roséwein
50–70 g	Erdbeeren
	Eiswürfel
	Garnitur: Erdbeere & etwas Minze, wenn vorhanden
	Glas: Weißweinglas

So geht's:

1. Die Erdbeeren waschen, vom Stielansatz befreien, in Stücke schneiden und im Blender pürieren.

2. Anschließend durch ein feines Sieb streichen und den Saft auffangen.

3. Erdbeersaft in das Glas geben und das Glas mit Roséwein auffüllen.

4. Eiswürfel ins Glas geben.

5. Mit der Erdbeere garnieren.

Enjoy!

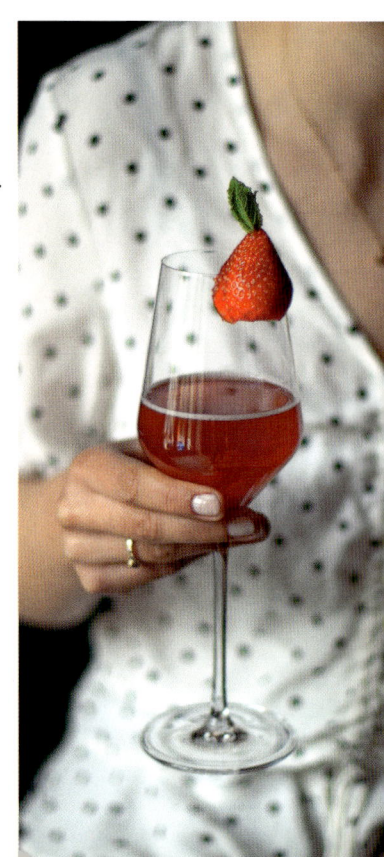

Blueberry TONIC

#Unnützes Wissen Blaubeeren haben zahlreiche gesunde Inhaltsstoffe: Antioxidantien, Vitamin C, E und K, B-Vitamine, Magnesium und Eisen. Beste Voraussetzungen, um sie in einem Glowtail zu verarbeiten. Worauf wartest du noch?

Das brauchst du:

4 cl	alkoholfreier Gin
10 cl	Tonic Water
20 g	frische Blaubeeren
3–4	Blätter Minze
	Eiswürfel)

Garnitur: Minzeblätter und 1 Limettenspalte

Glas: Tumbler

So geht's:

1. Die Blaubeeren ins Glas geben und mit einem Stößel zerdrücken.

2. Die Minzeblätter am Glas anklatschen (leicht andrücken), um die ätherischen Öle zu lösen, und dazugeben.

3. Alkoholfreien Gin einfüllen und Eiswürfel hinzugeben.

4. Mit Tonic Water auffüllen.

5. Zum Schluss mit einer Limettenspalte und Minzeblättern garnieren.

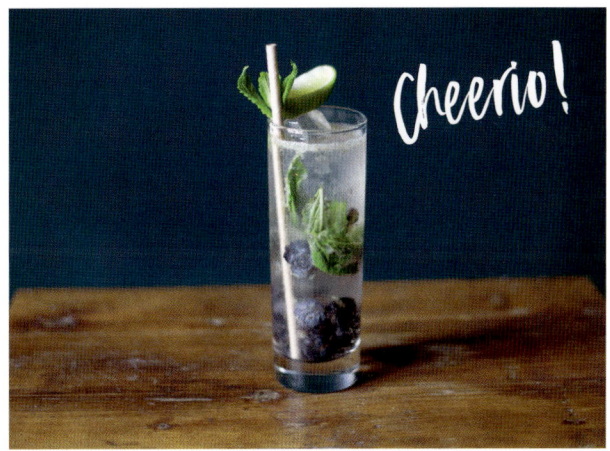

Cheerio!

CBD-Drinks

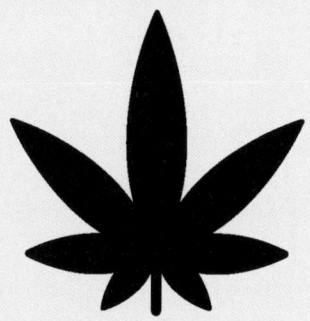

CBD ist die Abkürzung für Cannabidiol und wird aus der Hanfpflanze gewonnen. Weed im Drink? Nein, wir können dich beruhigen. CBD wirkt nicht berauschend. Vielmehr wird ihm eine
beruhigende, schmerzlindernde und angstlösende Wirkung
nachgesagt. Alle, die einen Drink zum Abschalten möchten,
werden diese Alternative lieben.

Cura
FIZZ

#Unnützes Wissen Eiweiß wird in vielen Cocktails als Binde-
mittel verwendet, um Zutaten, die sich sonst schwer mischen
lassen, zu vereinen. Die Proteine sorgen dafür, dass aus Erdbeerpüree, Gin, CBD-Öl und Zitronensaft ein smoother Cura Fizz wird.

Das brauchst du:

5 cl	alkoholfreier Gin
2,5 cl	frisch gepresster Zitronensaft
2 EL	Erdbeerpüree
1	Eiweiß
5	Tropfen CBD-Öl (10 %)
	Eiswürfel
	Glas: Martiniglas

So geht's:

1. Alkoholfreien Gin, Zitronensaft, Erdbeerpüree, Eiweiß und CBD-Öl in den Shaker geben.

2. 30 Sekunden lang kräftig schütteln.

3. Eiswürfel hinzugeben und noch mal gut schütteln.

4. In ein Martiniglas abseihen.

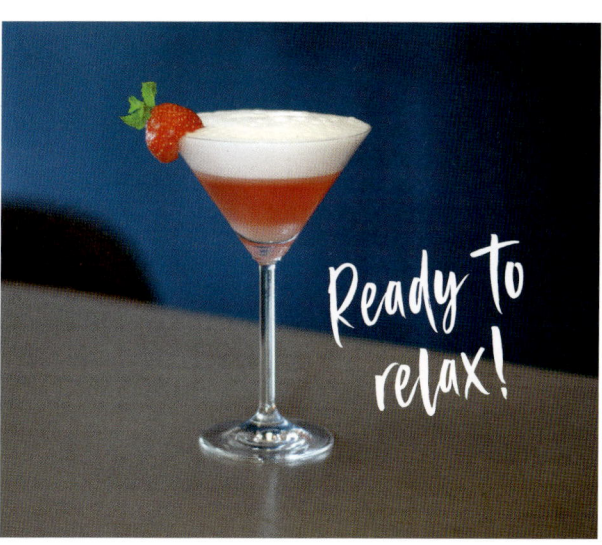

Ready to relax!

Ist CBD legal?
Die Rechtslage zu CBD-Produk-
ten ist in Deutschland (noch) un-
einheitlich (Stand: August 2021).
Verarbeitete CBD-Produkte mit
einem THC-Gehalt unter 0,2 Prozent sind in Deutschland legal
erhältlich. Dazu zählt
beispielsweise auch CBD-Öl.

CBDaiquiri

#Unnützes Wissen Daiquiri war einer der Lieblingsdrinks von Schriftsteller Ernest Hemingway und Präsident John F. Kennedy. Ein Erfolgsrezept? Alkoholfrei definitiv ein Erfolgsrezept für guten Geschmack und in diesem Fall für den katerfreien Morgen.

Das brauchst du:

5 cl	alkoholfreier Rum
2 cl	frisch gepresster Limettensaft
2 EL	Zuckersirup
5	Tropfen CBD-Öl (10 %)
	Eiswürfel
	Glas: Martiniglas

So geht's:

1. Alkoholfreien Rum, Limettensaft und Zuckersirup in den Shaker geben.

2. 20–30 Sekunden lang kräftig schütteln.

3. Eiswürfel in das Martiniglas geben und den Cocktail darüber abseihen.

4. CBD-Öl auf den Cocktail träufeln und genießen.

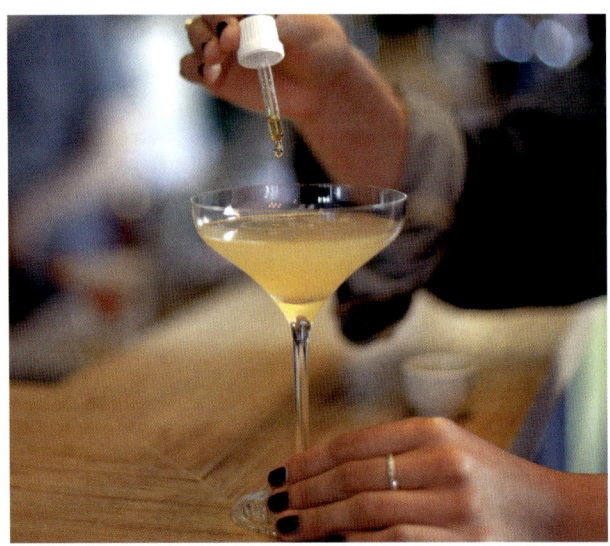

Floral RELAX

#Unnützes Wissen Die essbaren Blüten machen den Floral Relax ziemlich instagramable. Du kannst dafür ungespritzte Blüten von Veilchen, Schlüsselblume, Magnolie, Rose, Lavendel, Ringelblume oder Dahlie verwenden.

Das brauchst du:

5 cl	alkoholfreier Gin
1 cl	frisch gepresster Zitronensaft
	Tonic Water zum Auffüllen
5	Tropfen CBD-Öl (10 %)
	Eiswürfel

 Garnitur: 4–5 essbare Blüten

 Glas: Tumbler

So geht's:

1. Zuerst die Eiswürfel ins Glas geben.

2. Den alkoholfreien Gin und den Zitronensaft hinzugeben.

3. Mit Tonic Water aufgießen.

4. CBD-Öl ins Glas träufeln.

5. Für den besonderen Look die Blüten über den Cocktail streuen.

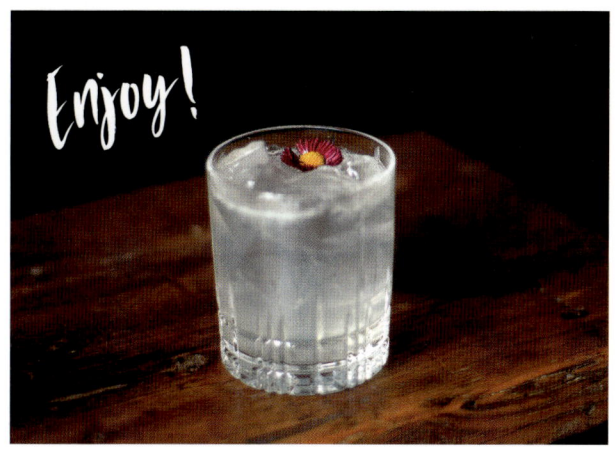

Enjoy!

Hoptails

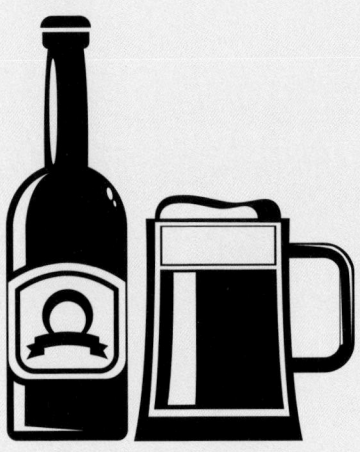

Hoptails sind üblicherweise Cocktails auf Bierbasis. Bei der alkoholischen Variante wird das Bier mit Spirituosen und weiteren Zutaten wie etwa fruchtigen Getränken gemischt. Das Ganze geht natürlich auch alkoholfrei. Tschüss Radler, hallo Hoptail!

Beerquila

#Unnützes Wissen Tequila kommt direkt aus dem Herzen: Nur das sogenannte »Herz« der Pflanze wird zur Tequilaherstellung verwendet.

Das brauchst du:

3 cl alkoholfreies dunkles Bier

4 cl alkoholfreier Tequila

4 cl Orangensaft

Eiswürfel

 Garnitur: 1 Orangenscheibe

Glas: Highball-Glas

So geht's:

1. Eiswürfel ins Glas geben.

2. Alkoholfreien Tequila und Bier zufügen.

3. Zum Schluss mit Orangensaft auffüllen.

4. Eiswürfel ins Glas geben.

5. Mit einer Orangenscheibe garnieren.

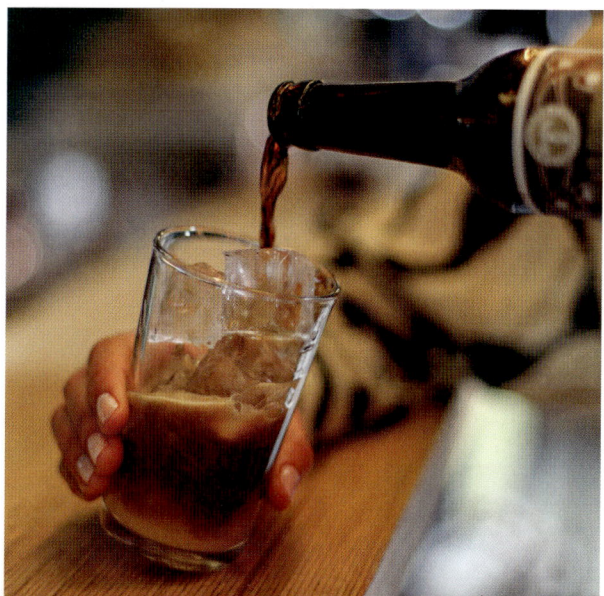

Lime
TO GO

#Unnützes Wissen Im 18. Jahrhundert glaubte man, dass Rum das Haarwachstum fördert. Viele verwendeten daraufhin für die Haarwäsche Rum und waren davon überzeugt, dickeres Haar zu bekommen. Leider ohne Erfolg. Schade um den Rum.

Das brauchst du:

4 cl alkoholfreies helles Bier

4 cl alkoholfreier Rum

2 cl frisch gepresster Limettensaft

 Garnitur:
1 Limettenscheibe

 Glas: Highball-Glas

So geht's:

1. Eiswürfel ins Glas geben.

2. Alkoholfreien Rum und alkoholfreies Bier zugeben.

3. Limettensaft hinzufügen. Mit der Limettenscheibe dekorieren, und dein Lime to go ist ready to drink!

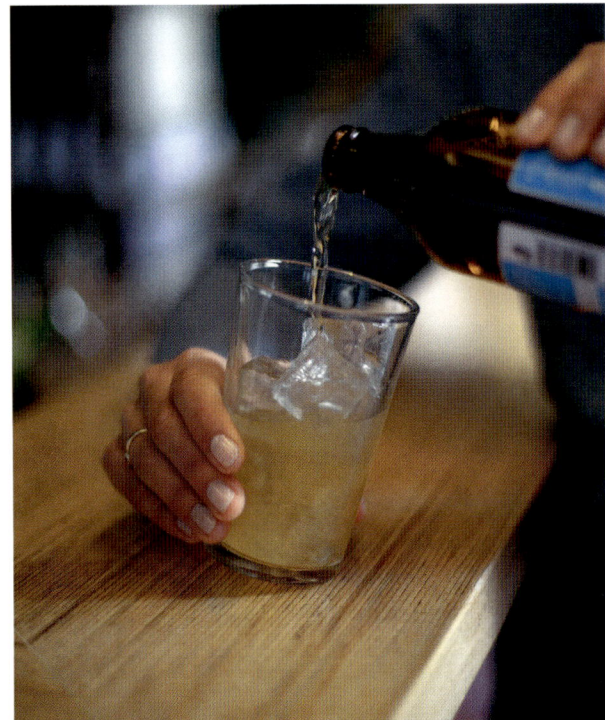

Nightlife here we come:
DER ALKOHOLFREIE BARGUIDE

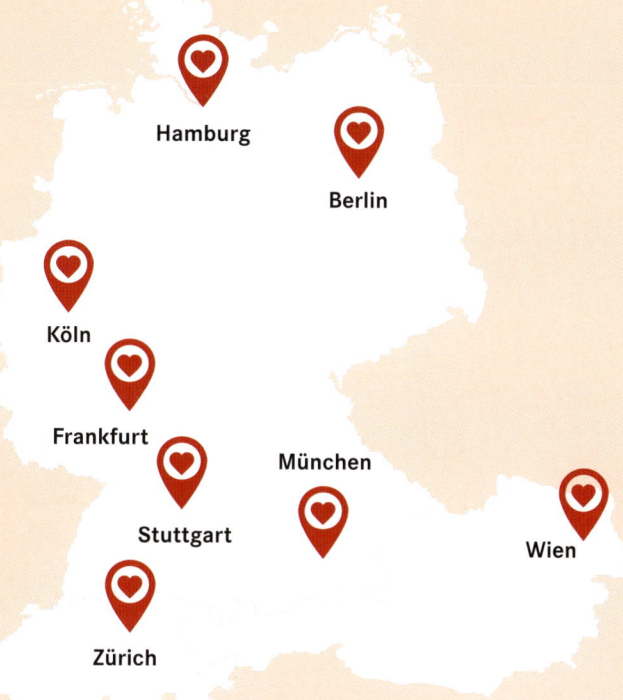

Auch in den Bars der Großstädte ist der Wunsch nach Alkoholfrei angekommen. Neben Softdrinks und Säften haben wir sowohl in Bars als auch in Restaurants alkoholfreie Spirituosen und kreative Cocktails gespotted. Vorher die Getränkekarte googeln und sich eine Begründung zurechtlegen, warum man alkoholfrei trinken möchte, ist passé.

Barguide
BERLIN

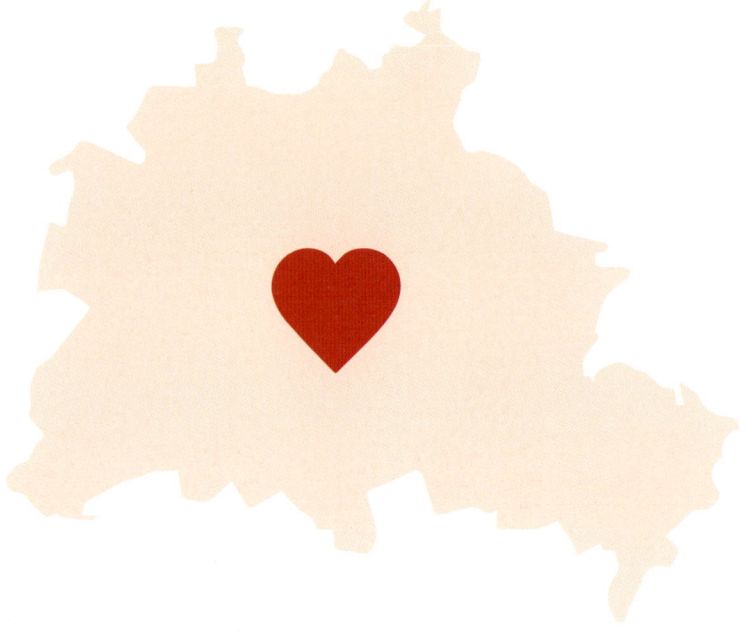

Berlin ist dicht, wir nicht. Wir stellen euch unsere favourite Bars
aus der deutschen Hauptstadt vor. Sober because they can!

BAR AM STEINPLATZ

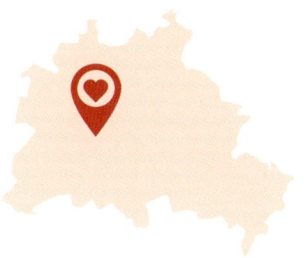

nicht zu kurz und finden mit dem Cocktail *Ramos* ihr Glück. Und das ist nur ein Vorgeschmack. Zurzeit schmücken zehn unterschiedliche Kreationen die komplett alkoholfreie Karte der Bar am Steinplatz. Wir freuen uns schon auf unseren nächsten Besuch, wo wir uns wieder fleißig durch die Karte trinken werden. Und PS: Die Kräuterpommes sind dazu ein Gedicht!

Bar am Steinplatz
Steinplatz 4
10623 Berlin

Die *Bar am Steinplatz* räumte über mehrere Jahre hinweg einige Preise ab. *Hotelbar des Jahres 2017* und *2018* sowie *Barkarte des Jahres 2019*. Die Award winning Bar kümmert sich besonders um die alkoholfreien Gelüste: Keine Nachfrage nötig, denn die komplette alkoholfreie Karte ist auf den Tischen verewigt. Nicht umsonst kann sich die Bar als »erste Hotelbar mit alkoholfreier Karte in Deutschland« rühmen. Auch Alkoholfans werden zum Ausprobieren aufgefordert und auf die alkoholfreie Karte hingewiesen. Jackpot! Zu verdanken ist das Barchef Willi Bittorf und seinem Team, das mit besonderen Kreationen überzeugt. Wer es fruchtig mag, dem wird der *If you like Piña Coladas* direkt ins Auge stechen. Der *Let's talk about Sekt, Baby* mit Morgentau, Verjus und Holunder sorgt für Prickeln. Auch Bierfans kommen

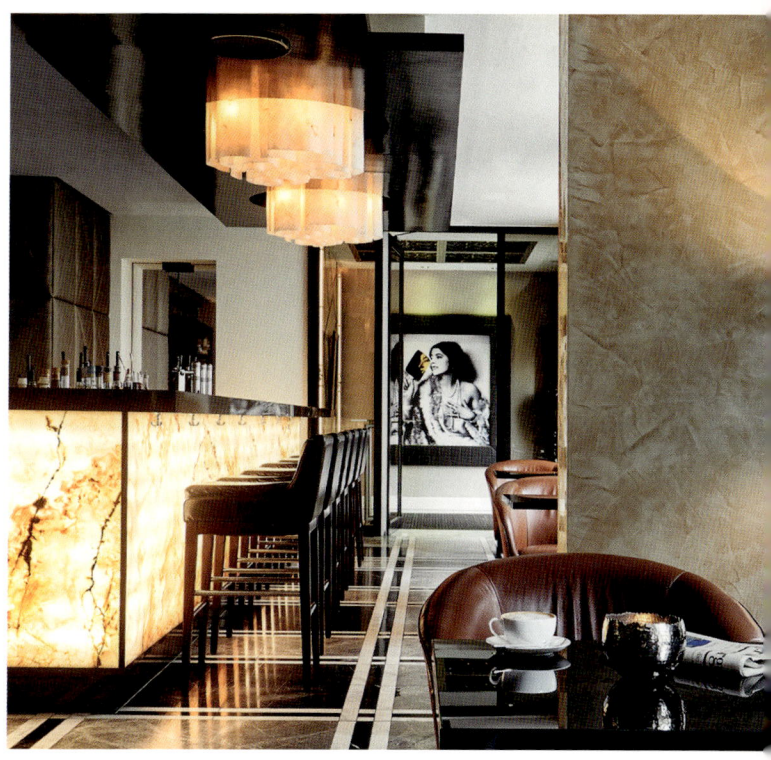

ORANIA.BAR

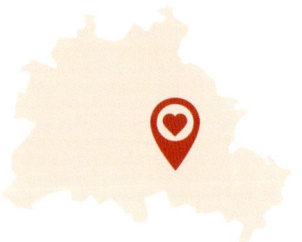

Livemusik, gute Drinks und eine Atmosphäre, die zum Verweilen einlädt. Hotelbars sollte man nicht unterschätzen. In der *Orania.Bar* in Kreuzberg werden nicht nur die Hotelgäste umsorgt: Hier ist jede:r willkommen. Barmanagerin Laura Driftmann lässt sich für neue Cocktails beim Reisen inspirieren und alkoholfrei spielt für sie hinter dem Tresen eine große Rolle. Bei den Cocktails soll daher auch für jede:n etwas dabei sein. Die Bar bietet viele alkoholfreie Cocktails an und arbeitet dabei gern mit alternativen Spirituosen von Laori, Seedlip oder Avaa. Cocktails wie der *Aquarella* schmücken die Karte, bei welchem Laori Juniper, Limettensaft, Guavenpüree mit Soda aufgegossen und mit frischem Koriander getoppt wird. Für *Gingercake* werden Seedlip Spice, Avaa Verjus und Amarenakirschsud kräftig geschüttelt und in einen Tumbler gefüllt. Mit einem guten Drink in der Hand lässt sich die wechselnde Livemusik genießen.

Laura Driftmann, eine der wenigen Frauen in der männerdominierten Barszene, hat große Ziele mit der *Orania.Bar*. Regional, kreativ, ausgefallen und gemütlich sind die Schlagwörter. Inspiriert durch den eigenen Kiez, möchte Laura Driftmann Kreuzberg-Flair in die Bar bringen und legt besonders Wert darauf, mit kleinen Spirituosenhersteller:innen zusammenzuarbeiten. Lokal Love eben!

Orania.Bar
Oranienstraße 40
10999 Berlin

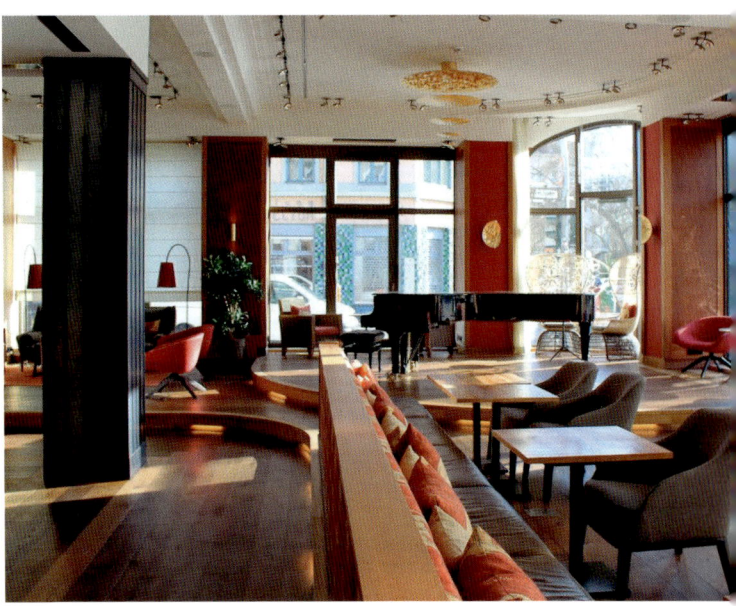

FABELEI

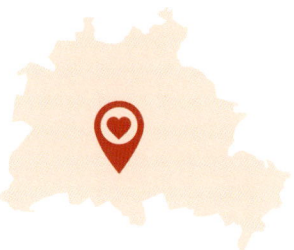

Mit der *Fabelei* sind wir besonders vertraut. Ausgewählte Eigenkreationen mit alternativen Spirituosen sind hier keine Neuheit, denn die *Fabelei* ist Profi im Sober game. Daran wird sich nichts ändern, im Gegenteil: Die alkoholfreie Karte wird stets erweitert. Mit dabei die drei Neulinge: *Strawberry Light* mit Erdbeere, Rhabarber, Milchsäure und Vanille. Der Drink *Veroni* kombiniert Undone NO. 7 Italian Bitter Type mit Verjus und Thomas Henry Tonic Water. *Fabelei's Ubeer* verwöhnt uns mit hausgemachtem Heidelbeer-Rosmarin-Sirup,

Undone NO. 7 Italian Bitter Type, Limettensaft und dem alkoholfreien Craftbeer Summer Ale von Uwe on top.

Die Fabelei ist alles andere als eine klassische Bar! Hier ist ein gepflegtes, rausch- und reueloses Trinken möglich. Die Bareinrichtung gleicht keiner anderen - überzeugt euch selbst. An diesem Ort entstehen nicht nur Eigenkreationen, sondern auch Geschichten ohne Rausch und Rauch. Die Geschäftsführer:innen, Anastasia Katharina Schöck und Filip Bocheński, sind sich einig: Durch Zigarettenrauch gehen die Geschmacksnoten verloren. Daher ist die *Fabelei* eine reine Nichtraucher-Bar. Hier werden nur die Drinks in vollen Zügen genossen.

Fabelei
Kyffhäuserstraße 21
10781 Berlin

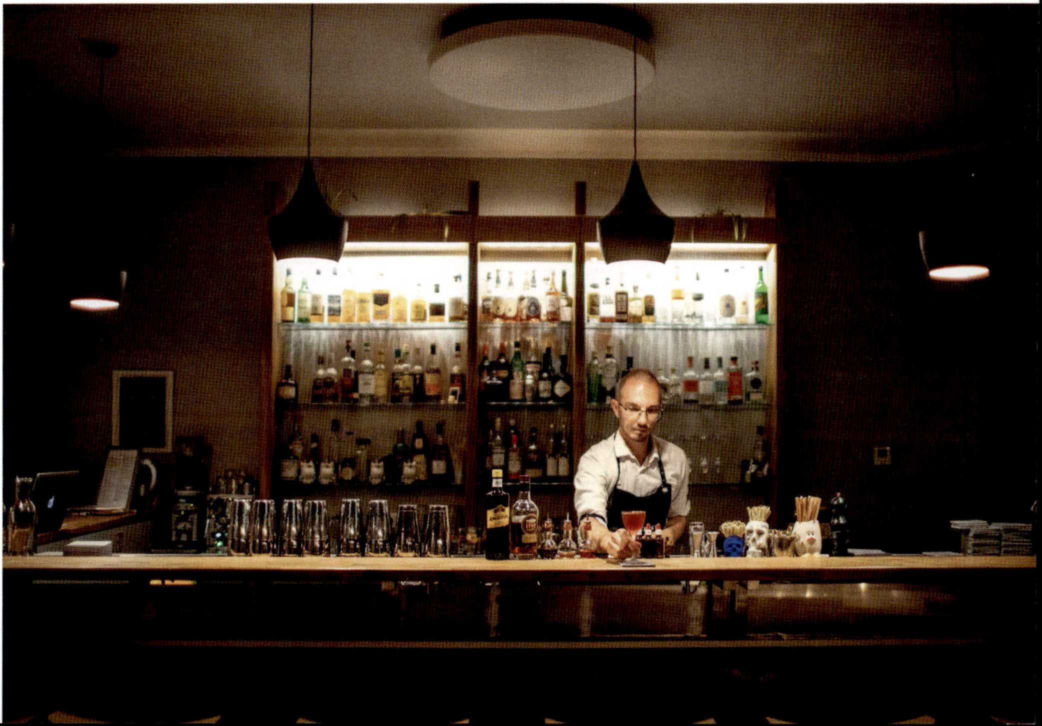

GOLVET

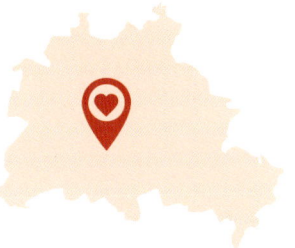

Ein Stern in der Potsdamer Straße: das *Golvet*. Das Sternerestaurant bietet nicht nur besondere und hochwertige alkoholfreie Drinks und Cocktails zu seinem Menü an, sondern dir wird dazu noch eine spektakuläre Aussicht über Berlin serviert.

Barchef Andreas Andricopoulos hat bereits vor Jahren den Trend zu alkoholfrei erkannt und experimentiert umso lieber an neuen,

hochwertigen Kreationen für seine Gäste. So beispielsweise der Drink *Watermelon*: Eine perfekte Kombination aus Wassermelonensaft, Salz, Zucker und Grapefruitlimonade. Säure, Salz, Frische und Süße sorgen für eine Geschmacksexplosion der Spitzenklasse.

Auch gerne im Glas mit dabei: selbst hergestellte, fermentierten Getränke wie Kombucha und Kefir.

Dafür vergeben wir ebenfalls einen Stern und sind gespannt, was sich Andreas noch alles einfallen lässt!

Golvet
Potsdamer Straße 58
10785 Berlin

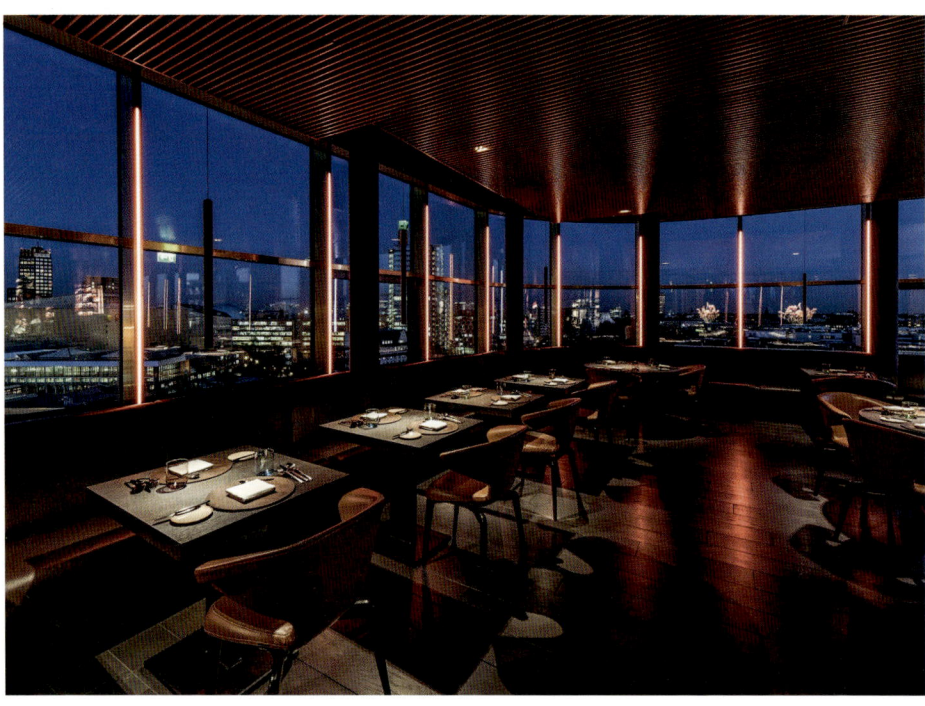

BONVIVANT

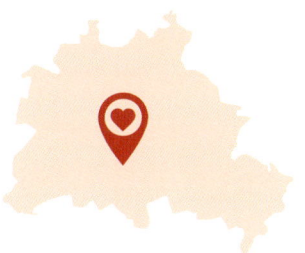

Bonvivant
Goltzstraße 32
10781 Berlin

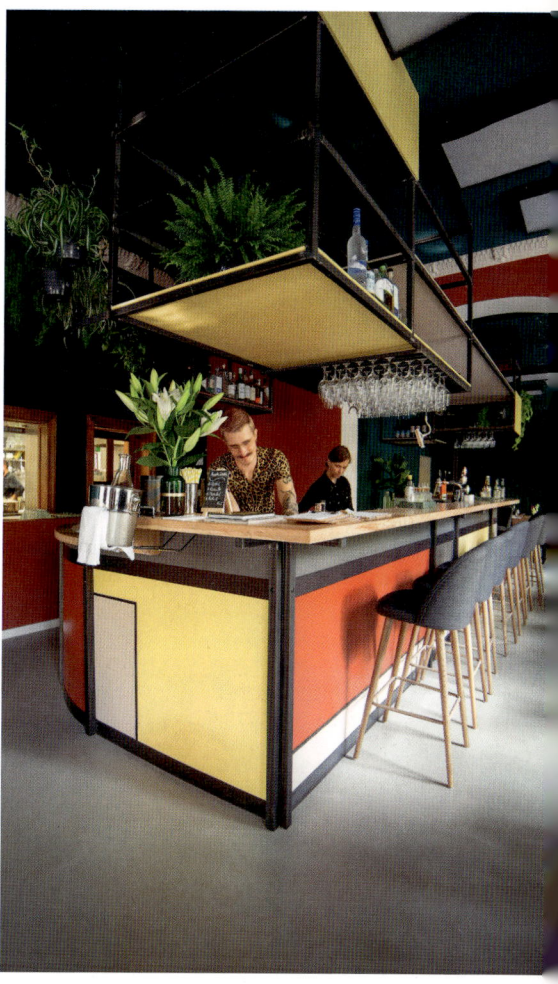

Das Cocktailbistro im Akazienviertel im Stadtteil Schöneberg ist für seine vegetarische Küche und ausgefallenen Drinks bekannt. Dass hochwertige alkoholfreie Drinks heutzutage ein Must sind, weiß der neue Barchef Elias Heintz. Abwechslungsreiche Kreationen sind garantiert. Neben alkoholfreien Drinks wie *Gin Mule*, *Negroni*, *Martini Bitter*, *Vermouth*, *Gin Tonic* und *Bitter Sour* stechen vor allem die alkoholfreien Signatures heraus. Dabei vertraut das *Bonvivant* auf regionale Produkte. *Hibiskus & Chili* ist eine der Kreationen und besteht aus Coldbrew Hibiskustee, Verjus, Himbeeressig, Chilisirup, Orangenblütenspray und Rosa-Pfeffer-Himbeer-Salzrim. Bei diesen Zutaten erwartet dich eine Geschmacksexplosion. Wer es etwas schlichter mag, findet vermutlich am *Wacholder* Gefallen, bestehend aus Coldbrew Wacholder und Tonic. Etwas blumiger wird es beim *Blütenmix* aus Holunderblütensirup, Verjus, Rosenwasser, Orangenblütenwasser und Soda. Und selbst wenn man bei solchen Optionen nichts Passendes für sich finden sollte, bekommt man auf Anfrage einen individuellen Drink serviert. Schöneberg ist einfach schön – auch alkoholfrei.

ZEROLIQ BAR

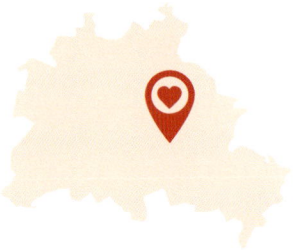

Viet Anh Ngo ist Barchef der ersten alkohol-freien Bar Berlins. Das ewige Suchen auf der Karte hat ein Ende, denn hier findet sich kein Alkohol. Mit einer Auswahl an 30 verschiede-nen Craftbieren kann man hier auf den ver-dienten Feierabend anstoßen. Das Weinglas kann auch das vierte Mal unbesorgt nachge-füllt werden, denn vor Kopfschmerzen am nächsten Tag braucht man sich nicht zu fürchten. Für das große Barerlebnis bietet die Getränkekarte eine Auswahl an alkoholfreien Gin-, Vermouth- und Rum-Alternativen. Doch der Spaß hört hier noch nicht auf: Die *Zeroliq Bar* direkt am Boxi in Friedrichshain plant im-mer weiter und entwickelt kontinuierlich neue Cocktailexperimente. Auch die Karte wird ste-tig erweitert. In Berlin, der Stadt mit der wohl motiviertesten Ausgehkultur, ein Level-up. In Friedrichshain braucht man keinen Eisbrecher, um gute Gespräche in entspannter Atmosphä-re zu führen. Der Geschmack allein reicht.

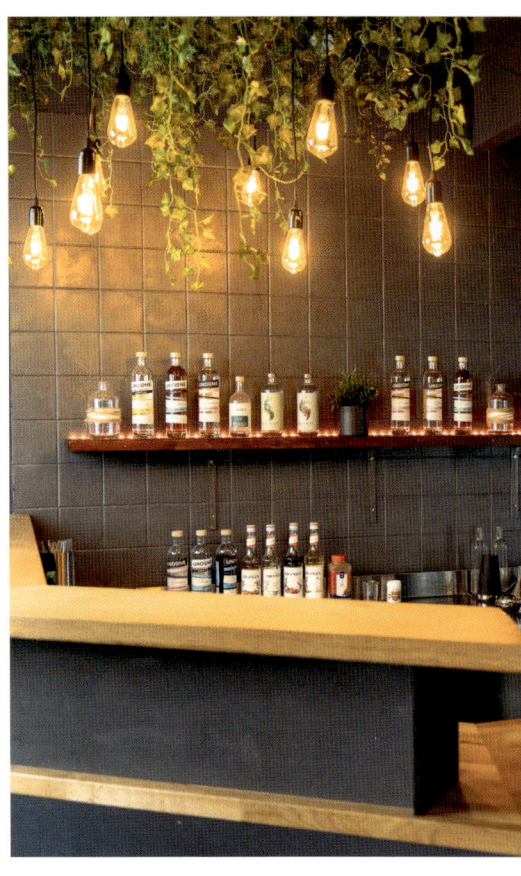

Zeroliq Bar
Boxhagener Straße 104
10245 Berlin

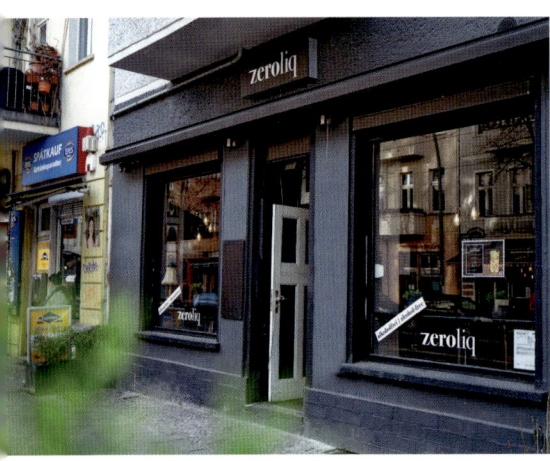

Weekend instead of weak end

Barguide
HAMBURG

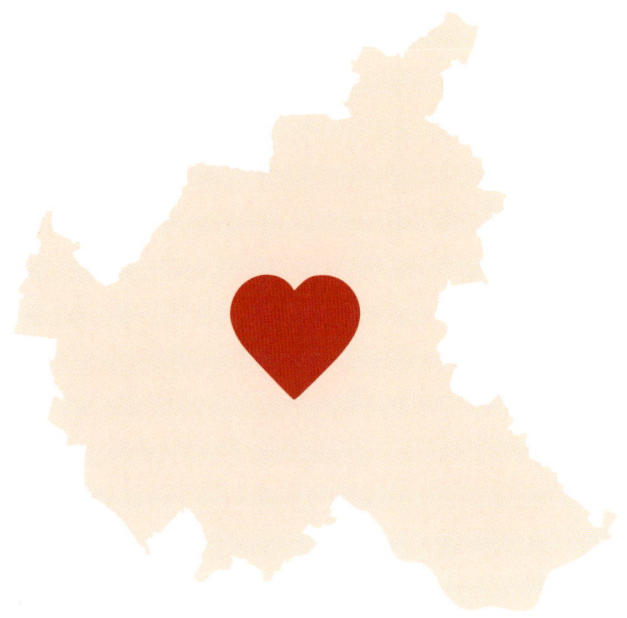

Hamburg, die Perle oben im Norden, ist zwar häufig verregnet,
doch das bedeutet umso mehr Zeit, neue Bars zu entdecken.
Rausch- und reuelos macht's mehr Spaß!

LIQUID GARDEN

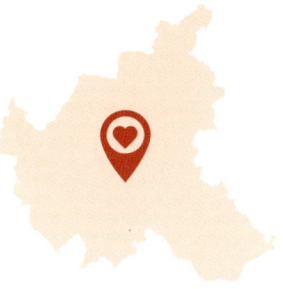

Klassischer, aber genauso köstlich der *Nogroni Highball*, bestehend aus Martini Vibrante, Easip, Sanbitter und Orange. Weitere Cocktails mit alkoholfreiem Verjus, Shrub und verschiedene Destillaten schmücken die Karte und ermöglichen eine vielfältige Auswahl an alkoholfreien Getränken. Das ist mal ein Start.

Liquid Garden
Mohlenhofstraße 6
20095 Hamburg

Inmitten Hamburgs gibt es seit Juli 2021 eine neue Möglichkeit, besondere alkoholfreie Drinks auszuprobieren und in die Kunst der Cocktailwelt einzutauchen: die *Liquid Garden Bar*. Gründer Charles, Connor und Bennet kreierten eine Karte, die das Herz eines Mindful Drinkers schneller schlagen lässt. Dort finden wir Cocktails wie den *Summer Breeze* mit Lyre's Dry London Spirit, Lyre's Italian Spritz, Martini Floreale, Grapefruit, Gurke, Verjus und Salt Solution - Sommerfeeling garantiert.

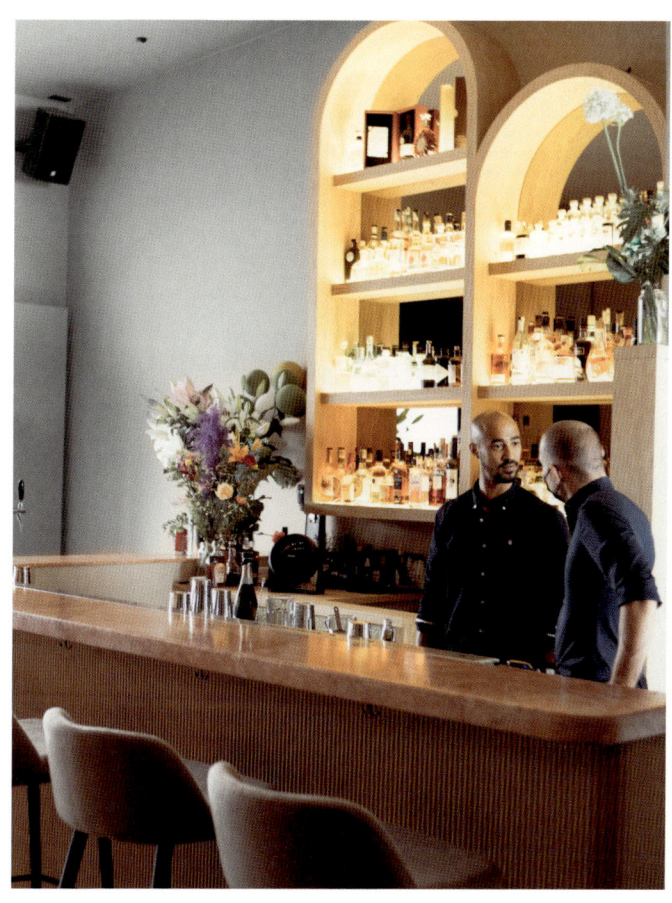

CLOUDS

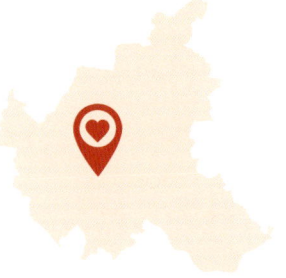

Bei der Auswahl an alkoholfreien Cocktails schweben wir auf Wolke 7. In der *Clouds Bar* in Hamburg wird das Interesse für alkoholfreie Drinks herzlichst begrüßt. Auf der Karte erspähen wir alkoholfreie Alternativen wie von Siegfried oder Undone. Damit werden viele verschiedene Cocktails kreiert. Aus dem Negroni wird ein *NONgroni* und der typische Gin Tonic wird mit Siegfried Wonderleaf zum *Perfect Siegfried*. Dazu gibt es eine Auswahl an Snacks und einen atemberaubenden Ausblick über die Dächer Hamburgs. Barmanager Bastian Knülle nimmt die alkoholfreie Welle ernst und freut sich auch in Zukunft die alkoholfreie Karte weiter auszubauen. Wir sind gespannt.

Clouds
Reeperbahn 1
20359 Hamburg

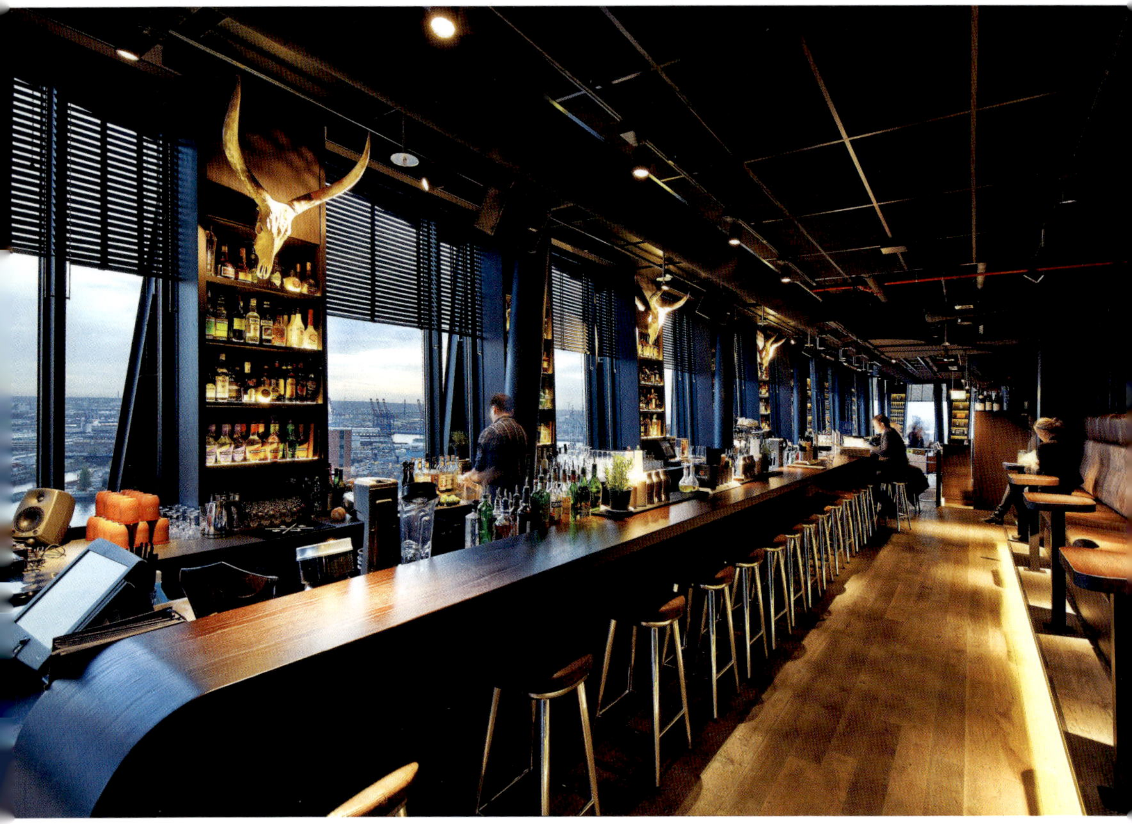

DRILLING

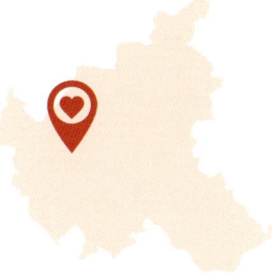

Spirituosen sind aktuell noch nicht im Repertoire, aber die hauseigene Destille ist dem Trend auf der Spur. Wir sind gespannt!

Drilling
Friesenweg 4
22763 Hamburg

Das *DRILLING* befindet sich in der ehemaligen Marzipanfabrik in Hamburg-Bahrenfeld. Der Industrial Charme lebt unter dem Namen *DRILLING* als Café, Bar und Destille weiter. Rund um die Uhr ist man hier in Sachen Getränke gut aufgehoben. Alkoholfrei darf natürlich nicht fehlen: Es werden gerne und häufig neue Drinks und Kreationen angeboten, ohne Kater. Beispielsweise Sours auf Teebasis. Hinter *Dashingly Foxy* verstecken sich Roiboostee und Birnensaft. Alkoholfreie

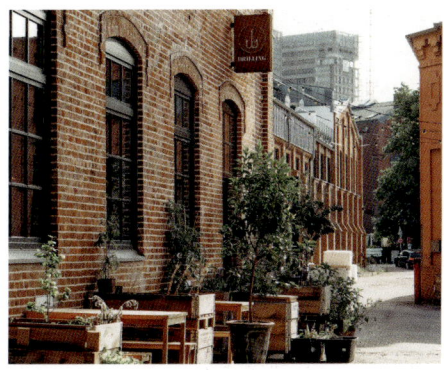

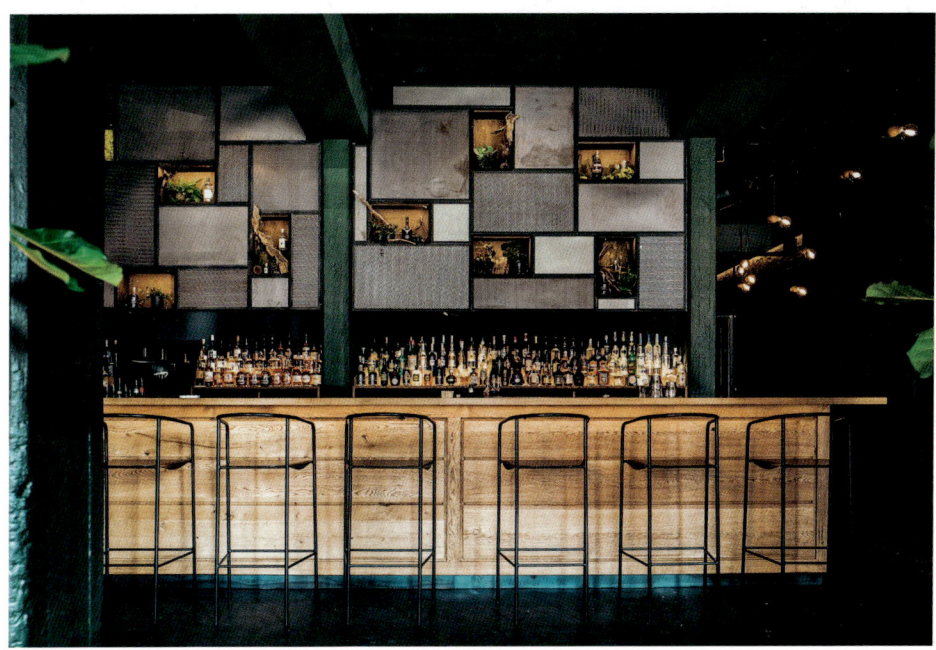

THE CHUG CLUB

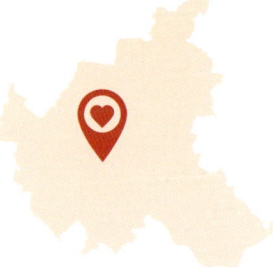

Wer in Hamburg an Clubs und Bars denkt, landet schnell auf der Reeperbahn. Auch *The Chug Club*, eine Cocktailbar mit coolem Flair, befindet sich mitten im Rotlichtviertel St. Pauli. Experimentierfreudige finden hier ihr Glück, denn die Chugs – Miniaturcocktails – ermöglichen es, viele verschiedene Drinks an einem Abend auszuprobieren. Für Abwechslung sorgen die alkoholfreien Varianten. Neben alkoholfreiem Bier und Sangria

haben wir auch unseren alten Freund Undone erspäht. Auf Eis oder im Tonic lassen sich hier die Mexican Vibes in der Hafenstadt genießen.

The Chug Club
Taubenstraße 13
20359 Hamburg

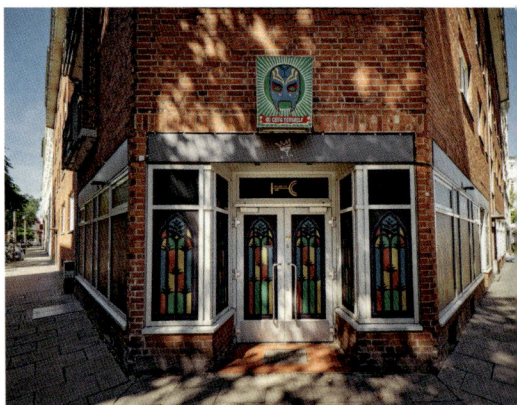

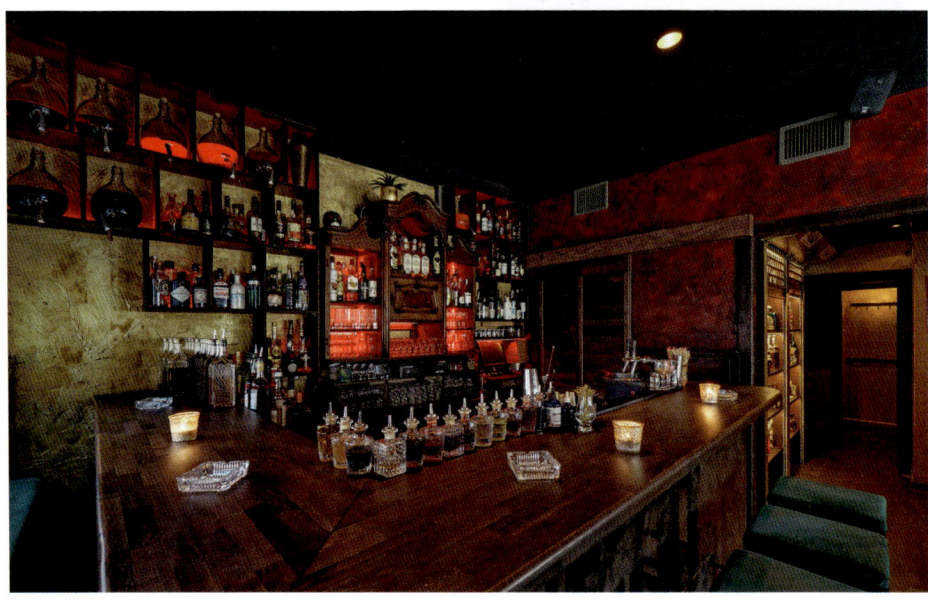

CHRISTIANSEN'S

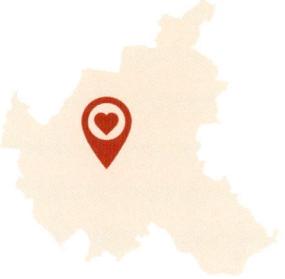

Anstelle von alkoholfreien Spirituosen wird hier für außergewöhnliche Cocktailkreationen mit unterschiedlichen Sirups gearbeitet. Wir entdecken alkoholfreie Versionen von Klassikern wie *Virgin Mojito*, *Kombucha* oder ganz neu kreierte Cocktailvariationen. Die Kreationen werden auch mit den Likören von Inhaber Uwe Christiansen zubereitet.

Ob fruchtig, bitter oder eher mild – im *Christiansen's* im Hamburger Szeneviertel St. Pauli findet jede:r bei einer Auswahl an 20 alkoholfreien Drinks den passenden für sich.

Christiansen's
Pinnasberg 60
20359 Hamburg

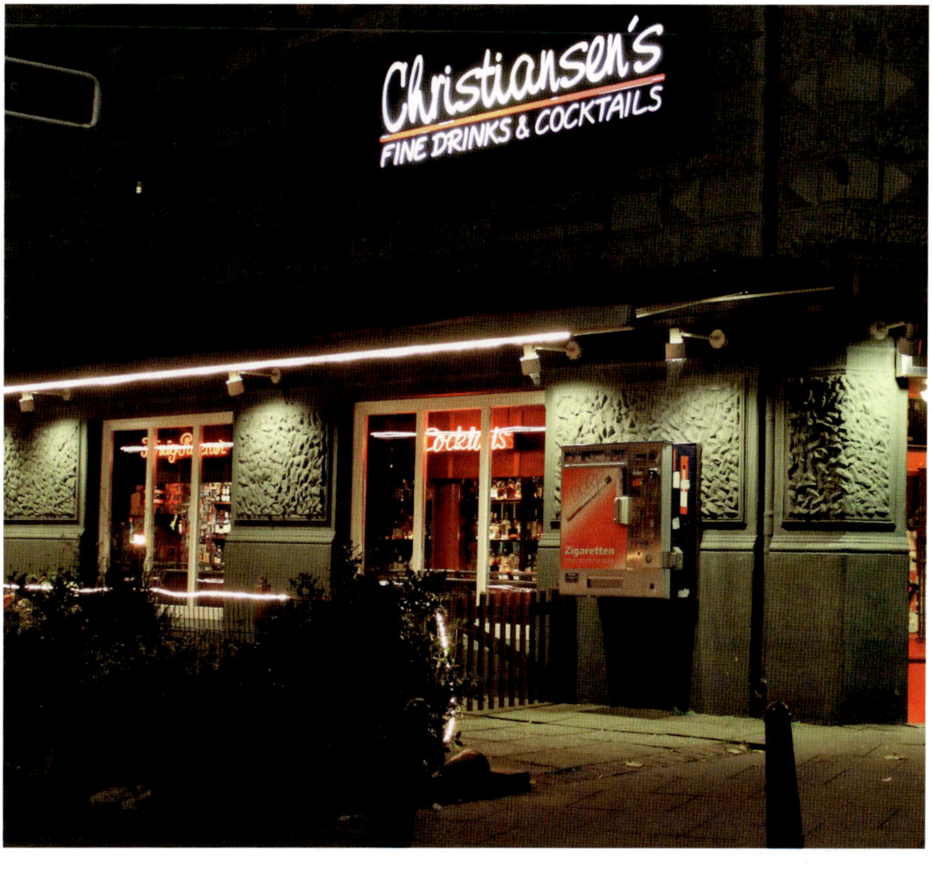

Barguide MÜNCHEN

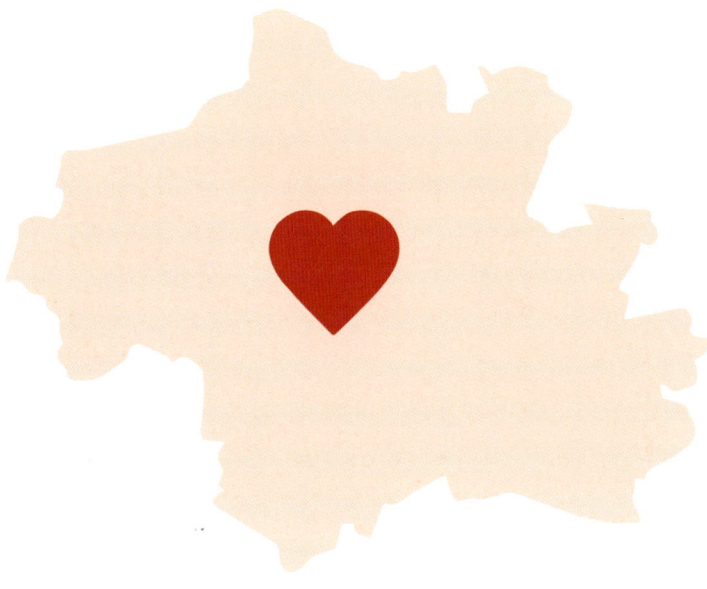

In München - weltbekannt für das feuchtfröhliche
Oktoberfest - findet man auch charmante Ecken,
in denen alkoholfrei ausgeschenkt wird.

ZEPHYR BAR

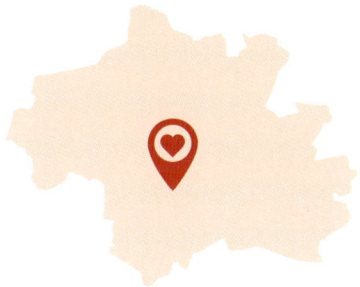

wird mit Kräutern, Zitrussäften und selbst hergestellten Sirups gearbeitet, ganz nach dem Wunsch der Gäste. Daher am besten einfach vor Ort nachfragen und der Kreativität der Bartender freien Lauf lassen.

Zephyr Bar
Baaderstraße 68
80469 München

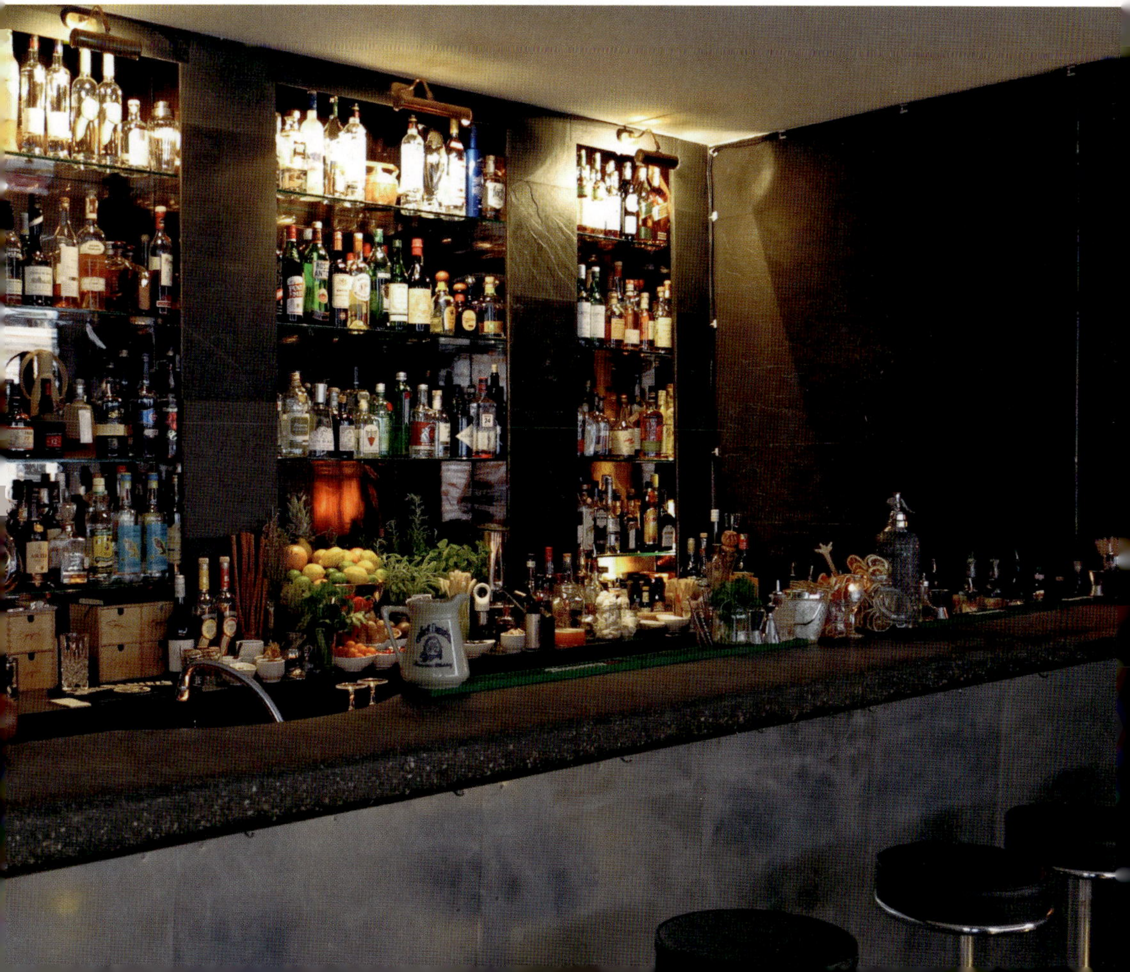

Wie soll man sich festlegen, wenn man andauernd auf neue und besondere Kreationen stößt? So geht es auch der *Zephyr Bar* in München. Sie setzt auf eine kleine Karte mit immer wechselnden Cocktails. Bei Alkoholfrei

AMANO BAR

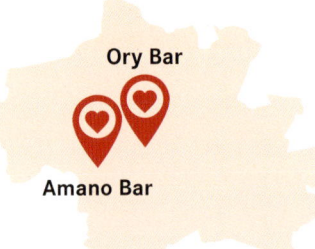

Ory Bar

Amano Bar

Im Herzen der Münchner Altstadt, das *Hotel Mio by Amano*. Gleich im ersten Stock befindet sich die *Amano Bar*, im Vintage Style. Hier braucht man nicht lange durch die Karte blättern, denn bereits auf der ersten Seite lachen uns drei alkoholfreie Cocktails an. *Juniper*, bestehend aus Undone Italian Aperitif und Italian Bitter. *Hope* beinhaltet alkoholfreies Bier, Passionsfrucht, Honig und eine Rum-Alternative. Und last, but not least der *Cardamon* mit Coke Cardial, Zitrus und

alkoholfreiem Rum. Du hast die Qual der Wahl? Warum, gönn dir alle drei. Ist doch alkoholfrei!

Amano Bar
Sendlinger Straße 46
80331 München

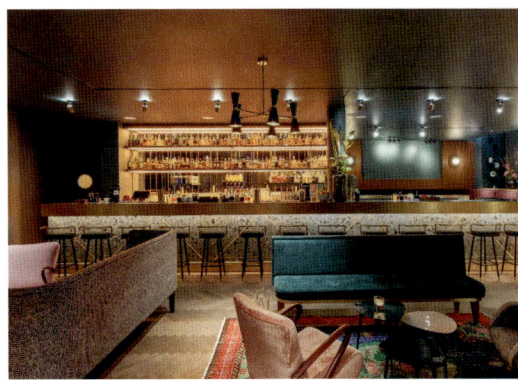

ORY BAR

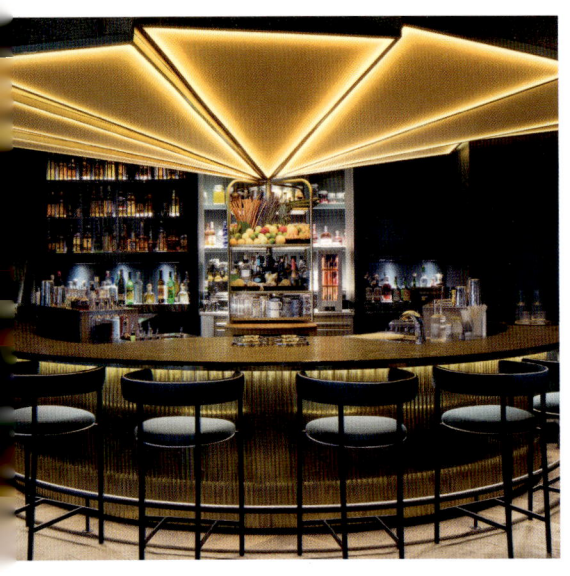

Die *Ory Bar* in München stellt wohl das Gegenteil zu 08/15 dar und lockt mit außergewöhnlichen alkoholfreien Eigenkreationen. Von besonderen Longdrinks bis hin zu aufwendigen Cocktails findet man hier viele alkoholfreie Alternativen. Außergewöhnliche Kreationen wie *Pachuero* sind auch mit dabei: Zutaten wie passierte Tomaten, Koriandersirup, Vanille-Tonkabohnen-Sirup oder entalkoholisiertes Mozartschokoladen-Destillat. Da soll noch einer sagen, dass Alkoholfrei langweilig ist.

Ory Bar
Neuturmstraße 1
80331 München

BARROM

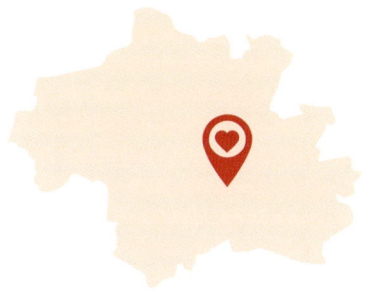

Der *Barrom* ist laut eigener Aussage die kleinste Cocktailbar in München. Klein sind vielleicht die Räumlichkeiten, doch in dieser Bar steckt Großes. Neben Cocktailkursen und Tastings kannst du den *Barrom* sogar virtuell besuchen: Du bestellst die Cocktails, holst Zugangsdaten und Getränke ab und genießt

dann von zu Hause über Videochat das Ambiente. Das alles wird vom Chef, Emanuele Ingusci, höchstpersönlich begleitet. Mit dem *Dancing Vienna* kannst du den virtuellen Besuch auch 100 Prozent alkoholfrei gestalten. Der Cocktail besteht aus Mondino Aperitivo Senza, Blutorangensaft, Limettensaft, Bergamottolimonade und optional Grapefruitsaft. Hol dir nicht nur die Drinks, sondern gleich die ganze Bar nach Hause.

Barrom
Milchstraße 17
81667 München

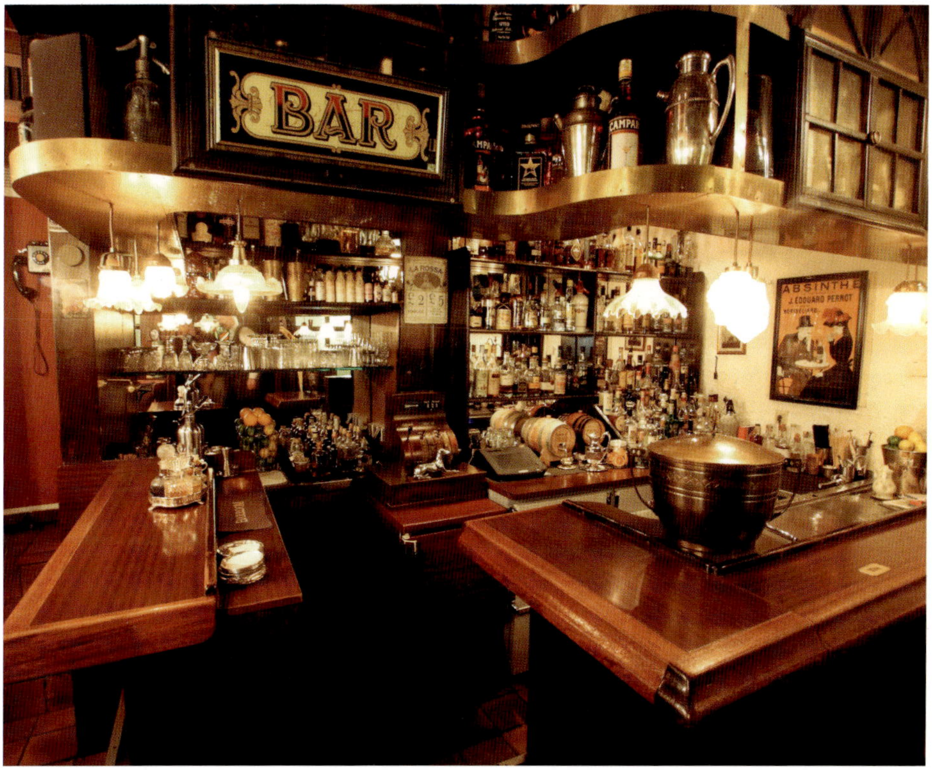

Barguide
FRANKFURT

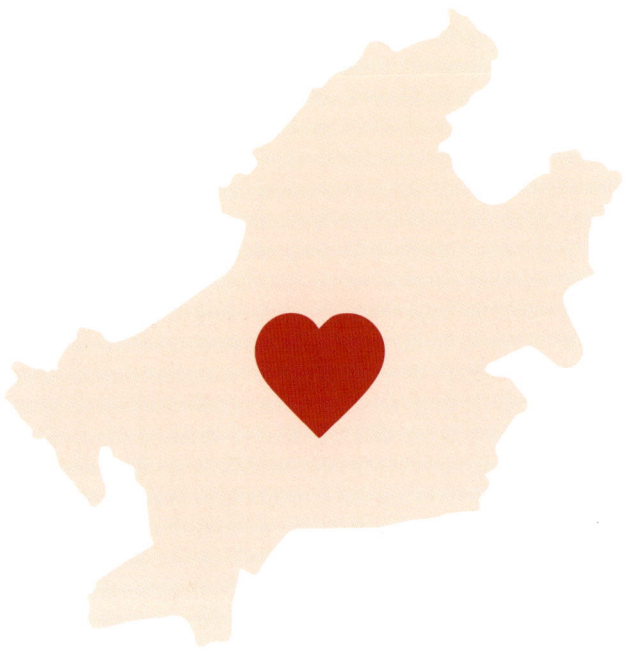

In Frankfurt am Main, der Stadt mit der Skyline, steht neu
hoch im Kurs: alkoholfrei!

ROOMERS FRANKFURT

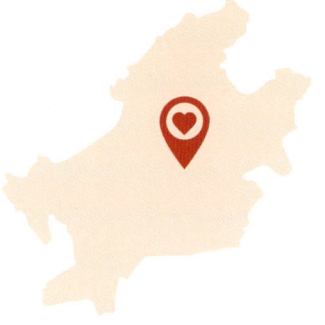

Tonics entwickelt. In der Frankfurter Hotelbar hast du die Wahl. Und? Wofür entscheidest du dich?

Roomers Frankfurt
Gutleutstraße 85
60329 Frankfurt am Main

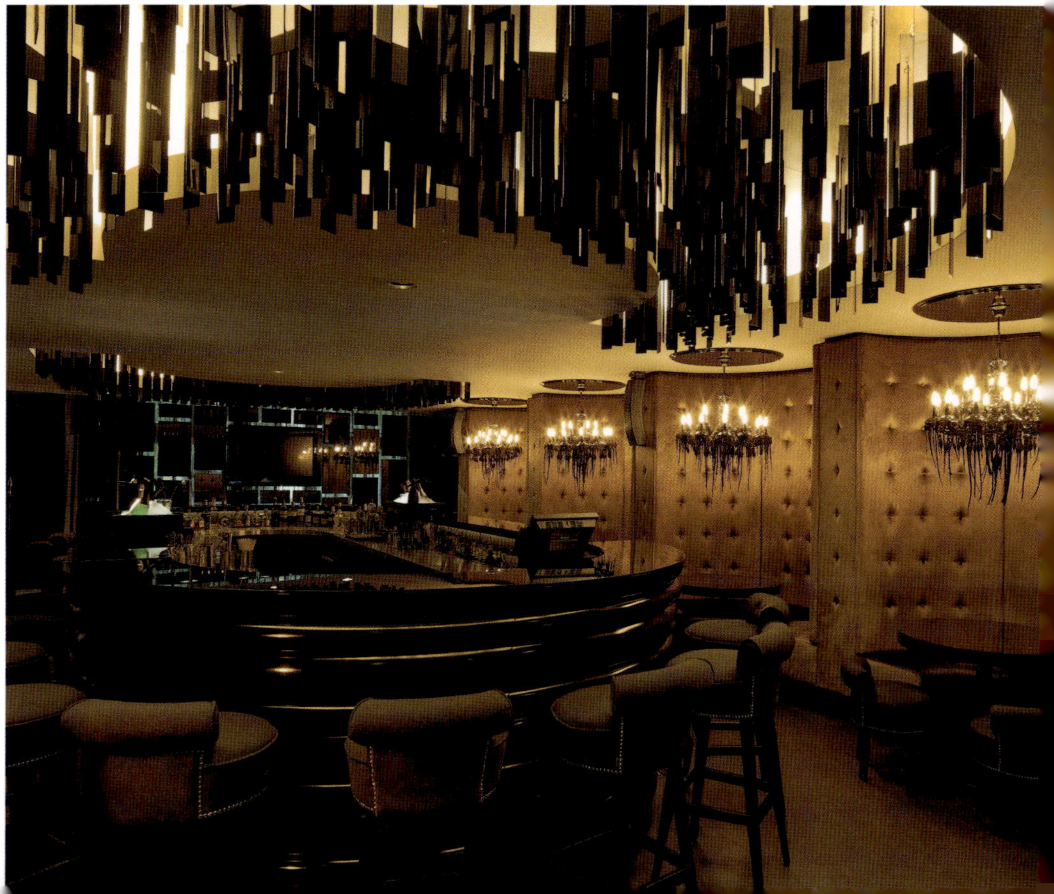

In der Hotelbar *Roomers* in Frankfurt dreht sich alles um den Gast. Alkoholfreie Drinks werden nach Wünschen kreiert. Barchefin Christina Beck stellt die Frage »What's your Drink?«, denn du darfst entscheiden. In einer Kooperation mit der Münchner Getränkemanufaktur Aqua Monaco wurden sogar eigene

HUNKY DORY BAR

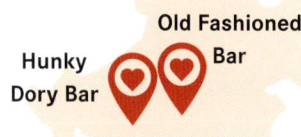

Hunky Dory Bar
Baseler Straße 10
60329 Frankfurt am Main

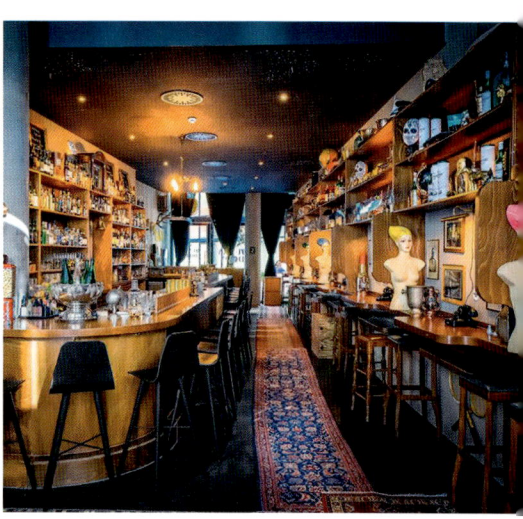

Wir haben nachgefragt und es folgte ein klassisches Statement: Einen geilen alkoholfreien Drink zu kreieren ist in der *Hunky Dory Bar* genauso wichtig wie alkoholische Cocktails. Dieser Qualitätsanspruch wird beim *Bardashian* beispielsweise durch Undone Italian Bitter, hausgemachten Orangensirup, Orangenblütenaroma und Zitronensoda eingelöst. Bei der floralen Alternative, *Lucky Punch*, mit alkoholfreiem Riesling. In der *Hunky Dory Bar* in Frankfurt geht einem das Sober-Herz auf.

OLD FASHIONED BAR

Der Name verrät bereits den Vibe der Frankfurter Bar. Alles im Vintage Style mit Jazzmusik, Dart und dazu stimmiger Einrichtung. In dieser Atmosphäre kann man in der *Old Fashioned Bar* entspannen. Dazu einen Drink wie den *Flower Power* aus Blütenteemischung oder doch einen *Bitter Sweet* mit alkoholfreiem Aperitif. Hier gibt es mit Siegfried Wonderleaf auch klassisch Gin in alkoholfrei. Ein Leichtes, ohne Kater am nächsten Tag, den Abend mit Drinks und guter Musik zu verbringen.

Old Fashioned Bar
Klappergasse 35
60594 Frankfurt am Main

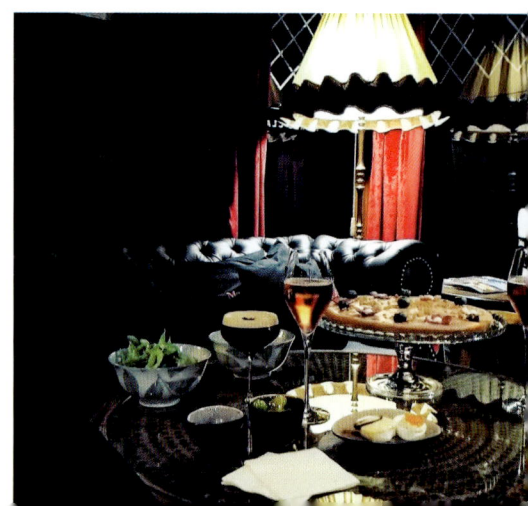

ANTONY'S

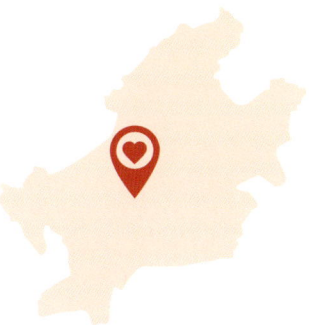

Die *Antony's Bar* in Frankfurt am Main be-glückt alle Trinkbegeisterten. Dass alkohol-freie Alternativen zur Trinkkultur gehören, ist hier bekannt. Auf der Karte finden wir unter *Driving Licence Safe* vier Cocktails, nach de-ren Genuss der Nachhauseweg kein Problem ist. Dazu gehört der *Caribbean Coffee* mit Orange, Limette, Maracuja, Mango, Coldbrew und Honigsirup. Den Geschmack von Urlaub verspricht der *Mango Mule* aus Gurke, Man-go, Limette und Ginger Beer. Erfrischend wird es mit dem *Cucumber Gimlet* aus Gurke, Lime Cordial, Zucker und Soda. In Zukunft soll auch noch vermehrt mit alkoholfreien Spirituosen gearbeitet werden. Wir freuen uns darauf!

Antony's
Berger Straße 14
60316 Frankfurt am Main

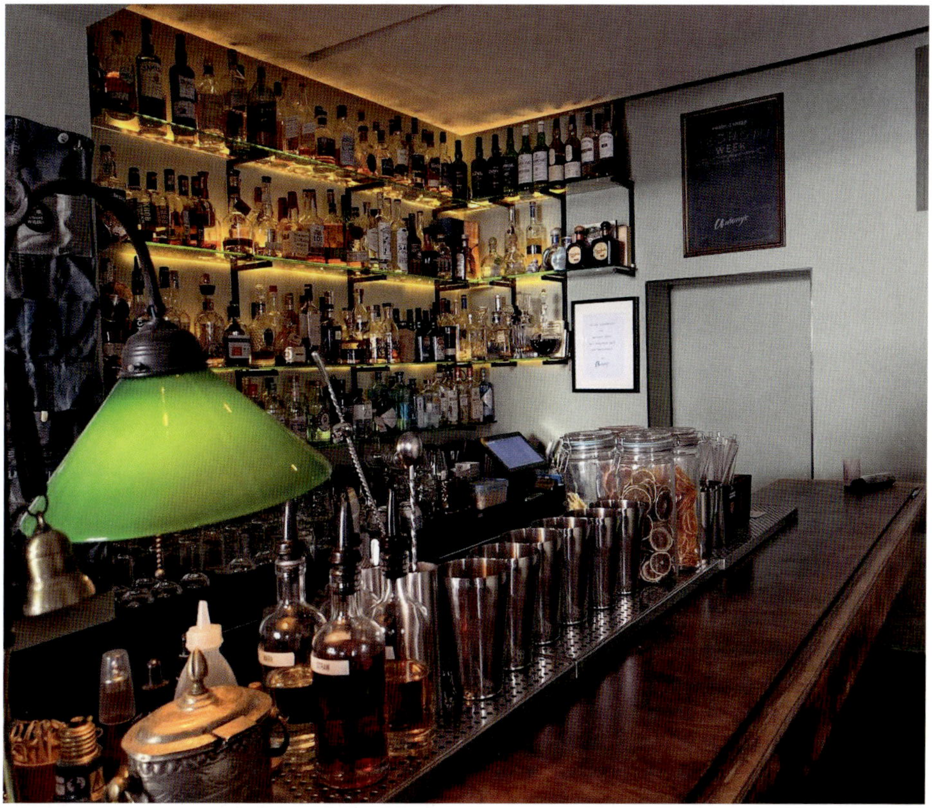

Barguide
KÖLN

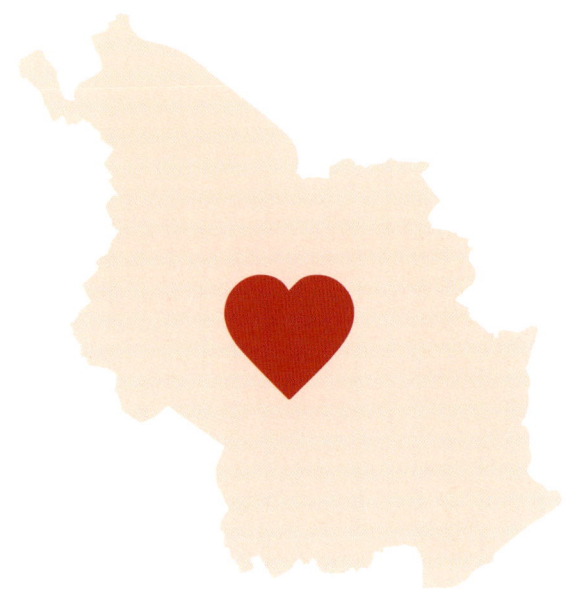

Köln, gutes Klima, kurze Wege und rheinländische
Gastfreundlichkeit, die jetzt auch alkoholfrei ausschenkt.
Prost!

TODDY TAPPER

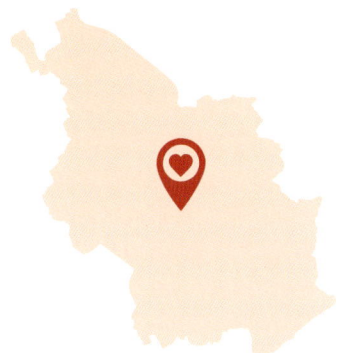

alkoholfreie Drinks, darunter der *Hiraka Moina Tai* aus Kardamom-Vanille-Sirup, Kokosnusssirup, Aprikosenpüree von Ponthier, Limettensaft und Quittensaft. Oder der *Ceylon Mule* mit Yuzu-Püree, Palmzuckersirup, Limette, Quittensaft und Ingwerlimonade. Überzeug dich selbst von den Gastgeberkünsten der *Toddy Tapper Bar*. Ab ins Agnesviertel!

Toddy Tapper
Schillingstraße 27
50670 Köln

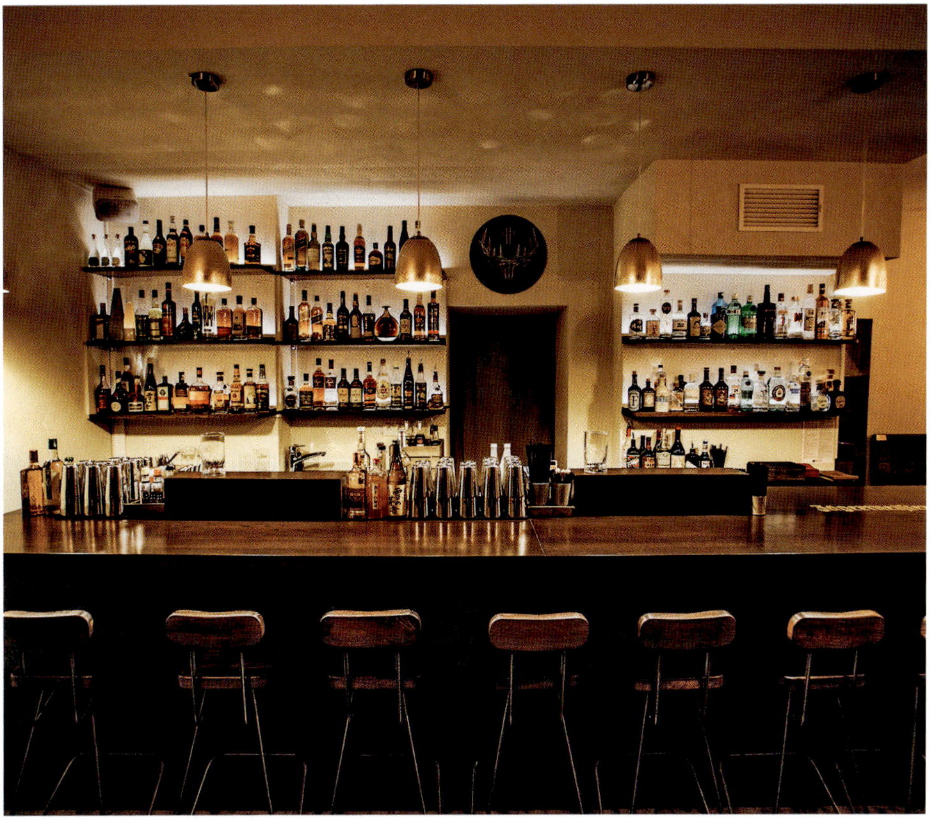

Im Agnesviertel in Köln findet sich die *Toddy Tapper Bar*, die schon mehrfach ausgezeichnet wurde, unter anderem als *Gastgeber des Jahres 2020*. Auf der Karte finden sich einige

ROSEBUD BAR

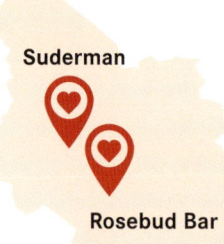

Suderman

Rosebud Bar

Die Liebe zum Drink bringt hier die ganze Stadt zusammen. Auch zum alkoholfreien. Zu den besten Cocktails gehört *Black Bee* aus Cold Brew, schwarzer Beere, Honig und Schweppes Tonic Water. Mit Limettensaft und Kokoslavendelmilch ist auch der *Flowered Piña* sehr gefragt. *Great Minzi* erfrischt mit frischer Minze, Gurkensaft, Limette, schwarzem Pfeffer und Schweppes Soda.

Rosebud Bar
Heinsbergstraße 20
50674 Köln

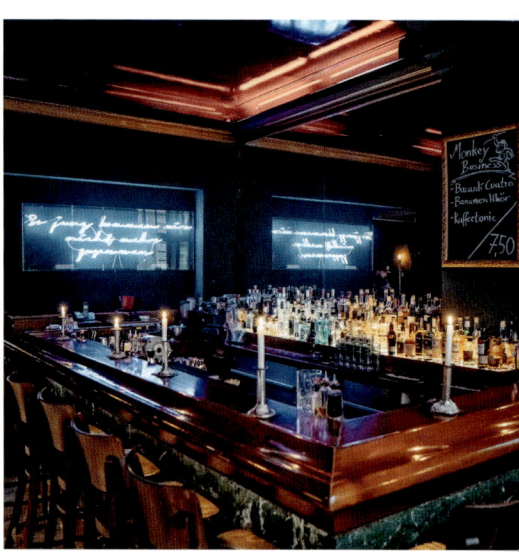

SUDERMAN

Im *Suderman* in Köln ist alles klar definiert. Mit viel Liebe zum Detail setzt man hier auf hohe Qualität. Warum? Der Liebe zur Gastro wegen. Deshalb sind die drei alkoholfreien Cocktails auch von der Karte nicht mehr wegzudenken. Wir lieben den *Alabaster* mit frischem Orangensaft, Kokosmilch, Cold Brew, Monin-Orgeat-Top-up und Crodino. Wer es schärfer mag, dem empfehlen wir den *Gesundbrunnen* aus Kurkuma, Matchasirup, Zitronenwasser und Gingerbeer. Etwas ausgefallener ist wohl *Goldmarie*, die besondere Zutat ist das hausgemachte Gewürzwasser. Mit Cranberry-Orangen-Cordial und Limettenwasser wird dieser Cocktail im Glas auf Eis gebaut. Im *Suderman* ist für jede:n etwas dabei.

Suderman
Sudermanplatz 3
50670 Köln

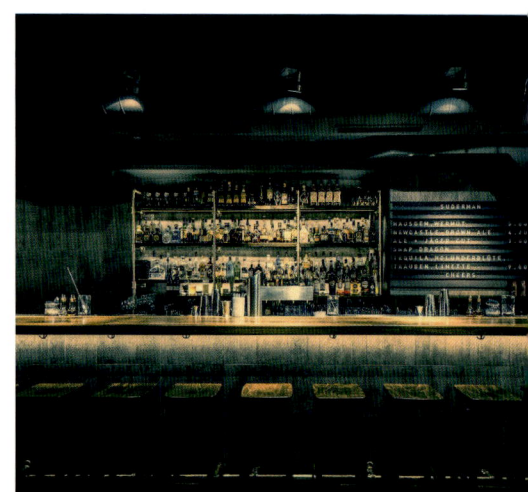

SPIRITS

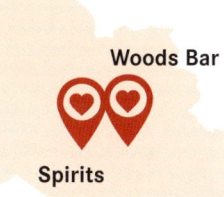

Woods Bar

Spirits

Spirits
Engelbertstraße 63
50674 Köln

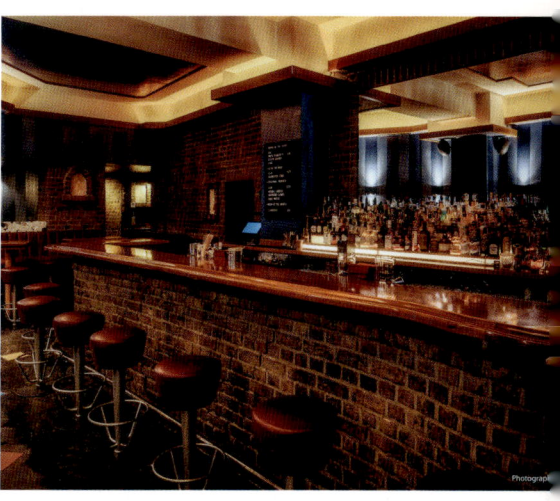

Unweit vom Rhein kann man in der *Spirits Bar* leckere Cocktails schlürfen und die elegante Lounge-Atmosphäre genießen. Dazu braucht es keinen Alkohol, denn hier werden dir hochwertige Alternativen angeboten. Neben leichteren Cocktails mit niedrigerem Alkoholgehalt kann man mit Siegfried Wonderleaf als Gin-Ersatz, Lammsbräu für die Biertrinker und auch alkoholfreiem Vermouth den Pegel bei null belassen.

WOODS BAR

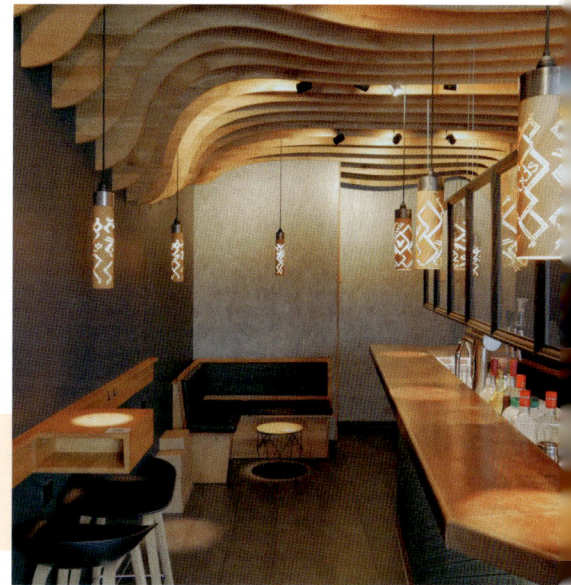

Into the woods: Die *Woods Bar* überzeugt nicht nur mit besonderem Stil, sondern auch mit kreativen alkoholfreien Drinks, die für die eine oder andere Überraschung sorgen. Wer Lakritz liebt, dem empfiehlt die Kölner Bar den *Fuchs*, einen roten Drink mit echten Lakritzstücken. Etwas fruchtiger ist *Peter Lustig*, ein Cocktail aus Trauben, Löwenzahn, Verjus, Rosé und Soda.

Woods Bar
Friesenstraße 49
50670 Köln

Barguide
STUTTGART

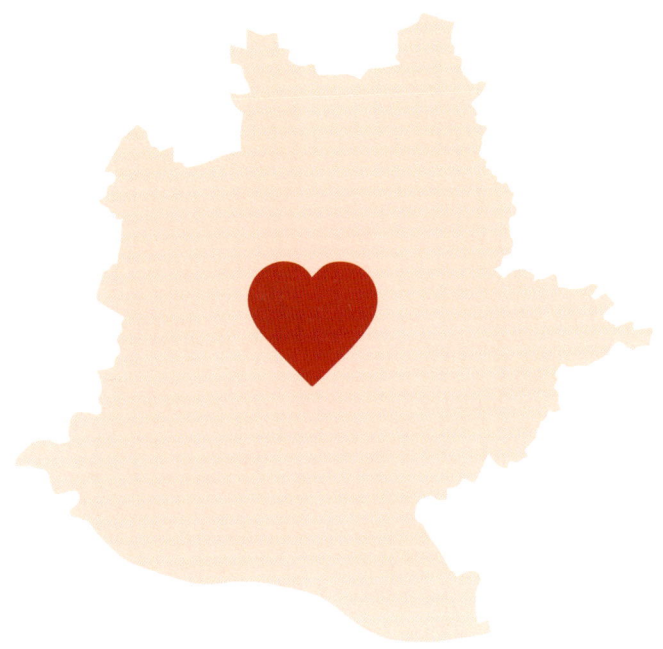

Stuttgart, die Stadt im Süden Deutschlands, punktet mit mediterranem Lebensgefühl, verniedlichendem Dialekt und der Möglichkeit, Weinschorle in alkoholfrei zu schlürfen.

JIGGER & SPOON

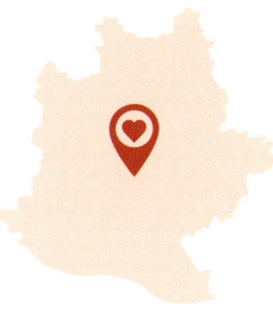

Erst klingeln, dann darfst du rein. Das *Jigger & Spoon* ist durch die Speakeasy Bars der Prohibitionszeit inspiriert. Damals war Alkohol verboten und Gäste mussten klingeln/klopfen, um in die Bar zu kommen. Aber keine Sorge: Jede:r ist hier willkommen.

Alkoholfreie Destillate findet man nicht, doch es gibt genug andere alternative Mixgetränke, die dir den alkoholfreien Besuch in der Stuttgarter Bar versüßen. Der Fokus liegt hier eindeutig auf Entspannen und Abschalten. Dazu brauchst du keinen Alkohol. Einfach aus der regelmäßig wechselnden alkoholfreien Karte bestellen oder dein Mixgetränk individuell zusammenstellen lassen, zurücklehnen und genießen.

Jigger & Spoon
Gymnasiumstraße 33
70174 Stuttgart

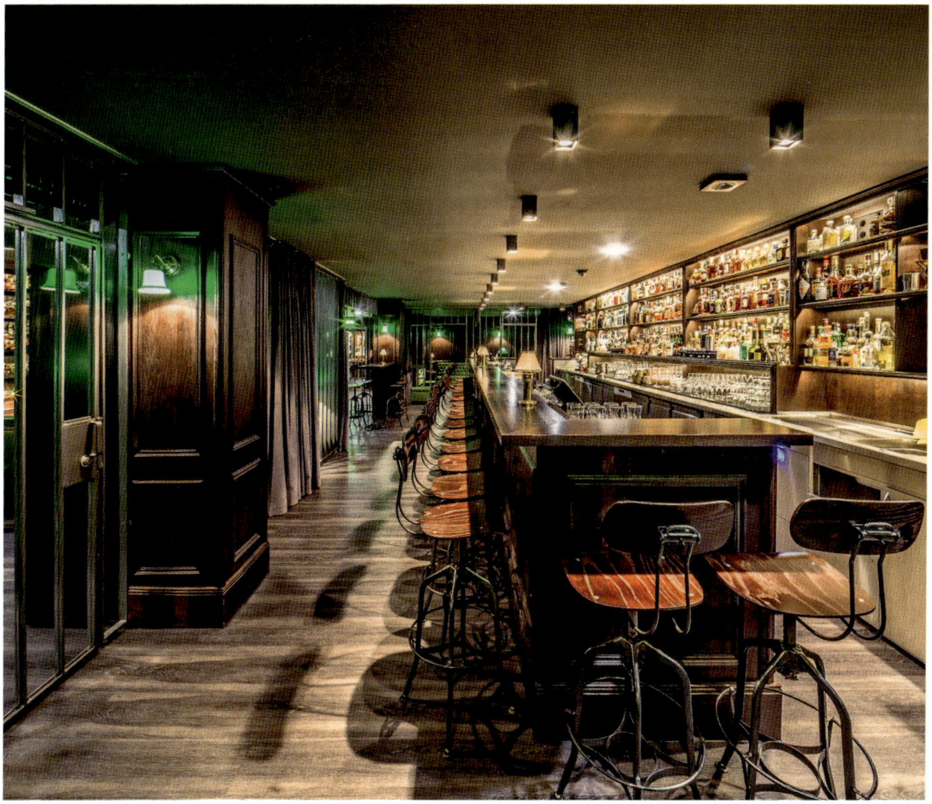

FOU FOU COCKTAIL-
UND CHAMPAGNERBAR

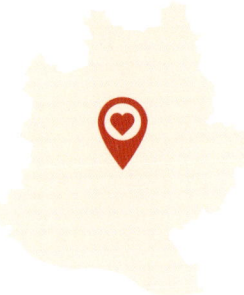

»Ein verrückter Haufen vor und hinter der Bar«, beschreibt das *Fou Fou* sich selbst. Das trifft auch auf die Karte zu. Was wir hier entdeckt haben: *Shrubs*. Das Comeback des Jahres. *Shrub* ist ein Fruchtsirup auf Essigbasis. Dazu wird die jeweilige Frucht mehrere Wochen in Essig eingelegt. Die gefilterte Flüssigkeit wird anschließend meist mit Zucker und

Wasser vermischt. Im 19. Jahrhundert nutzte man dieses Verfahren, um Früchte länger haltbar zu machen. In der *Fou Fou Bar* steht jedoch der Geschmack an erster Stelle. Hier werden unterschiedliche Beerenmischungen oder auch Kaffirlimettenblätter verwendet und das Ganze anschließend mit Soda aufgegossen. Bei schönem Wetter lässt sich der *Shrub* auch draußen auf der Terrasse genießen.

Fou Fou Cocktail- und Champagnerbar
Leonhardstraße 13
70182 Stuttgart

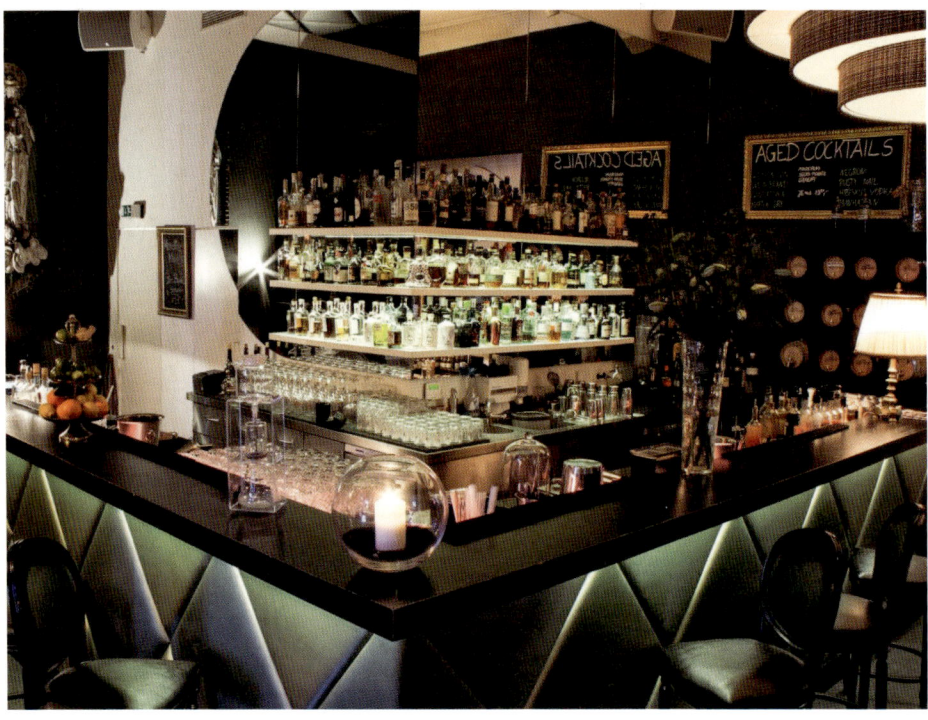

PAUL & GEORGE

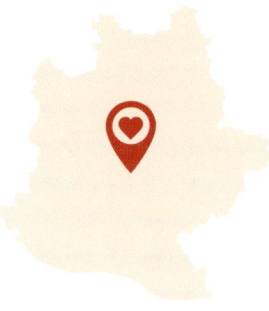

Wünsch dir was! Wer in der *Paul & George Bar* in Stuttgart nach Alkoholfrei sucht, dem geben wir einen Tipp. Spar dir Zeit und frag direkt nach. Was hier nicht auf der Karte ist,

wird nämlich gemacht. Klassische Drinks gibt es auf Nachfrage in einer alkoholfreien Variante, beliebig an deinen Geschmack angepasst. Dazu bietet die Stuttgarter Bar auch hausgemachte Limonaden und Sirups an. Du entscheidest also: gängiger Drink oder aufgepimpter Cocktail.

Paul & George
Weberstraße 3
70182 Stuttgart

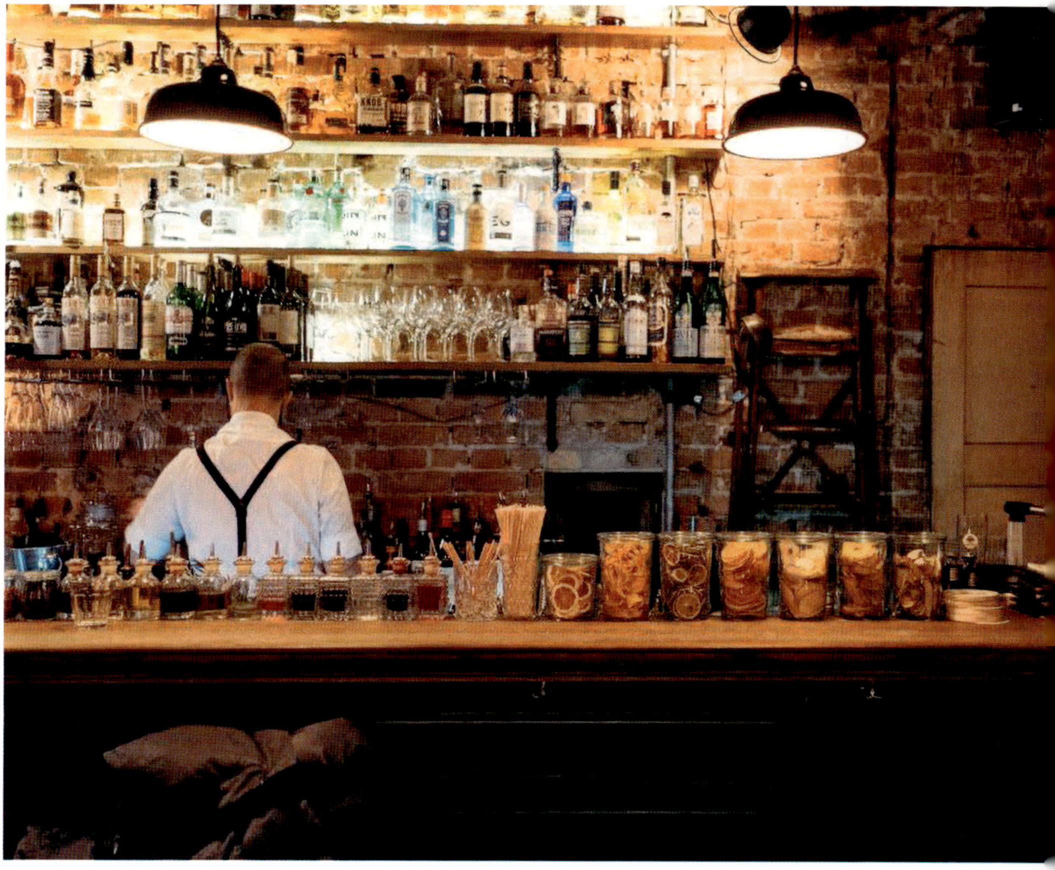

Barguide
WIEN

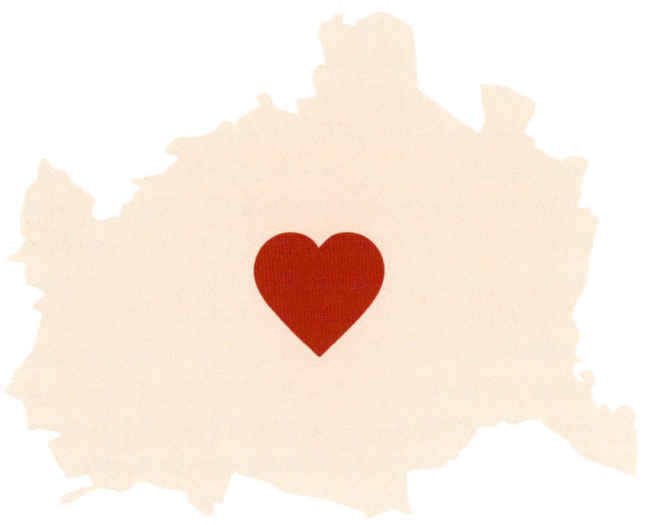

Die österreichische Hauptstadt lockt mit besonderem Charme,
gutem Essen und prachtvoller Architektur. Neu dazugekommen:
Eine sich etablierende rauschlose Nachtszene.

JOSEF BAR

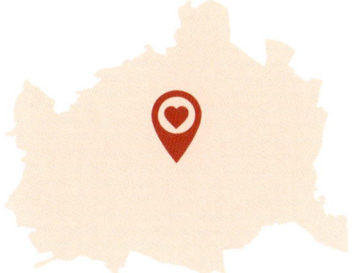

Josef Bar
Sterngasse 1
1010 Wien

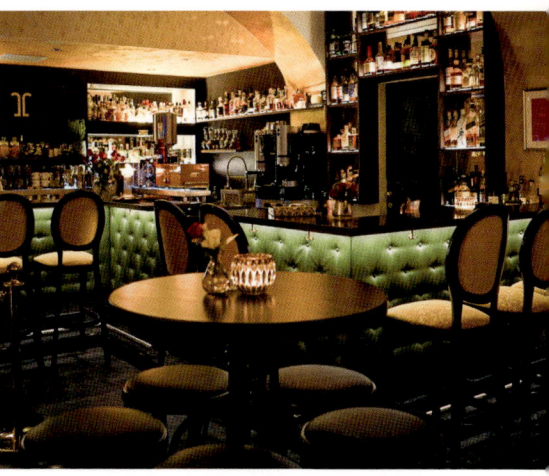

Die *Josef Bar* hat klare Ziele vor Augen und setzt auf Innovation. Für die Cocktailbar in der Wiener Innenstadt gehört es daher auch dazu, Alkoholfrei fest in ihrer Karte zu etablieren. Der Plan: Die Karte soll zu 20 Prozent alkoholfrei sein und um etwa sieben neue alkoholfreie Drinks erweitert werden, bei denen mit alkoholfreien Spirituosen experimentiert wird. Wir sind jetzt schon Fans und gespannt auf die neuen Kreationen.

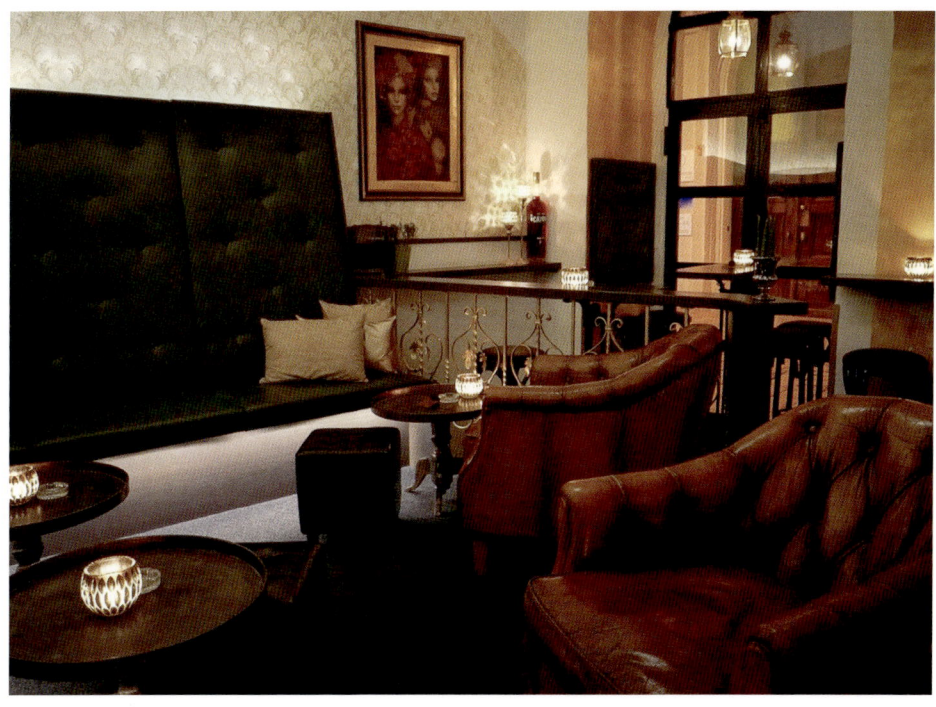

MOBY DICK

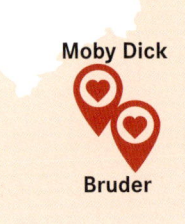

Moby Dick
Neustiftgasse 26
1070 Wien

Anders als im Roman von Herman Melville wird im *Moby Dick* Jagd auf die besten nachhaltigen Cocktails gemacht. Die Cocktailbar in Wien kennt kein Entweder-oder. Hier gehören Upcycling, Low Waste und ein nachhaltiger Verbrauch zum Standard. Bei den Getränken setzt das *Moby Dick* auf regionale Ressourcen und verzichtet beispielsweise auf Plastikstrohhalme. Mit einer Auswahl an vier alkoholfreien Drinks tut man in der *Moby Dick Bar* nicht nur sich, sondern auch der Umwelt etwas Gutes.

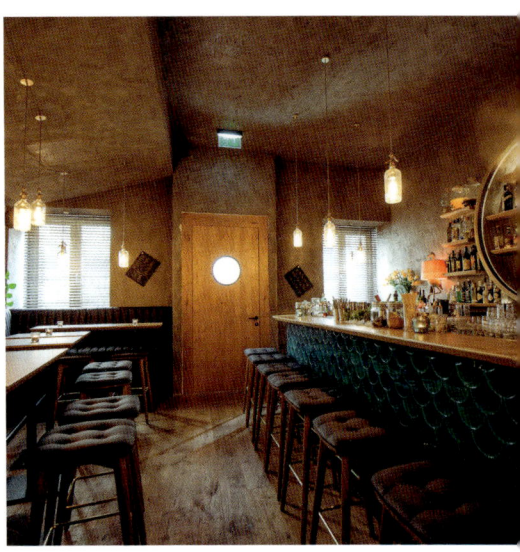

BRUDER

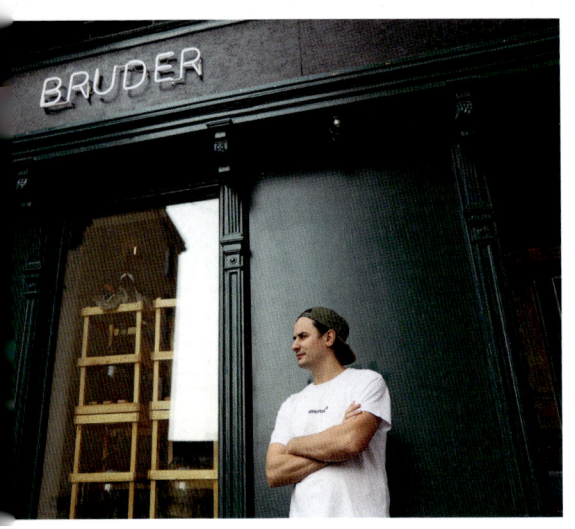

Die *Bruder Bar* im 6. Wiener Bezirk ist vor allem für Fine Dining bekannt. Ihr Konzept: Weniger ist mehr. Dabei wird derzeit Alkoholfrei in Form hausgemachter Limonaden und Kombuchas umgesetzt. Wer noch einen draufsetzen will, kann seine Getränk mit selbst hergestelltem Sirup aufpimpen lassen. Alkoholfreie Alternativen kommen noch nicht zum Einsatz. Was nicht ist, kann noch werden!

Bruder
Windmühlgasse 20
1060 Wien

TÜR 7

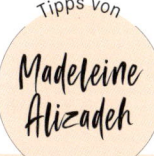
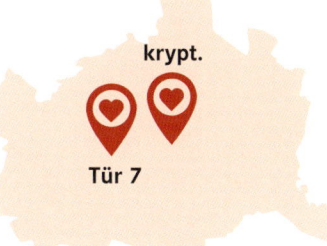

Tür 7
Buchfeldgasse 7
1080 Wien

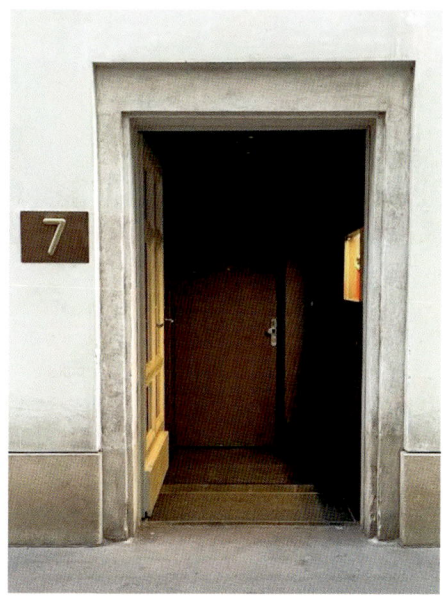

In der Bar *Tür 7* spielt sich alles hinter verschlossenen Türen ab. Alkoholfreie Cocktails so weit das Auge reicht: *Tür 7* hat fast das ganze alkoholfreie Spektrum im Gepäck: Es gibt Gin, Bitter und Vermouth für das Sober-Herz. Auf Wunsch und nach Geschmack werden die Drinks gezaubert - hereinspaziert, hier kann man sich Runde für Runde überraschen lassen und Neues ausprobieren. Inspiration pur!

KRYPT.

Das *krypt.* empfängt seine Gäst:innen in einem mystischen Kellergewölbe im 9. Bezirk in Wien. Alkoholfrei gibt es kaum Grenzen: Nahezu alle Signature Cocktails werden alkoholfrei, unter anderem mit Alternativen zu Gin, Campari und Vermouth ausgeschenkt. Der *Mild Meadow* mit beispielsweise Lyre's Amaretti ist uns sofort ins Auge gestochen. Alkoholfreie Wünsche werden wahr - ansprechen, besprechen und betrinken. Katerlos glücklich!

krypt.
Berggasse 5
1090 Wien

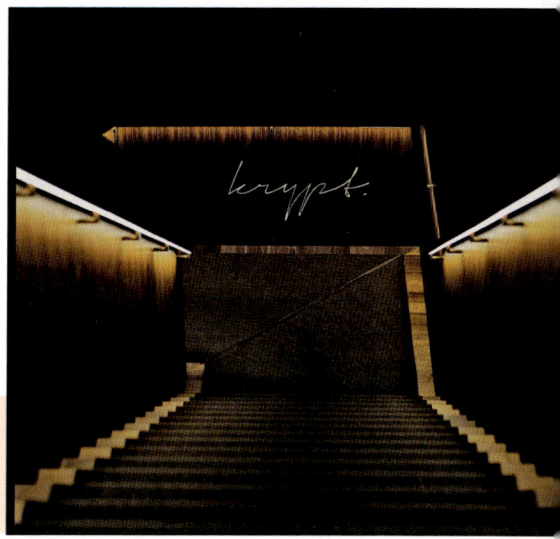

Barguide ZÜRICH

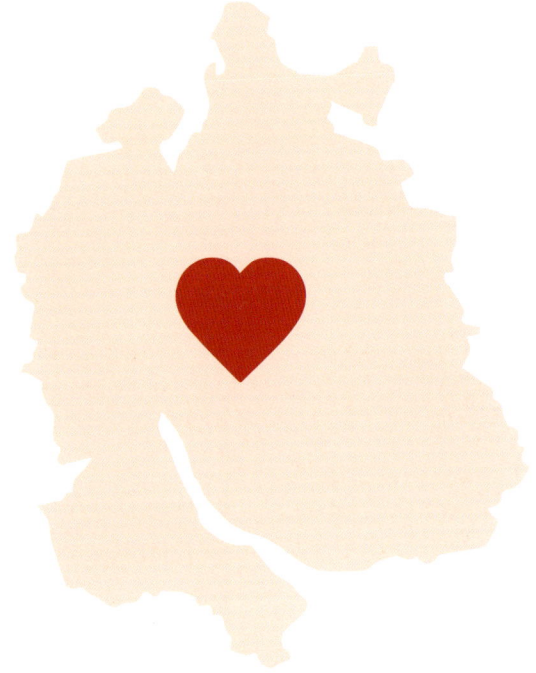

Zürich: Rausgeputzt, mit Blick in die Berge und über den Zürichsee überzeugt die Stadt auch am Bartresen mit hochwertigen alkoholfreien Drinks & Cocktails.

WIDDER BAR

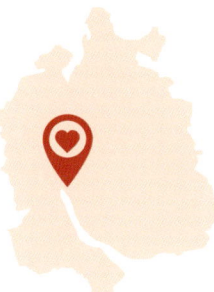

Wolfgang Mayer, der Chef der *Widder Bar*, hatte zum 25-jährigen Jubiläum des *Widder Hotels* eine Mission: eine Barkarte, die auch außerhalb von Zürich einschlägt. Das Symbol der Hotelbar ist der Widder. Eine Barkarte der ganz besonderen Art gibt es hier in Form eines Widderkopfes aus Holz. Der Widder ist auch das Symbol der Traditionsbar, welche in der Altstadt im Kreis 1 ansässig ist.

Die Barkarte umfasst neun Register: Dabei stellt jedes Register die Hauptkomponente des Drinks oder des Cocktails dar. So geht es von House of Whiskey über zu House of Champagner bis hin zu: House of Mocktails! Hier findest du drei sehr schmackhafte und hochwertige alkoholfreie Drinks, unter anderem: *Orange is the new ... Orange* aus Kürbis, Orangensaft, Apfel, Zitrone und Soda oder den *Sassh* mit Zutaten wie Sanddorn und Shiso-Pflanze, Apfel, Salz und Haselnussöl. Eine Bar mit besonderem Sinn für Symbolik, Tradition und Geschmack – we love!

Widder Bar
Widdergasse 6
8001 Zürich

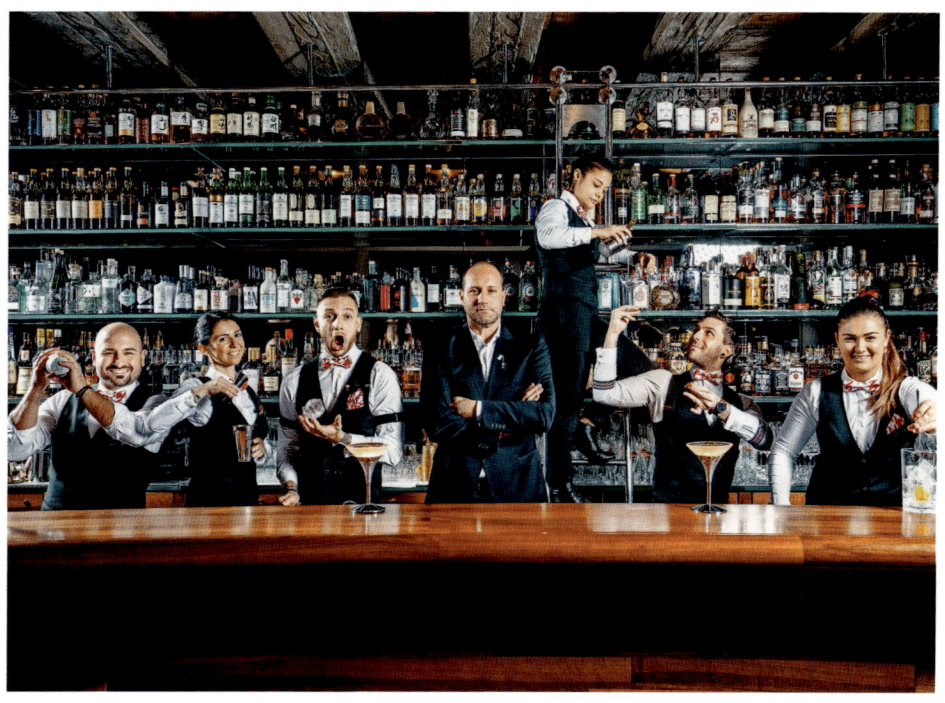

RAYGRODSKI

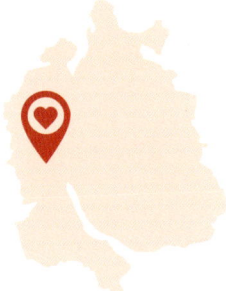

Geschmacklich kommt sie einer Zitrone sehr nah, ist jedoch intensiver und nicht so sauer. Daher eignet sie sich gut für Cocktails und Limonaden und schmückt so auch die Karte der *Raygrodski Bar.*

Raygrodski
Sihlfeldstrasse 49
8003 Zürich

Die *Raygrodski Bar* in Zürich ist up to date. Sie überzeugt mit hippem Design, lässiger Wohlfühlatmosphäre und einer großen Portion Offenheit dem Thema Alkoholfrei gegenüber. Die Bar zeigt Interesse an Trends und Neuheiten der alkoholfreien Szene. Der *Mercedes Pants* besteht aus dem alkoholfreien Bottega-Schaumwein, Soda und der japanischen Yuzu-Frucht. Diese ist fester Bestandteil der asiatischen Küche, gewinnt allerdings auch in Europa immer mehr Fans.

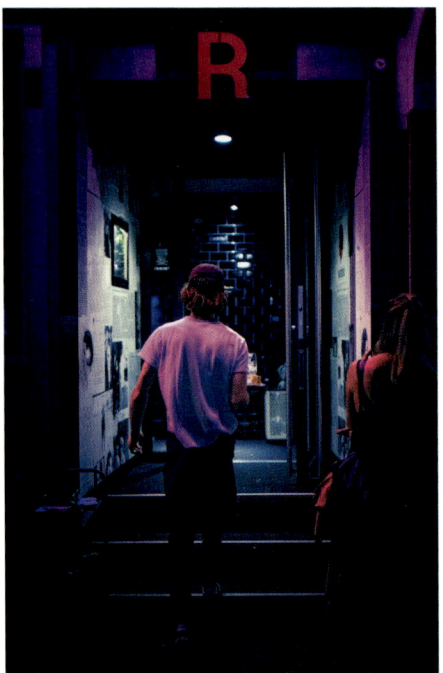

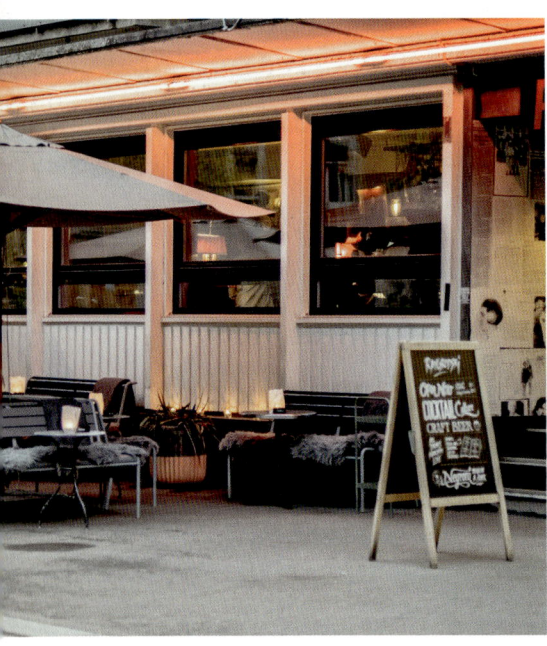

BAR AM WASSER

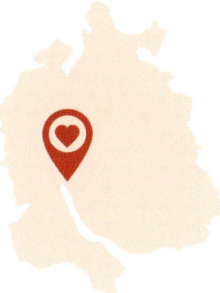

konventionellen alkoholischen Cocktails. Sounds good: der *Laissez Faire.* Dieser besteht aus der REBELS-0.0%-Gin-Alternative, Zitronenverbene, Lavendel, Apfel- und Traubensaft. Weitere Drinks wie der *Re-Rebujito*, der *Piña No'Lada* oder der *Jalisco Punch*, die einen immer wieder aufs Neue schmecken lassen, wie schön Alkoholfrei sein kann.

Die *Bar am Wasser* legt großen Wert auf alkoholfreie Drinks. Dafür werden Alternativen von *REBELS 0.0%*, based in Zürich, eingesetzt. Support your Locals! Damit werden leckere Cocktails mit Gin-, Rum- und Aperitif-Alternativen kreiert, gleichwertig zu den

Bar am Wasser
Stadthausquai 1
8001 Zürich

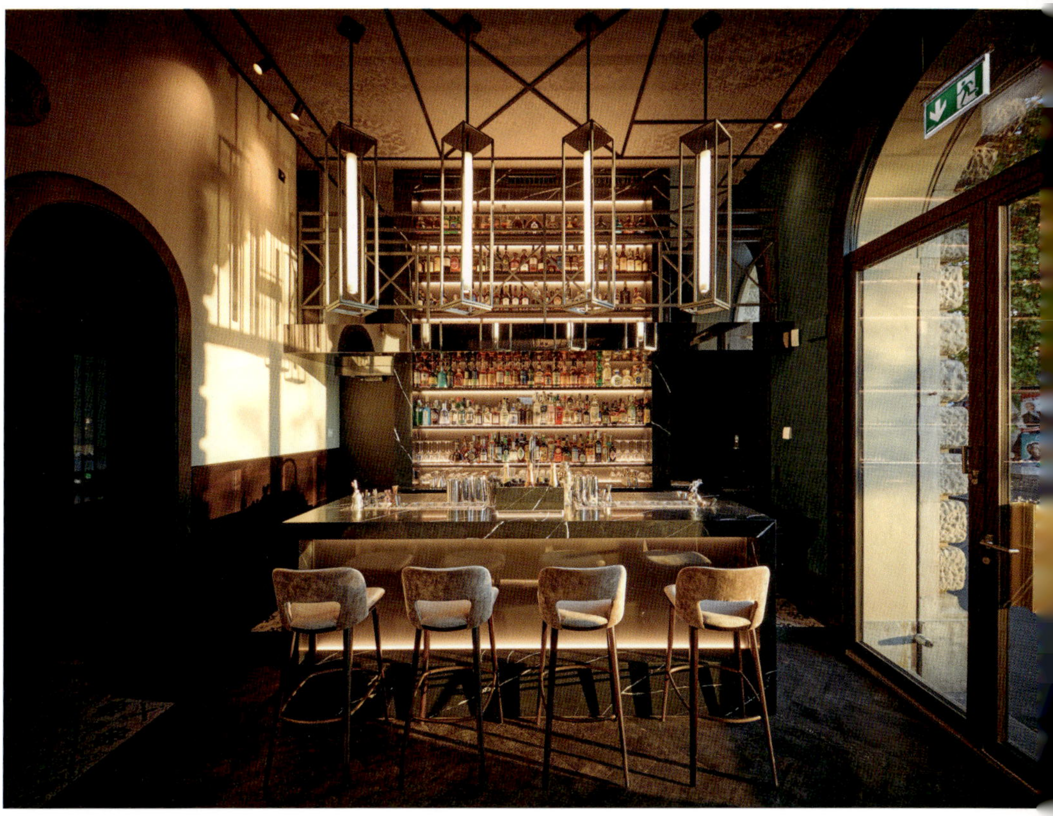

OLD CROW

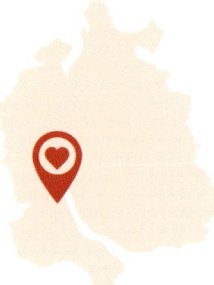

Orangenblütensaft. Wer auch bei seinem alkoholfreien Cocktail nicht auf Kaffee verzichten will, greift zum *Cafe Ole* mit Birnensirup, doppeltem Espresso und Sahne. Einen entspannten Abend mit spannenden Drinks wird man hier auf jeden Fall verbringen.

Old Crow
Schwanengasse 4
8001 Zürich

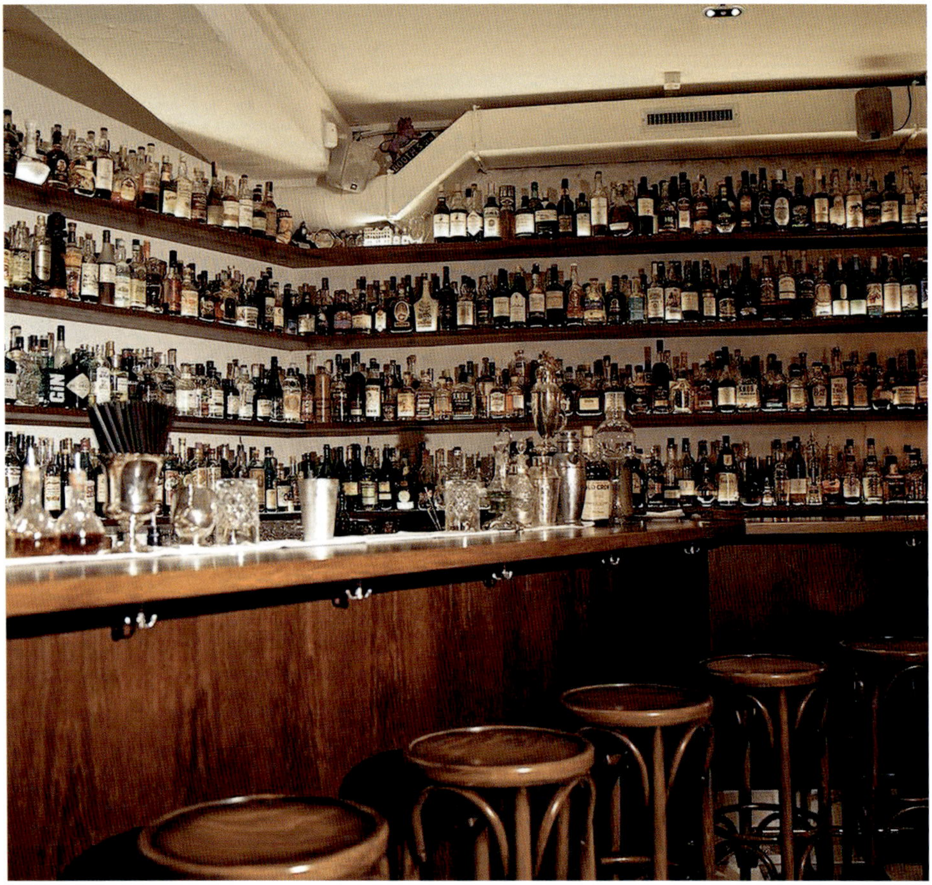

Im *Old Crow* stehen die Wünsche der Gäste an erster Stelle. Hier kann man aus 1600 Spirituosen auswählen. Fruchtig ist der *Orange Blossom* mit Grapefruitsaft, Ginger Beer und

I have mixed drinks about feelings.

(Sober) Curious
ABOUT RUBY

Interview mit **Ruby Warrington**, Autorin von *Sober Curious* und *The Sober Curious Reset*

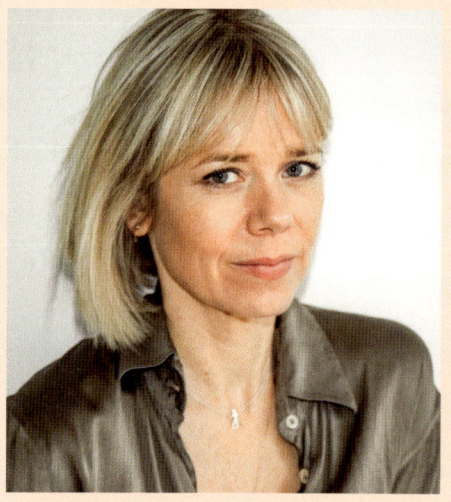

Was war die größte Überraschung für dich, seit du selbst angefangen hast, sober curious zu werden?

Im Allgemeinen war die größte Überraschung für mich, dass ich nicht alleine mit meinen Gedanken und Fragen war, die ich mir hinsichtlich meines Konsums gestellt hatte. Fragen wie »Welche Auswirkungen hat Alkohol auf mein Leben? Warum trinke ich eigentlich so viel? Trinke ich zu viel? Wie wäre es, wenn ich nicht trinken würde? Warum fällt es mir denn so schwer, weniger zu trinken?« stellen sich viele andere auch. Ich war also nicht die Einzige, und viele teilen diese Erfahrungen, hatten aber nicht die Sprache, den Mut oder gaben sich nicht die Erlaubnis, darüber zu sprechen. Auf persönlicher Ebene war die größte Erkenntnis, wie viel Selbstbewusstsein mir das Nicht-Trinken gab. Es ist paradox: Ich habe Alkohol immer als Mittel genutzt, um mich selbstbewusster und weniger schüchtern zu fühlen. Wahres Selbstbewusstsein erfuhr ich in der Nüchternheit. Und darin liegt die Magie.

Was ist dein wichtigster Ratschlag für Menschen, die gerade in die Welt von sober curious und Mindful Drinking einsteigen?

Ich denke, es ist die innere Stimme, der man sehr genau zuhören sollte. Wenn du dich fragst, wie das Leben ohne die ganze Trinkerei wäre oder wie es wäre, weniger zu trinken, dann solltest du das für dich herausfinden. Du hast nichts zu verlieren, wenn du dir eine Trinkpause gönnst, dich für eine Weile zurückziehst, um dir dann diese Fragen mit einem klaren Kopf zu beantworten. Ich schätze, der wichtigste Ratschlag lautet: Geh los, suche die Antwort, nimm dich und die Fragen ernst. Der erste Schritt ist die Anerkennung und der zweite, für eine bestimmte Zeit dem Alkohol good-bye zu sagen. Das können vier Wochen sein, drei Monate oder ein Jahr.

Living: HEUTE TRINKE ICH NICHT

Selbstreflexion Part 3

14 Tipps, um Alkoholfrei in deinen Alltag zu integrieren

Wer bin ich und wie viele?

Wir haben ein verzerrtes Bild von dem Abend, von den Menschen und von uns, während die nächste Flasche Wein aufgemacht oder die nächste Runde in der Bar bestellt wird. Probiere Folgendes aus: Nach jedem Glas, das du am Abend trinkst, machst du ein Selfie von dir. Am nächsten Tag liebevoll draufschauen: Was siehst du? Eine Antwort könnte sein: Nüchtern gefalle ich mir am besten.

Halte den Kater fest

Wer trackt, gewinnt. Ob auf Papier oder via Tracking-App. Halte für mindestens vier Wochen deinen Konsum fest. Die Kür kommt aber danach: Schau dir die Tage, an denen du getrunken hast, genau an und analysiere sie anhand der Fragen aus Kapitel 1 (siehe S. 45/46). Bewerte auf einer Skala von 1 bis 10, wie du dich am nächsten Tag gefühlt hast und ob sich der Hustle am nächsten Tag gelohnt hat. Das ist die Grundlage, um für deine Pläne Strategien zu entwickeln.

Kleiner Reminder

Kannst du dich an das Gelesene zum Thema Gesundheit erinnern? Alkohol dehydriert, vergiftet dich und verursacht auf allen körperlichen und geistigen Ebenen Schäden. So, und jetzt frag dich noch mal, ob du den Drink annimmst oder nicht! Mic Drop.

Du bist eingeladen

Ein Dinner mit Freund:innen ist besonders nett, wenn jede:r ordentlich einen im Tee hat. Ist das so? Wenn du dich als Gast für einen alkoholfreien Abend entschieden hast, bist du klar im Vorteil: Du bist nicht nur der oder die bessere Zuhörer:in, du bist auch aufmerksamer, hilfsbereiter und kannst am Ende sogar noch dafür sorgen, dass jede:r sicher in ein Taxi verfrachtet wird. Wenn das nicht Freundschaft ist, was dann? Noch ein kleiner Tipp am Rande: Weihe deine Gastgeber:innen vorher ein, das schafft Vertrauen und häufig eine:n Verbündete:n.

Du bist Gastgeber:in

Fantastisch! Dann lade zum ersten Sober Dinner ein! Unsicher bezüglich der Reaktion? Du lädst deine Freund:innen mit an den Tisch, vergiss das nicht. Wenn du nicht in die Vollen gehen willst, machst du daraus ein Blind Tasting. Spaß und Redebedarf garantiert. Und vielleicht kristallisiert sich aus dem Abend ein potenzieller Sober Buddy heraus.

Ich sehe was, was du nicht siehst

Alkoholschrank, Servierwagen oder deine Kühlschranktür. Wo hat Alkohol seinen Platz in deinem Zuhause? Stehen die Flaschen sichtbar ausgestellt wie Trophäen? Oder lagerst du sie versteckt unter der Spüle? Mach dir bewusst, wie du Alkohol in deinen eigenen vier Wänden darstellst, und frage dich, ob das noch zu deinem Vorhaben passt. Sortiere außerdem die Flaschen aus, die du länger als sechs Monate nicht in der Hand hattest. Der Moment wird nicht mehr kommen.

Sober Socializing

Unter den Begriff Sober Socializing fallen die Verabredungen, bei denen man obvious nicht trinkt. Was, wann und mit wem könnte das sein? Hier gilt: Neues muss erprobt und geprobt werden. Ein Spaziergang im Wald, zum Kaffee und Frühstück morgens um neun Uhr (ja, das geht!), ins Kino um zwölf (ja, das macht Spaß), das Resto ausprobieren mit ausgewählter alkoholfreier Begleitung, sich in Bars mit hochwertiger alkoholfreier Karte verabreden oder beim ersten Date aufs Fahrrad schwingen. Je häufiger, desto einfacher. Versprochen!

Entscheidungen treffen.

»Ist die Entscheidung getroffen, sind die Sorgen vorbei.«
(Marcus Tullius Cicero)

Triff für einen beliebigen Abend die Entscheidung: Ich trinke heute nicht. Schon sind alle folgenden Fragen durch das erste Nein beantwortet und irrelevant für diesen Abend:

- Trinke ich heute Abend?

- Wie viel trinke ich?

- Was sollte ich trinken und was nicht?

- Was antworte ich, wenn mir jemand etwas anbietet?

- Wie schaffe ich es, nicht mehr zu trinken, als ich geplant habe?

- And so on ...

Du hältst dein Wort

Du hast dich entschieden? Dann bleib dabei. Vergiss nicht: Dein Versprechen an dich selbst ist das wichtigste Versprechen, das du jemals geben wirst. Das trifft übrigens auf alle Bereiche und Situationen in deinem Leben zu. Wenn du dir selbst gegenüber dein Wort nicht halten kannst, wer dann? Mit jedem Versprechen, das du dir gegenüber brichst, sinken dein Selbstvertrauen und Selbstwert.

Zu Hause sieht es keiner

Das ist richtig, wenn du allein in deinen vier Wänden lebst. Wir kennen aber selbst auch den Crave nach einem Glas Vino. Versuche es mit der Zehn-Minuten-Regel von Nir Eyal, Autor und Experte rund um das Thema Gewohnheiten und Time-Management. Die Regel besagt, dass du es zehn Minuten mit diesem Verlangen oder auch mit Ablenkungen aushältst. Stell dir einen Timer. Zehn Minuten aushalten und verstehen, warum du dich nach einem Glas Wein sehnst. Bist du danach ein besserer Mensch? Rrrrriiing!

Helpers at home

Und es gibt noch mehr Hilfe bei einem unsäglichen Verlangen nach dem Glas Wein, einem Feierabendbier oder einem Drink: Putz dir die Zähne, zieh die Jacke an und mach einen Spaziergang um den Block.

Du wolltest schon immer mal deinem Hund beibringen, die Pfote zu geben? Schau dir YouTube-Videos dazu an. Du darfst dich ablenken! Im besten Fall suchst du dir eine Aktivität aus, die dich positiv beeinflusst: Bewegung, etwas Neues erfahren, mit der oder dem besten Freund:in telefonieren, die Liste durchlesen, wie es dir beim letzten Kater ergangen ist, und: einen alkoholfreien Gin Tonic trinken.

Morgen ist wichtig

Vorausschau ist die Devise. Ein Abend voller Drinks verspricht kurzfristig Spaß und Unterhaltung. Was hattest du diese Woche oder an diesem Wochenende vor? Reflektiere deinen letzten Kater. Wie viel Zeit hast du gebraucht, bis du wieder vollständig on track warst? Zwölf Stunden? 24 Stunden? 48 Stunden? Was könntest du mit der gewonnenen Zeit ohne Kater machen? Schreibe dir vor einem anstehenden Abend fünf Punkte auf, warum du an diesem Abend nicht aus dem Ruder laufen willst, weil dein Morgen wichtig ist.

Alle haben Spaß, du auch

Du hast den Resto-Besuch mit deinen Freund:innen genossen und bist als Einzige:r nüchtern geblieben. Feier dich dafür und sei großzügig: Beim Splitten der Rechnung zahlst du genauso viel wie die anderen. Das kommt für alle günstiger, und der Fakt, dass du die Person warst, die nicht getrunken hat, wird nicht noch mal gepointet. Cheers to that!

Finde deine alkoholfreie Alternative

Da bist du bei *nüchtern.berlin* an der richtigen Stelle! Mittlerweile haben wir in unserem Onlineshop über 200 unterschiedliche alkoholfreie Alternativen: angefangen bei Gin, Wodka, Tequila, Aperitifs, Rum und Botanicals bis hin zu alkoholfreien Weinen, Schaumweinen und, nicht zu vergessen: Bier. Schau bei uns online vorbei: *nuechtern.berlin*

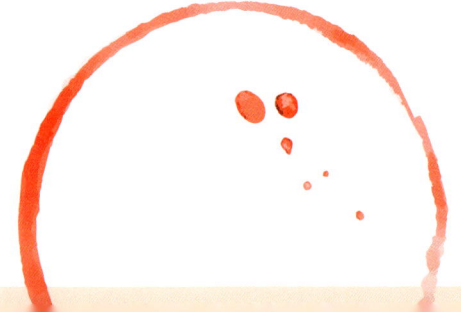

Im Kontext bleiben

Wir sind und bleiben soziale Wesen, auch wenn wir unseren Blickwinkel auf unsere Trinkgewohnheiten und die unseres Umfelds verändern. Und jeder Anfang ist schwer. Deswegen: Sei großzügig mit dir und deinem Umfeld. Rom wurde auch nicht an einem Tag erbaut.

Vorbild statt Apostel

Keiner mag Besserwisser, Moralapostel oder Predigerinnen. Schau auf dich und wie du mit der Situation zurechtkommst. Wer dich kritisiert, sagt mehr über sich selbst aus als über dich. Scheinbar lebst du etwas vor, was für diese Person unmöglich erscheint. Dein Sieg ist, wenn du am nächsten Tag morgens aufwachst – fresh and new.

Krawall und Konfrontation

Bleib bei hitzigen Diskussionen und besserwisserischen Kommentaren bei dir und deiner Entscheidung. Du sitzt mit Erwachsenen am Tisch, lehnst am Bartresen oder prostest ihnen zu. Jede:r hat eben seine eigenen Erfahrungen, Meinungen und Vorstellungen, was es bedeutet, in Maßen zu trinken. Wenn du diese nicht teilst, kannst du entscheiden, was du damit machst: drüberstehen oder gehen.

Du musst nicht austrinken

Bei einer Hochzeitsfeier knallen die Korken. Auf das Brautpaar wollen wir natürlich anstoßen. Lass dir einschenken, hebe dein Glas und stelle es anschließend wieder ab. That's it. Hat keiner gemerkt. Nur du.

Besser statt mehr

Für dich gehört ein Glas Wein zum Hauptgang einfach dazu? Gönn ihn dir, aber richtig. Gib lieber mehr aus und bestell dir gleich eine Literflasche Wasser dazu. Wenn du schon Alkohol trinkst, dann wähle den guten Wein.

TDH: Trink die Hälfte

Wer FDH kennt, wird sich auch mit TDH anfreunden können: *Moscow Mule* ist dein Lieblingsdrink? Mit 2 cl Wodka statt 4 cl schmeckt er genauso gut. Den nächsten bestellst du mit nur 1 cl. Der Barkeeper wird's dir danken und dein Körper auch.

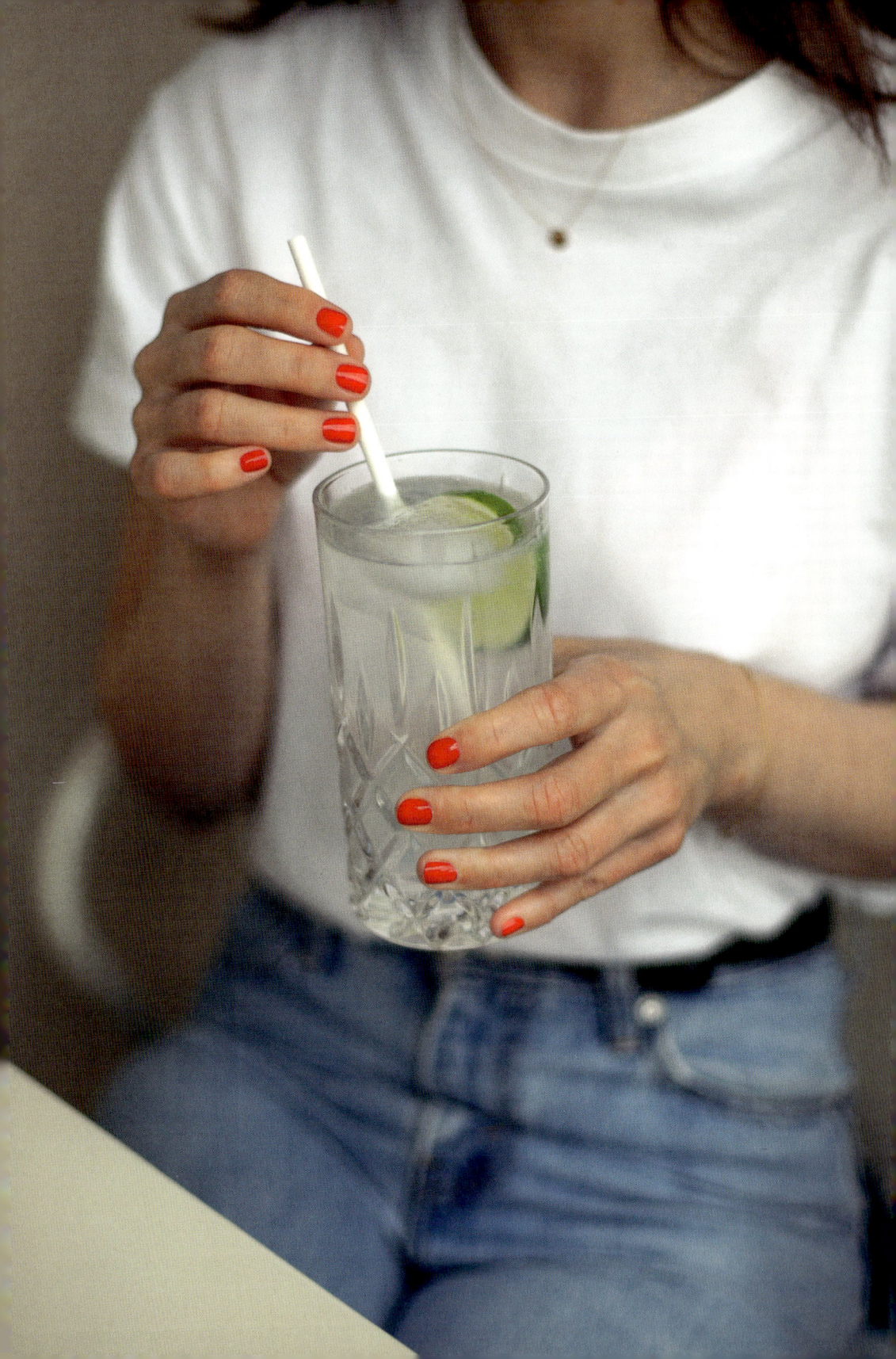

Die Zukunft von Alkohol
IST ALKOHOLFREI

0%

Mit Vollgas, aber nüchtern in die Zukunft! Bevor wir aufs Gaspedal drücken, legen wir noch mal den Rückwärtsgang ein. Frauen und Alkohol? Wann haben Frauen damit begonnen, den Alkohol für sich zu »entdecken«? Trinken als Akt der Emanzipation? Dann blicken wir mit »Leuchttürmen« der alkoholfreien Szene in die Zukunft unserer (alkoholfreieren) Trinkgesellschaft. Zum Abschluss bekommst du weitere Inspiration für deine ganz persönliche alkoholfreie Reise.

Die Trinkende Frau – DAMALS UND HEUTE

Lange Zeit waren Frauen zuständig für die Herstellung der Droge Alkohol. Bis zur Industrialisierung lag die Produktion des Bieres fast ausschließlich in Frauenhand. Brauen war eine Tätigkeit im Haushalt wie Kochen, Putzen oder Waschen. Die Männer waren ausschließlich Konsumenten. Die Arbeitsteilung sah meist so aus: Der Mann arbeitete außer Haus, die Frau erzog die Kinder und kümmerte sich um das Daily Business im Haushalt. Mit dem Aufkommen der kapitalistischen Geldwirtschaft und der Professionalisierung des Gastgewerbes verprassten immer mehr Männer ihr Wohlverdientes in Kneipen und Spelunken. Sehr zum Unmut ihrer Frauen inklusive der Kinder. Oft gipfelte die Kneipentour der Betrunkenen in häuslicher Gewalt. Die ersten Trends der Ablehnung des Alkohols richteten sich daher gar nicht unbedingt gegen den Stoff selbst, sondern gegen die Schankstätten. Die Zeit war gekommen für die Anti-Saloon-League: Frauen machten mobil.

> Die ersten Trends der Ablehnung des Alkohols richteten sich nicht unbedingt gegen den Stoff selbst, sondern gegen die Schankstätten.

Quellen für dieses Kapitel[83]

1830er-Jahre

Erste **Mäßigungsbewegung** kombiniert mit der Forderung nach dem Wahlrecht für Frauen.

1860er-Jahre

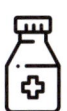

Alkohol gibt's für Frauen nur als **Medizin.**

1870er-Jahre

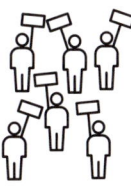

Zweite Welle der Mäßigungsbewegung. Frauen fordern allgemeine Gleichberechtigung.

Um 1900

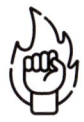

Radikalisierung der Mäßigungsbewegung als *Home Defenders.*

1920–1933

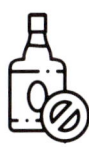

Prohibition: Alkohol und seine Konsument:innen werden kriminalisiert.

1933–1945

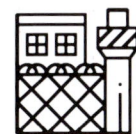

Nationalsozialismus: Alkoholiker:innen werden als unwertes Leben gebrandmarkt.

1950er-Jahre

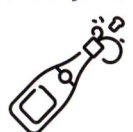

Die Werbebranche entdeckt Frauen als **Zielgruppe.**

1968 bis 1980er-Jahre

Alkohol trinken wird Teil der allgemeinen **Emanzipation.**

2000–2020

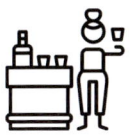

Alkohol ist fester Bestandteil der weiblichen **Identität.**

Ab 2021

Immer mehr Frauen entscheiden sich für einen bewussten Umgang mit Alkohol. **Mindful Drinking** startet durch.

1830er-Jahre

Frauen waren die treibende Kraft hinter den Mäßigungsbewegungen in Europa und den USA. Bereits 1831 gab es 24 Frauenorganisationen, die sich der Abstinenz verschrieben hatten. Sie waren ein wichtiger Teil der frühen Emanzipationsbestrebungen dieser Zeit. Neben der Abstinenz forderten die Frauenorganisationen das Wahlrecht für Frauen, um ihren Forderungen auch politisch Nachdruck verleihen zu können. In den USA kam die Bewegung mit dem Beginn des Bürgerkriegs 1861 vorübergehend zum Stillstand. Die Vereinigten Staaten brauchten die Steuereinnahmen aus dem Alkoholverkauf und die Männer den Alkohol, um die traumatischen Ereignisse des Krieges zu verdrängen.

1860er-Jahre

Alkohol war für Frauen in dieser Zeit fast nur als Medizin zugänglich. Ausschließlich männliche Ärzte verschrieben ihn gegen typische »Frauenkrankheiten« beziehungsweise solche Leiden, die man häufig Frauen zuschrieb, wie weibliche Hysterie, Angstneurosen oder Hypochondrie. Bei psychiatrisch anmutenden Erkrankungen kombinierte man Alkohol mit anderen, zu dieser Zeit noch legalen Drogen wie Kokain, Morphium und Opium. Gegen die damalige Modekrankheit Neurasthenie, also Nervenschwäche, wurde bevorzugt Laudanum verschrieben, ein Wein-Opium-Gemisch. Es wirkte Wunder und angeblich auch bei Schlafwandeln und gegen Kopfschmerzen. Als Allheilmittel galten darüber hinaus sogenannte Tonics – starke alkoholische Auszüge mit bis zu 45 Volumenprozent Alkohol. Ab 1863 war ein alkoholisches Tonic mit Koka-Blättern en vogue. Berühmteste Konsumentinnen waren Queen Victoria und der erste weibliche Welt-Superstar überhaupt, die französische Schauspielerin Sarah Bernhardt. Das erste alkoholfreie Tonic kam 1886 auf den Markt. Aus John Pembertons Kokain-Tonic wurde nach mehrfacher Änderung der Rezeptur 1903 der rezeptfreie Erfrischungsdrink Coca-Cola.

> Ab 1863 war ein alkoholisches Tonic mit Koka-Blättern en vogue. Berühmteste Konsumentinnen waren Queen Victoria und Sarah Bernhardt.

1870er-Jahre

Die Woman's Christian Temperance Union (WCTU) wurde 1873 in Cleveland (Ohio) als Mäßigungsbewegung gegründet und avancierte bald zur nationalen Sozialreform- und Lobbyorganisation. Ihre zweite Präsidentin, Frances Willard, trug dazu bei, dass die WCTU zur größten religiösen Frauenorganisation des 19. Jahrhunderts wurde. Neben der Mäßigung beim Alkoholkonsum forderte sie die Gleichberechtigung der Frauen in allen Bereichen, vor allem das Wahlrecht und internationale soziale Gerechtigkeit. Die Organisation schulte Frauen in wichtigen Fähigkeiten für eine sich verändernde Welt:

Führung, öffentliches Reden und politisches Denken. Indem ihre Anhängerinnen die Mäßigung als Sammelruf benutzten, versuchten sie, das Leben der Frauen in vielen verschiedenen Lebensbereichen zu verbessern. Das waren die Anfänge der Frauenbewegung.

Um 1900

Um die Jahrhundertwende trat die weibliche Anti-Alkohol-Bewegung in ihre radikalste Phase. Carrie Nation war die Frau mit dem Beil. Sie stürmte in die Saloons, die zu dieser Zeit den Männern vorbehalten waren. In der linken Hand die Bibel und in der rechten ein rituelles Beil, zertrümmerte sie Fässer und zerschlug Flaschen und Mobiliar. In ihren Bestzeiten vier Locations an einem Tag. Den Auftrag dafür hatte sie angeblich von Gott persönlich. Und mit dieser Legitimation von höchster Instanz war Carrie Nation nicht zu stoppen. Zehn Jahre zerstörte sie eine Kneipe nach der anderen und fand dabei reichlich Nachahmerinnen. Die sogenannten *Home Defenders* konzentrierten sich anfangs auf illegale Schankstätten. Was den Vorteil hatte, dass die Besitzer keine Anzeige erstatten konnten. Als die Zahl der rechtlosen Schwarzmarktkneipen der Region immer geringer wurde und keiner es mehr wagte, ein neues Etablissement zu eröffnen, ging Carrie mit ihren Unterstützerinnen auf Tournee. Dabei demolierten sie zufällig und versehentlich auch legale Saloons. Ab jetzt zog man sie zur Verantwortung: Carrie Nation wurde dreißigmal verhaftet und auch eingesperrt. Ihr Ehemann ließ sich wegen »böswilligem Verlassen« von ihr scheiden, weil sie mehr Zeit im Gefängnis verbrachte als im Ehebett. Egal – es ging um Größeres. Wegen ihrer Radikalität erregte die Aktivistin öffentliches Interesse und verschaffte sich und der Bewegung so eine Stimme. Vor der Presse ließ sie keine Gelegenheit aus, um gegen die männlich dominierte Politik und Justiz zu wettern. Als sie 1911 starb, veröffentlichten Zeitungen weltweit Nachrufe auf sie, und im Jahr 1920 schienen beide Ziele der frühen Frauenbewegung erreicht: Fast zeitgleich wurde in den USA der Alkohol verboten – und die Frauen durften erstmals wählen.

> Wegen ihrer Radikalität erregte die Aktivistin öffentliches Interesse und verschaffte sich so eine Stimme. Vor der Presse ließ sie keine Gelegenheit aus, um gegen die männlich dominierte Politik und Justiz zu wettern.

1920–1933: Prohibition in den USA

In den USA war während der Zeit von 1920 bis 1933 der Ausschank von Alkohol illegal. Durch das generelle Verbot verschoben sich die gesellschaftlichen Maßstäbe. War der Besuch von Saloons für Frauen bisher verboten oder verpönt, also vorwiegend moralisch fragwürdig gewesen, war er jetzt nur noch eines: kriminell. Und zwar für Frauen **und** für Männer. Das schweißte zusammen. Nun öffneten sich für die

Frauen gehobener gesellschaftlicher Kreise die Hinterzimmertüren der Flüsterkneipen, der sogenannten *Speakeasies*. Zuvor waren die Frauen in Kneipen nur Animierdamen, Tänzerinnen oder Prostituierte. Jetzt wurden sie zu Konsumentinnen. Die männlich dominierte Werbewelt entdeckte Frauen als neue Zielgruppe. Sie verkaufte ihnen zu dieser Zeit Zigaretten als »Fackeln der Freiheit«, deren Konsumentinnen ein Hauch von Emanzipation umwehte. Die auf Frauen gemünzte Werbung für Alkohol war nur noch eine Frage der Zeit.

1933–1945: Nationalsozialismus

Adolf Hitler trank bekanntlich keinen Alkohol. Während der NS-Zeit war es besser, nicht wegen Alkoholmissbrauchs aufzufallen. Alkoholiker:innen waren nach den Regeln der »Rassenhygiene« vogelfrei und landeten oft im Euthanasie- oder Konzentrationslager. Wer als Alkoholiker:in galt, entschied die blanke Willkür. Bereits Gewohnheitstrinker:innen waren gemäß dieser kranken Ideologie ihrer Anlage nach »abnorme Menschen und Psychopathen«, für die es keinen Platz in diesem menschenverachtenden System gab. Umso mehr mussten sich die Frauen hüten. Sie waren in der ihnen zugewiesenen Rolle als Gebärmaschinen zur Vermehrung der deutschen »Rasse« in einer wichtigen, aber heiklen Position, in der schon eine Verleumdung wegen Alkoholmissbrauchs bedrohliche bis lebensgefährliche Konsequenzen haben konnte.

> Die Frauen der Mittelschicht feierten die neue Konsumfreiheit und Gleichberechtigung beim Trinken.

1950er-Jahre: Wirtschaftswunder

Es ist die Zeit des wachsenden Wohlstands und der technischen Neuerungen. Die Werbung entdeckt die Frauen endgültig als Zielgruppe und wirbt um ihre Schwäche fürs Liebliche. Hier ein Likörchen, da ein süßes Weinchen – uns geht's ja so gut. Erstmals in der Geschichte war es möglich, lieblichen Wein und süße Spirituosen im großen industriellen Stil billig für einen Massenmarkt zu erzeugen. Die Frauen der Mittelschicht feierten die neue Konsumfreiheit und Gleichberechtigung beim Trinken. Nicht zuletzt deswegen verzeichnete die Alkoholindustrie von da an bis in die 1980er-Jahre kontinuierlich steigende Absatzzahlen.

1968 und die 1970er-Jahre

Die Jugend begehrt auf gegen Regeln und Normen. Für junge intellektuelle Frauen wurde es schick, mit den politischen Genossen ganz proletarisch aus der Flasche zu trinken. Hauptsächlich Rotweinflaschen kreisten in gemischten, gleichberechtigten, sexuell befreiten Sit-ins – und auch so mancher Joint. Jedoch ging es bei dieser Revolte oftmals mehr um die Form als um Inhalte. Die Stellung der Frau in der Gesellschaft war Thema und auch die Unterdrückung durch das

Patriarchat. Aber mit der Konvention des Alkohols selbst und seiner Vormachtstellung oder gar seiner Rolle als Mittel der Unterdrückung wurde kaum gehadert. Damit fiel die Bewegung weit hinter die politischen Ansprüche der sozialistischen Initiativen Anfang des 20. Jahrhunderts zurück. König Alkohol ward wieder mal nicht gestürzt, sondern ging dank femininer Reservearmee gestärkt aus der frauenbewegten Revolte hervor.

Ab den 1980er-Jahren

Vorbei die Zeit, in der Abstinenz und Emanzipation miteinander einhergingen. Die Gleichberechtigung der Frau bestand nun darin, zu trinken wie ein Mann. Je wohlhabender das Land, desto mehr Alkohol trinken die Frauen. Alkohol wird als Befreiung zelebriert. In der Fernsehserie *Sex and the City* zwitscherten Carrie & Co. in einer Art Dauerwerbesendung für Alkoholika einen Drink nach dem anderen, sodass man sich wundert, wie sich die Protagonistinnen am Ende des Tages überhaupt noch auf den Stöckelschuhen halten können. Scheinbar emanzipierte Filmcharaktere wie Bridget Jones sind immer gut drauf und kübelten vor Kinopublikum ab den 2000er-Jahren in mehreren Filmen flaschenweise Chardonnay. Wir sind so frei. Sind wir das?

> # Die Gleichberechtigung der Frau bestand nun darin, zu trinken wie ein Mann.

2000er-Jahre bis 2020

Work hard, play hard & die young. Alkohol ist ein fester Bestandteil der weiblichen Identität geworden. Obwohl der durchschnittliche Alkoholkonsum pro Kopf insgesamt sinkt, leiden immer mehr Frauen an alkoholbedingten Krankheiten. Weil sie im Durchschnitt weniger wiegen als Männer, haben sie eine höhere Blutalkoholkonzentration und damit vermehrt langfristige Gesundheitsrisiken: Leberschäden, Herzkrankheiten, Hirnschädigungen, Brustkrebs. Auch für alkoholbedingte Blackouts sind Frauen weitaus anfälliger. Die Lücken in der Erinnerung, die während des Rausches entstanden sind, sowie die vielen anderen physischen und psychischen Symptome sind nur eine Seite der Medaille. Auf der anderen Seite stellt sich die Frage: Ist Trinken ein Akt der Emanzipation geworden?

> # Es stellt sich die Frage: Ist Trinken ein Akt der Emanzipation geworden?

Ab 2021

Der Wunsch nach einem gesünderen Lebensstil hat den Vino am Abend, das Feierabendbier und die trinkintensiven Wochenenden erreicht. Mindful Drinking will uns dazu anhalten, uns unseres eigenen Alkoholkonsums bewusst zu werden. Frauen wie die Journalistin Eva Biringer zeigen, dass der Verzicht auf Alkohol alles andere ist als ein Verlust. Sondern ein Gewinn auf ganzer Linie.

Die Zukunft von Alkohol
IST ALKOHOLFREI.
UND WEIBLICH.

Interview mit
Madeleine Alizadeh,
Unternehmerin
und Influencerin

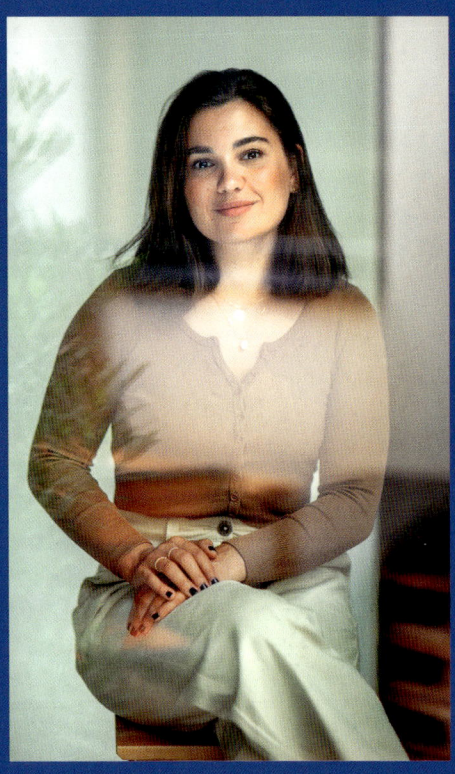

Du hast dich im Jahr 2018 entschieden, eine Zeit lang auf Alkohol zu verzichten. Mittlerweile pflegst du einen bewussten Alkoholkonsum. Warum hast du dein Trinkverhalten hinterfragt und verändert?

Ich wollte es einfach probieren. Mir ist aufgefallen, dass ich auf sehr viel verzichten kann. Bei Alkohol konnte ich es mir nicht vorstellen. Ich wollte herausfinden, was passiert, wenn ich etwas aus meinem Leben streiche, was schon so lange ein Teil davon ist.

Was hat sich für dich verändert?

Ich habe mich sehr gut gefühlt! Besser geschlafen, reinere Haut bekommen, viele Events wie beispielsweise Partys und Hochzeiten ganz anders erlebt. Auch habe ich viel über sozialen Druck gelernt. Mir wurde bewusst, welche große Rolle Alkohol im sozialen Zusammenleben spielt.

Als Frau wird man beispielsweise sofort gefragt, ob man schwanger ist. Oft wurde ich auch gefragt, ob ich aus religiösen Gründen nicht trinke. Ein häufiges Phänomen, das ich beobachtet habe: Menschen haben unaufgefordert angefangen, sich für ihren Drink in der Hand vor mir zu rechtfertigen. Spannend!

Für viele ist der Dry January eine Challenge. Was hat dir in deinem Break geholfen, dranzubleiben?

Ich wollte zuerst nur ein oder zwei Monate auf Alkohol verzichten. Daraus wurden dann 13 Monate. Das lag daran, dass ich sehr kompetitiv bin und es mir nach einem Monat beweisen wollte. Außerdem bin ich draufgekommen, dass es so tolle alkoholfreie Alternativen gibt! Auch ohne Kater aufzuwachen war für mich sehr motivierend. Über ein Jahr keinen Kater: So toll!

Mindful Drinking ist Teil deines Lifestyles: Wie entscheidest du, wann du trinkst und wann nicht?

Ich trinke sehr intuitiv. Ich habe Phasen, in denen ich mehr, und Phasen, in denen ich gar nichts trinke. Ich versuche in jeder Situation intuitiv zu entscheiden und mich zu fragen, worauf ich gerade geschmacklich Lust habe.

Verrätst du uns, wo man in Wien richtig gute alkoholfreie Drinks bekommt?

Beispielsweise im *Adlerhof*. Dort werden Cocktails mit Seedlip serviert. Im *krypt.* und im *Tür 7* (siehe S. 181) wird Lyre's ausgeschenkt. Die Auswahl wird immer größer!

Ich wollte herausfinden, was passiert, wenn ich etwas aus meinem Leben streiche, was schon so lange ein Teil davon ist.

Ein ehrliches Nein
BRINGT RESPEKT

Interview mit
Natascha Wegelin,
Unternehmerin
und Autorin

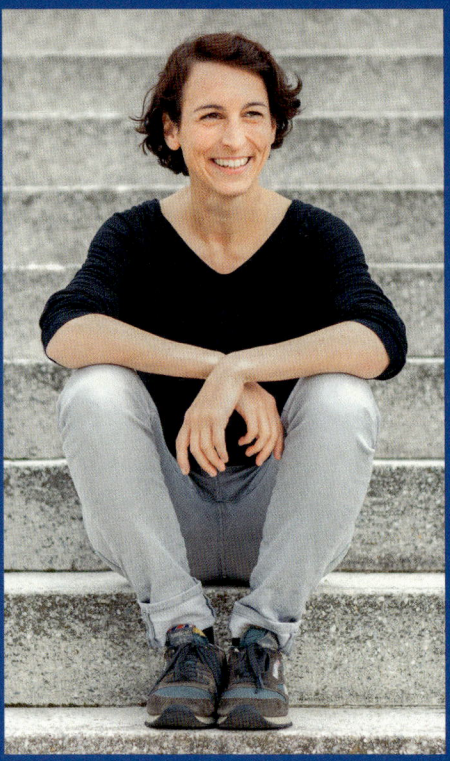

Gab es Herausforderungen, als du den Entschluss gefasst hast, nicht mehr zu trinken? Was hat sich verändert?

Es war kein harter Entschluss, den ich treffen musste. Je älter ich geworden bin, desto seltener kam es vor, dass ich etwas Alkoholisches im Glas hatte. Es hat sich nach und nach von alleine entwickelt. Ich hatte also keine Momente von »Entzugserscheinung«. Herausfordernd oder eher nervig waren die sozialen Aspekte, die mit Nicht-Trinken einhergehen: sich ständig erklären und rechtfertigen zu müssen finde ich anstrengend. Mich wundert es vor allem, dass man sich immer wieder wiederholen muss.

Mit der Zeit ist mir aufgefallen, dass es sich eingebürgert hat, Alkohol zu jedem Anlass zu verschenken. Ob als Gastgeschenk oder zum Geburtstag. Wenn ich weiß, dass die Person ein:e Weinliebhaber:in ist, würde ich eine Flasche mitbringen, in allen anderen Fällen nicht mehr.

Trinken wird in unserer heutigen Zeit als Emanzipation der Frau angesehen. Das ist ein Trugschluss. Wie siehst du das?

Im Sinne der Gleichberechtigung ist es gut, dass Frauen mittlerweile Alkohol trinken dürfen und nicht nur Männer. Dennoch verbinde ich Alkohol, genau wie andere

Drogen, nicht mit Freiheit. Im Gegenteil: Drogen machen süchtig, krank und vernebeln unseren Verstand. Daran ist meiner Meinung nach gar nichts emanzipiert. Freiheit und Unabhängigkeit bedeutet für mich, die gleichen Rechte zu haben, aber auch aktiv zu entscheiden, was ich in meinem Leben haben möchte und was nicht. Alkohol zu trinken verbinde ich eher mit gesellschaftlichem Druck als mit Freiheit. In dem Moment, in dem ich etwas nur tue, weil es »von mir erwartet wird«, bin ich genau das Gegenteil von frei und emanzipiert.

Du empowerst Frauen. Wie würdest du Frauen bestärken, die im beruflichen Kontext den After-Work-Drink ablehnen möchten?

Ich habe bei beruflichen After-Work-Events immer einen alkoholfreien Cocktail bestellt. Das funktioniert wunderbar. Vermutlich auch, weil die meisten davon ausgehen, dass Alkohol im Cocktail ist, und nicht weiter nachfragen. Beim After-Work-Drink geht es ja meist nicht um den Drink selbst, sondern um das Beisammensein. Das geht auch wunderbar mit nicht-alkoholischen Drinks.

Nein sagen lernen

mit Natascha Wegelin

Wenn ich keine Lust auf das Event und/oder Rechtfertigungen meiner Drink-Wahl habe: Nein zu sagen ist eine Fähigkeit, die wir Frauen noch besser lernen und öfter anwenden dürfen. Ein ehrliches Nein sorgt vielleicht für kurzfristige Unbeliebtheit, langfristig aber für viel Respekt. Ein Nein strahlt aus: Ich habe gefestigte Werte und lebe nach ihnen. Und nur, weil jemand anderes etwas von mir erwartet, werfe ich diese Werte nicht über Bord, sondern setze klare Grenzen. Das führt unweigerlich zu Respekt. Und Respekt ist es, was wir Frauen wollen und verdienen.

Ein neues Leben
OHNE ALKOHOL

Interview mit **Eva Biringer**, freie Journalistin und Autorin

Eva, du hast seit einer ganzen Weile dem Alkohol entsagt. Wer war Eva vor der Entscheidung und wer ist sie heute?

Die frühere Eva hätte gesagt: Ich liebe Alkohol nun mal, so what? In Wahrheit konnte sie nie genug kriegen und war ganz oft mit Alkoholeinheitenzählen beschäftigt. Die heutige Eva hingegen ist frei. Befreit von der Frage, wo der nächste Drink herkommt, warum das Glas der anderen immer noch so voll ist und ihr eigenes schon wieder leer, sowie von den täglichen Entscheidungen, wann, wo, mit wem wie viel getrunken werden darf. Sie weiß, was sie will, und steht dafür ein. Außerdem ist sie, glaube ich, eine bessere Freundin, Tochter, Schwester als je zuvor.

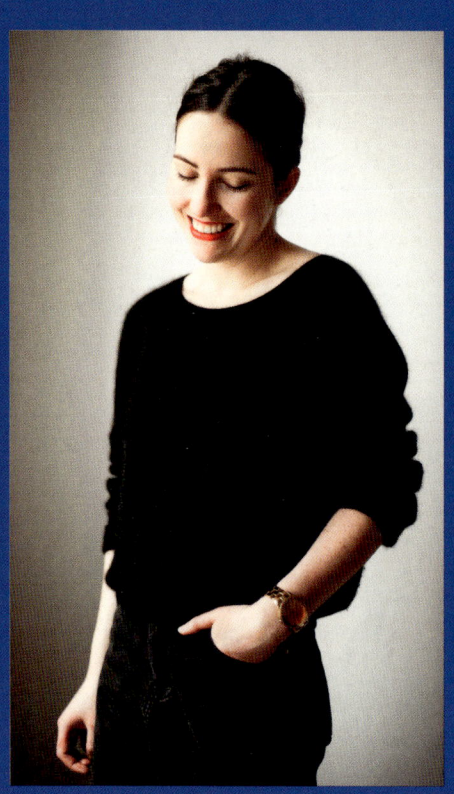

Mein Körper dankt mir täglich: Keine Schlafprobleme mehr, bessere Haut, ein geregelter Appetit.

Kannst du dich noch an die Situationen und Erkenntnisse erinnern, die dich zum Nachdenken über deinen Trinkkonsum und zum Handeln gebracht haben? Gab es einen Schlüsselmoment?

So viele Schlüsselmomente, dass ich sie gar nicht zählen kann. Große Katastrophen genauso wie eine Art Schleier, der sich im Lauf der Zeit über meinen Alltag gelegt hat, eine Unzufriedenheit, die ich mir lange Zeit nicht erklären konnte. Und, um wieder auf das Thema Freiheit zurückzukommen: Die Vorstellung, nicht trinken zu können, schien mir unerträglich. Obwohl mir schon lange klar war, dass das ein Problem ist, habe ich viele Jahre gebraucht, um es wirklich anzugehen. Ob das nötig ist und wann, muss jeder und jede für sich entscheiden. Ich rate dazu, mal ein paar Wochen auf Alkohol zu verzichten und zu schauen, ob sich etwas verändert.

Was hat dich in deiner Entscheidung bestärkt beziehungsweise woran merkst du, dass du die richtige Entscheidung getroffen hast? Verrätst du deinen Geheimtipp für schwache Momente?

Bestärkt hat mich meine Intuition, die Eva, die ich so oft überhört habe. Je länger ich nüchtern bin, desto lebendiger wird sie. Auch mein Körper, der mir täglich dankt. Keine Schlafprobleme mehr, bessere Haut, ein geregelter Appetit. Leute sagen: »Du siehst so erholt aus, warst du gerade im Urlaub?« Und ich antworte: »Nein, ich saufe einfach nicht mehr.« Noch gravierender sind die psychischen Veränderungen. Meine periodisch auftretenden depressiven Verstimmungen sind verschwunden, ebenso der Selbsthass und die Tendenz, mir selbst eher zu schaden, als etwas Gutes zu tun. Bei Zweifeln empfehle ich, sich klarzumachen, was man gibt und was man bekommt. Für mich steht fest: Dieses neue Leben gebe ich auf keinen Fall mehr her.

Trinken 2030

Sich angesichts einer jahrtausendelangen Geschichte des Alkohols und des alkoholbedingten Rausches eine Zukunft ohne diese Gewohnheits- und Alltagsdroge vorzustellen – lasst es uns wagen! Womöglich liegt die Rettung des Rausches im Alkoholfreien. Oder ganz woanders? Es heißt nicht umsonst: Die Veredlung ist die Geheimwaffe der Gourmets. Und in der Kulturgeschichte gibt es unendlich viele

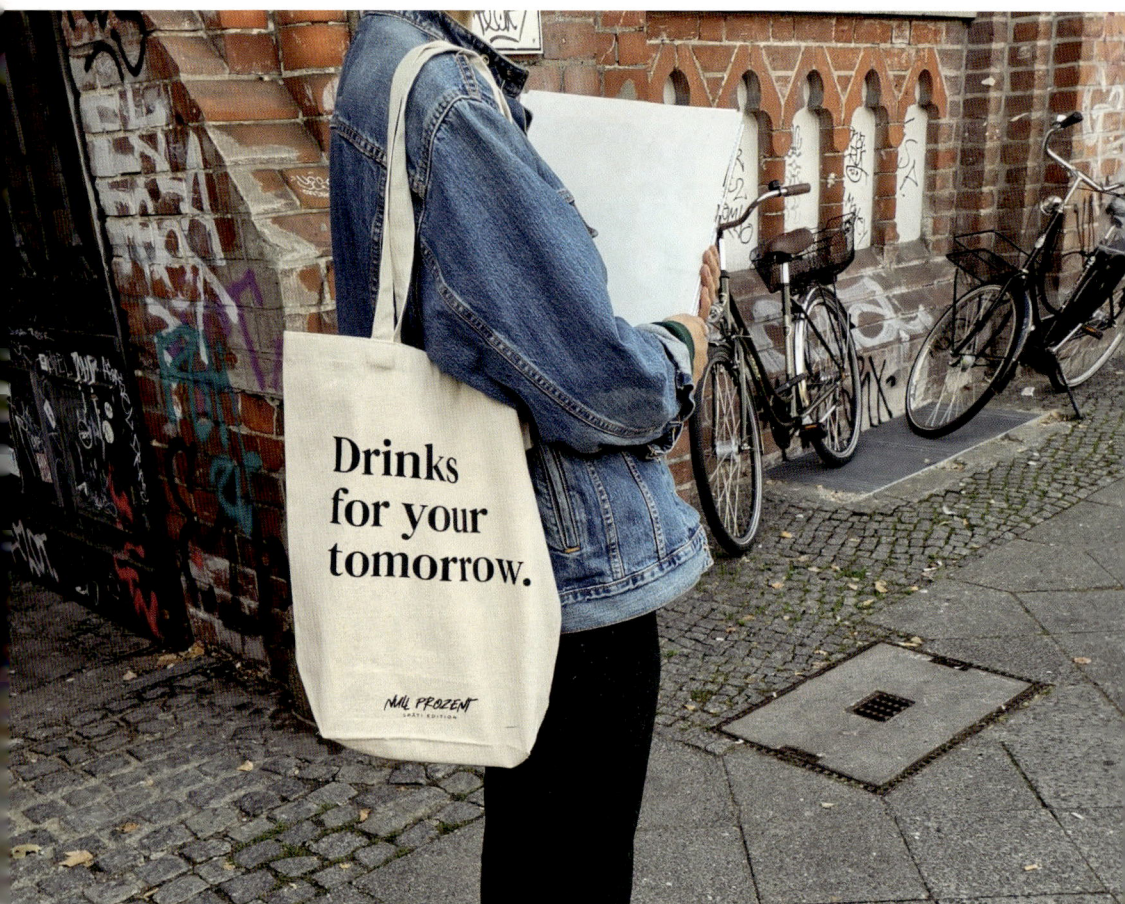

Hinweise darauf, dass möglicherweise Askese die transzendente Form rauschhaften Lebens sein könnte. Okay, okay, lasst uns nicht gleich abheben. Es wäre ja viel erreicht, wenn wir dem Alkoholfreien dieselbe Wertschätzung einräumen würden wie dem Alkohol. Lasst uns mit Persönlichkeiten aus der alkoholfreien Szene einen Blick in die Zukunft werfen: Wie werden wir 2030 trinken, wie steht es um die Non-Alcoholics, wie werden wir feiern, uns berauschen und überhaupt: Wie steht's in Zukunft um den Alkohol?

nüchtern.berlin

Isabella & Katja, Gründerinnen, Späti-Hosts & hin und wieder Schnapsnasen

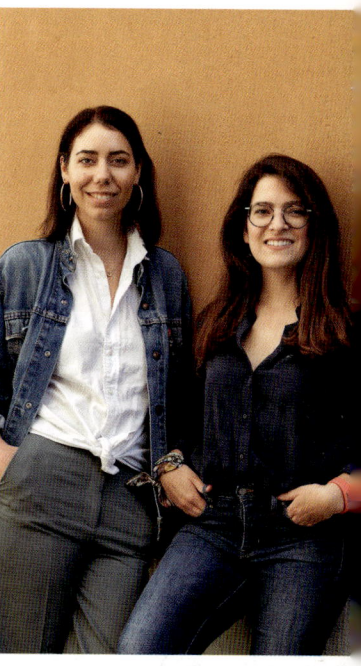

Wie wir uns und *nüchtern.berlin* im Jahr 2030 sehen?

Ich denke, wir werden uns bis dato die Frage »Was trinke ich, wenn ich nicht trinke?« selbst beantwortet haben mit unseren eigenen Getränke-Alternativen. Pflanzlich mit Wirkung. Wir lieben den Rausch, machen wir uns doch nichts vor! (Katja: Red mal nur von dir, Steiner!) Es wird eine Alternative geben, die rein pflanzlich sein wird, im Best Case gesundheitsfördernd. Wir sind Verfechterinnen der goldenen Mitte, und am Ende des Tages geht es um die Balance. (Katja: Geh mal auf deine Yogamatte zurück!) Unsere Vision ist es, das Ja zu Alkoholfrei in den Vordergrund zu stellen, aufzuklären und Alternativen aufzuzeigen. Du hast die Wahl. Und wie kann es anders sein: *nüchtern.berlin* ist das Amazon für Alkoholfrei. High five, Frau Kauf!

Wie wir feiern werden?

Wir haben es in der Vergangenheit so krachen lassen, das reicht für die nächsten 50 Jahre! (Katja: Du redest wieder von dir!) Mich hätte ja mal interessiert, was der Türsteher vom Berghain auf so eine Frage geantwortet hätte. Kleine Anekdote am Rande: Diese Frage hatte uns Lia Schmökel (siehe S. 64) in ihrem Podcast gestellt. Katja und ich haben uns wirklich die Köpfe darüber zerbrochen (Katja: Bei einer Flasche Wein, nicht wahr?). An dieser Stelle herzliche Grüße an Lia und danke für die Inspiration!

Wie steht's 2030 um den Alkohol?

Die Zukunft von Alkohol ist alkoholfrei – was sonst?

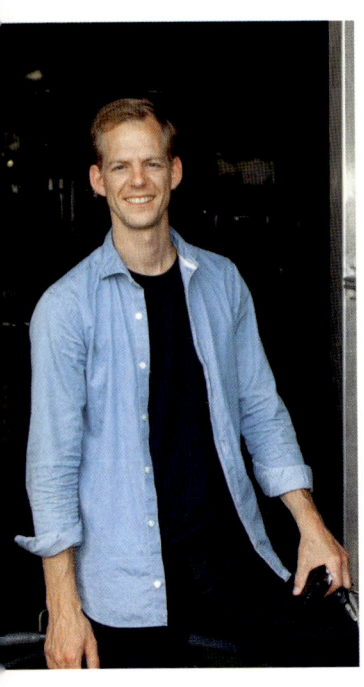

Philipp Rößle

Gründer und CEO von Kolonne Null

Philipp und sein Mitgründer Moritz Zyrewitz sind Freunde, die jahrelang einen Haushalt teilten. Seit Ende 2018 sind sie auch Geschäftspartner. Und zum Brand-Namen *Kolonne Null* kamen die beiden, tja, weil sie in der Kolonnenstraße in Berlin gelebt haben.

Philipp, es ist 2030: Wie sieht die Welt rund um Non-Alcoholics aus und was treibt ihr?

Wir vermuten, dass rund 15 Prozent der konsumierten Weine, Biere und Spirituosen alkoholfreie Varianten sein werden. Wir als *Kolonne Null* haben dazu beigetragen, dass in Restaurants und Gastro alkoholfreie Alternativen ganz selbstverständlich auf der Karte stehen und sogar alkoholfreie Champagner oder Grands Crus angeboten werden. Bis 2030 hat sich auch unser Kolonne-Stammsitz ins Berliner Umland verlagert, zum Beispiel ins Havelland, mit Produktionsanlagen und Gastronomie, umgeben von Weinbergen. Unser HQ soll Zentrum der Marke und Identifikationsort sein, von dem aus wir unsere internationalen Projekte und Kooperationen steuern. Und wer weiß, vielleicht bleibt der alkoholfreie Wein nicht das einzige Produkt unter dem Dach der Kolonne.

Wie werden wir 2030 feiern?

Hoffentlich feiern wir wieder so wie vor der Pandemie. Also in Clubs, auf Festivals, in großer Gesellschaft, eng und ekstatisch. Lieber real als virtuell. Unsere Grundsäulen sind ja Spaß, Kunst und Qualität. Was Spaß bedeutet, ist klar. Mit Kunst meinen wir darüber hinaus auch, dass wir nicht dogmatisch sind, während Qualität für uns unter anderem Anstand und Rücksicht bedeutet. Wir finden, jede:r soll sich berauschen, wie er oder sie will, solange er oder sie anderen damit nicht schadet. Ich bin gespannt, was da noch auf uns zukommt!

Spielt 2030 Alkohol noch eine Rolle?

Definitiv eine geringere Rolle als heute. Das Glas Wein zum Lunch oder die Kiste Bier auf dem Bau sind ja auch heute schon nicht mehr so sichtbar wie noch vor einiger Zeit. Ob es dem Alkohol eines Tages wie den Zigaretten ergehen wird und er verpönt und verboten ist? Bewusster genießen ist sicher sinnvoll. Aber hoffentlich reichen Aufklärung und schöne, stilvolle Innovationen wie alkoholreduzierte oder alkoholfreie Varianten und Alternativen. Denn das Glas Wein (mit Alkohol) auf der Terrasse in der Abendsonne will ich auf keinen Fall vermissen.

Ruby Warrington

Autorin von Sober Curious *und* The Sober Curious Reset

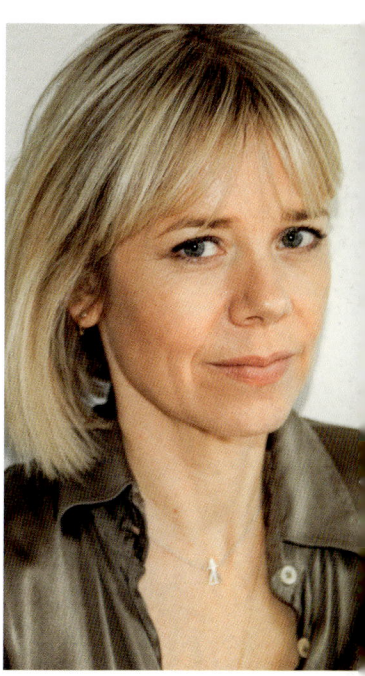

Ruby, wie steht es um uns im Jahr 2030?

Es ist genauso »normal«, nicht zu trinken wie zu trinken. Zunehmend sehen die Menschen starkes Trinken als ein Gesundheitsproblem, so wie wir jetzt auch das Rauchen sehen. Ich hoffe, dass meine Bücher den Menschen weiterhin helfen, sich selbst und ihre Bedürfnisse besser zu verstehen, sodass sie in die Lage sind, die richtigen Entscheidungen für sich selbst zu treffen. Sowohl in Bezug auf das Trinken als auch auf alles andere.

Und wie feiern wir?

Wir werden unterschiedliche Definitionen von »Party machen« etablieren, die nicht einzig und allein auf Alkohol und Drogen basieren. Ich hoffe, dass wir uns an einer tiefen, ehrlichen, intimen Verbindung mit uns selbst und anderen berauschen werden. Das strukturelle Problem in unserer Gesellschaft, dass sich die Menschen überhaupt erst so benebeln müssen, hebeln wir dadurch aus.

Wie steht's um den Alkohol?

Früher war es sehr gesellschaftsfähig zu rauchen. Zu einer bestimmten Zeit galt es sogar als gesundheitsfördernd. Wenn man bedenkt, wie sich heute die Werbebotschaften und das kulturelle Verständnis von Rauchen verändert haben! In dem Zuge sind auch all die alternativen Produkte auf den Markt gekommen wie E-Zigaretten, Vapes und so weiter. Ich denke, dass wir eine ähnliche Entwicklung bei Alkohol beobachten werden. Alkohol wird in gewisser Weise immer weniger gesellschaftsfähig. Wobei nach wie vor viele Menschen einfach zu Hause rauchen und zu viele an Lungenkrebs sterben. Alkohol wird definitiv nicht ausgerottet sein, weil er für viele Menschen eine »Lösung« für so viele Probleme darstellt. Das exzessive Trinken in der jüngeren Generation wird bis dato nicht mehr üblich sein. Ein weiterer wichtiger Akteur wird definitiv die alkoholfreie Getränkebranche sein, die genauso stark wird wie beispielsweise das Vaping.

> ## Alkohol wird in gewisser Weise immer weniger gesellschaftsfähig.

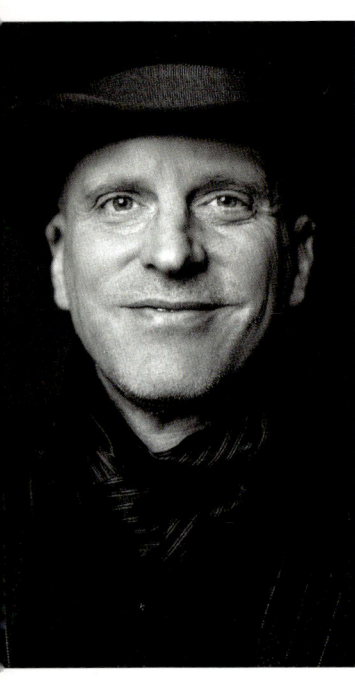

Mark Gebehart

Gründer von markmans

Sieben Jahre lang arbeitete Mark an der Rezeptur des Herbal Elixirs No. 1. Komplett pflanzlich, natürlich und ohne Alkohol ist es die erste Alternative mit Effekt. Wach, klar, ekstatisch? Alles darf gefühlt werden. Heureka!

Mark, erzähl mal – was geht 2030?
Aus unserer Sicht geht in der »alkoholfreien Welt« noch wunderbar viel. »Beyond Drinking« ist 2030 längst ein erfolgreicher und gesunder Ausdruck des individuellen sowie kollektiven Bewusstseinswandels. Das, was wir derzeit sehen, ist die Bugwelle. Gut so! Doch da kommt noch ein richtig cooler Dampfer hinterher. *markmans* setzt – mit Dankbarkeit im Gepäck – auf die Zusammenarbeit mit *Gaia*, im Speziellen auf feinste Essenzen, reinste Öle und bestes Wasser. Die Natur liebt uns. Wir erkennen die Wesenheiten der Pflanzen und freuen uns auf ihre feinstoffliche Wirkung. Wir sind uns sicher, noch viele Überraschungen liefern zu dürfen, um schöne und gesunde Effekte in Body und Mind zu erzielen.

Wie werden wir feiern? Wie werden wir uns berauschen?
Wir laden dann herzlich gerne zu uns ein: Unsere Lodges sind ein Geheimtipp und der Treffpunkt für bewusste Genießer:innen und open-minded Networker:innen. Bisher war ein Besuch in der *markmans Lodge* – schon alleine aus Zeitgründen – nur engsten Freund:innen vorbehalten. Doch das ändert sich. 2030 dürfen wir unsere Thinktanks einem größeren Kreis zur Verfügung stellen. Gefeiert wird in unseren Herzen! Oder an der *markmans Bar*, auf herrlich weichen Sofas, im Garten oder in der Bio-Sauna. Wir berauschen uns an wahrer Dankbarkeit und gelebter Kooperation. Bestenfalls open air, barfuß und damit in direktem Kontakt mit der Natur.

Und wie wird Alkohol verwendet?
Wenn wir beginnen, in unser Herz zu gehen, werden wir entdecken, dass dieser Raum eine perfekte und unschlagbare Intelligenz besitzt. Darin zu *sein* und ganz gechillt von innen nach außen zu agieren ist derart heilsam, sanft und friedvoll, dass kein Alkohol der Welt dieses Gefühl ersetzen könnte. Und wenn es doch mal »Spirit« sein soll oder darf, dann in Anwesenheit unseres eigenen Spirits. Dann ist Genuss nicht an Gier gekoppelt, sondern an Qualität und Achtsamkeit. Eine gute und reine Spirituose bleibt für mich auch weiterhin ein wertvolles Gut.

Ben Branson

Non-alcoholics-Spirits-Pionier und Gründer von Seedlip

Seedlip als First Mover der Branche, what's next, Ben?

Alkoholfrei wird genauso normal sein wie mit Alkohol. Alkoholfreies Trinken ist Teil unserer Gesellschaft: Bars, Speisekarten, Veranstaltungen, Supermarktregale. Überall werden wir eine ausgeglichene Auswahl an alkoholischen und nicht-alkoholischen Getränken haben und somit zu jeder Zeit einen besonderen Drink genießen, unabhängig vom Alkoholgehalt. Tja, und ich? Ich werde vermutlich auf meinem Hof werkeln und versuchen, mir ein paar schräge neue Ideen für Getränke, Essen oder unseren Planeten auszudenken.

Wie sieht's mit dem Feiern und Berauschen aus?

Der Trend, Erlebnisse in der Gastronomie und Barszene zu kreieren, wird sich weiter fortsetzen. Dadurch werden neue, andere Gründe geschaffen, außer auszugehen, um sich zu betrinken. Wir werden in Zukunft wahrscheinlich nicht mehr in traditionellen Nachtclubs ausgehen, feiern werden wir aber dennoch! Der Fokus wird jedoch nicht mehr so sehr auf den Getränken mit Alkohol liegen. Das könnte daran liegen, dass es immer mehr legale Highs geben wird, die vielleicht auch erst erfunden werden müssen. Nichtsdestotrotz wird das wichtigste und schönste Erlebnis sein und bleiben, mit den Menschen, die man liebt, eine gute Zeit zu verbringen.

Welche Rolle spielt dann Alkohol noch?

Ich denke, Alkohol wird weiterhin eine Rolle bei gemeinsamer Zeit und beim Feiern spielen. Wir werden aber weniger trinken, dafür mehr dafür ausgeben und alkoholische Getränke als ein Genussmittel sehen statt als etwas Alltägliches.

> Überall werden wir eine ausgeglichene Auswahl an alkoholischen und nicht-alkoholischen Getränken haben und somit zu jeder Zeit einen besonderen Drink genießen, unabhängig vom Alkoholgehalt.

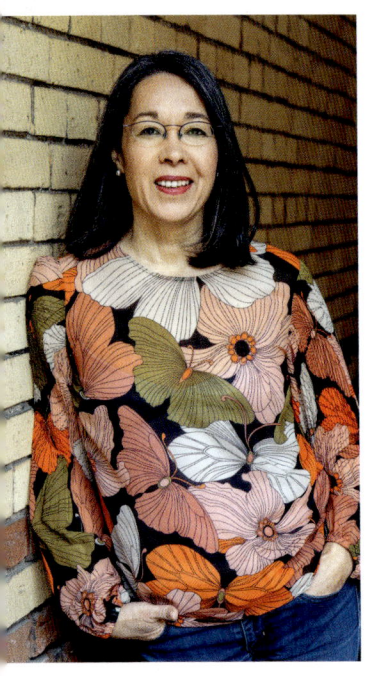

Nicole Klauß

Gastronomie-Beraterin und Autorin

Nicole, wie sieht die Welt rund um Non-Alcoholics 2030 aus?

Die Menschen werden weniger Alkohol trinken. Bis dahin haben auch Getränkeproduzenten Mindful Drinking als weiteren Zweig für sich entdeckt. Ich für meinen Teil werde im Jahr 2030 Getränke entwickeln und zufrieden sein. In den Restaurants wird die alkoholfreie Begleitung selbstbewusst und gleichberechtigt neben der Wein- oder Bierbegleitung stehen. Wirft man einen Blick auf die alkoholfreien Seiten der Getränkekarten, wird man spannende Entdeckungen machen: Neben Kombucha, Wasserkefiren und anderen fermentierten Getränken wird es aromatisierte Wässer, Tees, selbst gemachte Tonics und Elixiere geben sowie Säfte und Cocktails. In den Bars werden Wildcrafted Cocktails immer häufiger zu finden sein und mehr und mehr Bars werden selbst gemachte Hydrolate, Bitters und Tonics in ihre Zutatenliste aufnehmen. Hinzu kommt, dass Barbesucher:innen, ähnlich wie Restaurantbesucher:innen, zunehmend mehr auf die Qualität der Zutaten achten und dies auch verstärkt nachgefragt wird.

Und wie steht's mit dem Feiern? Werden wir uns weiterhin so berauschen?

Ich gehe davon aus, dass post-Covid sicherlich erst mal viel mehr getrunken wird, einfach weil es wieder geht. Jedoch wird betrunken sein gerade bei jungen Menschen nicht mehr das Ziel sein, sondern das gemeinsame Feiern. Auch Low ABV (low alcohol by volume) wird verstärkt angeboten werden, da die Tendenz, weniger Alkohol zu trinken, sich weiter fortsetzen wird. Ein alkoholfreier *Hot Toddy* mit Muskatnuss wirkt je nach Menge halluzinogen und so kann ein Drink auch auf eine andere Art berauschen. Wir werden so feiern, wie wir heute feiern: auf Festivals, in Clubs, Bars, aber der Rausch wird nicht mehr an erster Stelle stehen, sondern Genuss.

Und Alkohol ist dann passé?

Alkohol wird immer noch eine große Rolle spielen. Seit Jahrtausenden tief in der Trinkkultur der Menschen verankert, wird seine Rolle bedeutend bleiben. Die Tatsache, dass internationale Player nun alkoholfreie Versionen ihrer alkoholischen Spirituosen anbieten, spricht dafür, dass hier die Trends erkannt wurden. Die Auswahl der erwachsenen nichtalkoholischen Getränke wird immer größer. Alkoholische und nichtalkoholische Getränke werden gleichberechtigt auf den Getränkekarten stehen. Pairings ohne Alkohol werden mehr und mehr angeboten. Die Sommelier-Ausbildung wird sich neu ausrichten müssen.

Drinks for your tomorrow.

Flashback:
DIE ERNÜCHTERNDE REALITÄT

Friede, Freude, alkoholfrei? Das ist manchmal gar nicht so einfach. Vor allem der Start ist holprig, unbequem, anstrengend und aufwühlend. Macht nichts – das geht jedem so. Deswegen, einfach weitermachen. Die Versuchungen sind in bestimmten Situationen und zu manchen Anlässen groß, umso wichtiger ist es, prepped zu sein und sich nicht hilflos und ausgeliefert zu fühlen. Wenn man dann doch mal tief ins Glas geguckt hat, vielleicht auch zu tief, dann ist das auch okay. Passiert den Besten. Wichtiger ist, genau dann weiterzumachen und an seinen Vorsätzen festzuhalten.

Gerade die alltäglichen Momente scheinen die schwierigsten zu sein: Freitagabend allein auf dem Sofa beim Binge-Watching, nach Feierabend, wenn sich deine Kollegen:innen auf dem Nachhauseweg ein Bier gönnen, auf dem Wochenmarkt um 12 Uhr, wo Menschen dicht gedrängt am Weinstand für ein Glas Riesling anstehen. Jupp, das kennen wir alles. Und ja, es ist schwer, der Versuchung zu widerstehen. Lasst uns schauen, wie ein Prep aussehen könnte. Was für dich am besten funktioniert, musst du herausfinden.

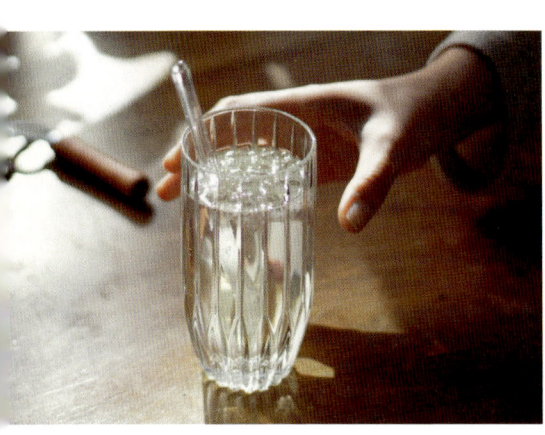

Unsere persönlichen Tipps für schwache Momente

Isabella: TDH – Trink die Hälfte. Ganz klar. Damit kann ich arbeiten. Ansonsten hilft es, wenn ich in mein Journal reinschaue und sehe, wie maximal schlecht es mir beim letzten Kater ging. Frontaltherapie!

Katja: Ich habe meine alkoholfreie Rotwein-Alternative gefunden! In Momenten, in denen doch getrunken wird, gönne ich mir dann auch ein Glas Wein. Aber immer gepaart mit einem Glas Wasser. Mindful eben!

Julia: Wenn ich mir eigentlich vorgenommen habe, nichts zu trinken, und dann doch darüber nachdenke, stelle ich mir den nächsten Tag vor: Was steht an und wie möchte ich mich fühlen? Allein die Vorstellung, einen Kater zu haben, lässt mich oft zum Glas Wasser greifen. Falls nicht, bin ich mir wenigstens des anstehenden Katers bewusst (ganz ohne Verteidigung geht's nicht: ein Liter Wasser und kalte Gemüsebrühe vor dem Schlafengehen wirken Wunder).

Rainer: Mindestens drei- bis viermal so viel trinken, wie vernünftig wäre. Also kein dezent-piefiges Bausparer-Räuschlein, sondern richtig doll exzessiv, dekadent mit spätrömischen Kapriolen und so. Damit es sich lohnt. Das gibt manchmal druckreife Geschichten. Und immer einen so sakrischen Kater, dass man für die nächste Zeit geheilt ist.

Hai-Mi: Ich gönne mir einen Drink, genieße ihn möglichst lang und suche mir eine genussvolle alkoholfreie Alternative. Ich muss die Zähne zusammenbeißen, aber ich bin direkt stolz auf mich und umso mehr am nächsten Morgen, ohne Kater.

Oops, I did it again

Versuchungen lauern in unserer alkoholtoleranten Gesellschaft nahezu überall: im Kühlschrank auf der Arbeit, an der Ecke im Späti, im Restaurant. Wir machen Vorschläge, how to deal with them.

Versuchungen vorbeugen

»Aus den Augen, aus dem Sinn.«

Schaffe dir sowohl zu Hause als auch an deinem Arbeitsplatz eine Umgebung, in der du nicht ständig von Alkohol und Trinkroutinen umgeben bist. Angefangen beim Inhalt des Kühlschranks über leere Flaschen unter der Spüle, schön drapierte Flaschen, Poster oder Vorratsschränke bis hin zur Home Bar. Die Personen, mit denen du am meisten Zeit verbringst, prägen dich und dein Verhalten. Alle fünf sind Trinkkumpan:innen? Gemeinsam ist vieles leichter! Im besten Fall sind deine Freund:innen offen für das Thema und unterstützen dich in deinem Vorhaben. Wenn nicht – dann wird's Zeit für bessere Gesellschaft in deinem Leben. You decide.

Finde Alternativen.

Du hängst an dem Glas Vino am Abend zum Dinner, deinem Feierabendbier nach getaner Arbeit und dem Sektfrühstück am Sonntag? Fair enough. Dann such dir ab Seite 227 Alternativen dazu. Es gibt alles, was das Herz begehrt, bereits schon in alkoholfrei. Worauf wartest du? Starte mit einer Alternative.

> ## Erinnere dich an deinen letzten Kater. Hast du Bock darauf?

Lauf, Forrest, lauf!

Fight, flight or freeze? Du bist auf einer Party und spürst, dass du der Versuchung nicht widerstehen kannst? Du siehst dich schon eskalieren und ahnst, dass dich am nächsten Morgen ein Kater heimsuchen wird? Dann lauf. Es ist völlig okay, Situationen zu verlassen, mit denen du in diesem Moment nicht dealen kannst.

Das Glas ist immer halb voll.

Es gibt verschiedene Möglichkeiten, das Trinken vorzutäuschen. Entweder du lässt dein Glas den ganzen Abend halb voll in deiner Hand, oder du trinkst ganz langsam. Alternativ kannst du den Drink in der Küche auskippen und das Glas mit Wasser auffüllen. »Nach so viel Wein muss ich auch darauf achten, genug Wasser zu trinken.« Ein Nein will gelernt sein. Take your time.

They see me rollin' ...

Du bist Fahrer:in. Oder du fährst mit dem Fahrrad. Es kann so simpel sein. Ihr nehmt ein Taxi? Tja, und du nimmst seit zwei Tagen Antibiotika.

Im Moment der Versuchung

Know your options

Feierabend. Du sitzt auf deinem Balkon in der Sonne und alles schreit nach einem erfrischenden Drink. Ein Aperol Spritz oder doch lieber ein Hugo? Na klar, gerne! Gerade in dieser Getränkekategorie sind die alkoholfreien Alternativen top notch. Blind-Tasting-tauglich! Praktischer Tipp: Klebe dir einen Zettel mit der Erinnerung »Kenne deinen Kater!« an den Kühlschrank.

Bye-bye!

Du hast eine Flasche gekauft und dir mit schlechtem Gewissen ein Glas eingegossen. Nimm einen Schluck und gieße den Rest aus. Es ist okay. Passiert.

Advanced: Schreib es auf.

Sobald du merkst, dass du in Versuchung gerätst, nimm dir Zettel und Stift oder mach dir Notizen in deinem Handy, um die Gefühle dahinter aufzuschreiben. Warum möchtest du gerade trinken? Was sind die Auslöser? Was kannst du stattdessen tun? Zu verstehen, wie und warum du dich so fühlst, kann bereits helfen, der Versuchung zu widerstehen.

Frontaltherapie

Erinnere dich an deinen letzten Kater. Erinnerst du dich an dein bleiches Gesicht im Spiegel, die müden Augen, den hämmernden Kopfschmerz, den flauen Magen? Hast du Bock darauf?

I did it.

Geißel dich nicht.

Shit happens, no drama! Wichtig ist jedoch zu verstehen, warum du nicht standhaft geblieben bist. »Der Tag war so anstrengend!«, »Es gab was zu feiern!«, »Alle haben getrunken!«, »Ich war nervös!«, »Ich musste mich an etwas Bekanntem festhalten, um die neuen Menschen um mich herum auszuhalten!« Ja, das sind alles gute Ausreden. Erzähl sie deiner Oma. Merk dir eins: Du hast zur Flasche gegriffen. Du hast es entschieden. Du bist nicht das Opfer der Umstände, sondern konntest dein eigenes Versprechen nicht halten. Keine Ausreden. Failen und weitermachen.

Einmal ist keinmal.

Wir tendieren oft zur »Alles oder gar nichts«-Mentalität. Das führt jedoch auch oft dazu, dass wir uns dann komplett gehen lassen, sobald wir einen Fehltritt gemacht haben. Dann heißt es »morgen wieder«, aber daraus wird übermorgen oder ein neuer Vorsatz für das kommende Jahr. Nope, so geht das nicht. Wichtig ist, nach einem ungeplanten Fehltritt wieder back on track zu kommen. Mach den Fehler nicht zweimal hintereinander. Lass dir Zeit zwischen den Fehltritten. Starte mit 14 Tagen, einem Monat etc.

> Mach den Fehler nicht zweimal hintereinander. Lass dir Zeit zwischen den Fehltritten.

Sober-Buddys

Gib deiner Begleitung ein Zeichen, dass du heute nicht trinken möchtest. Das schweißt zusammen und ist challenging. Im besten Fall macht dein:e Partner:in in Crime mit oder ist beim nächsten Mal mit am Start. Du willst früher gehen? Do it. Deine Begleitung darf und sollte so lange bleiben, wie sie will. Deine Entscheidung, deine Konsequenzen.

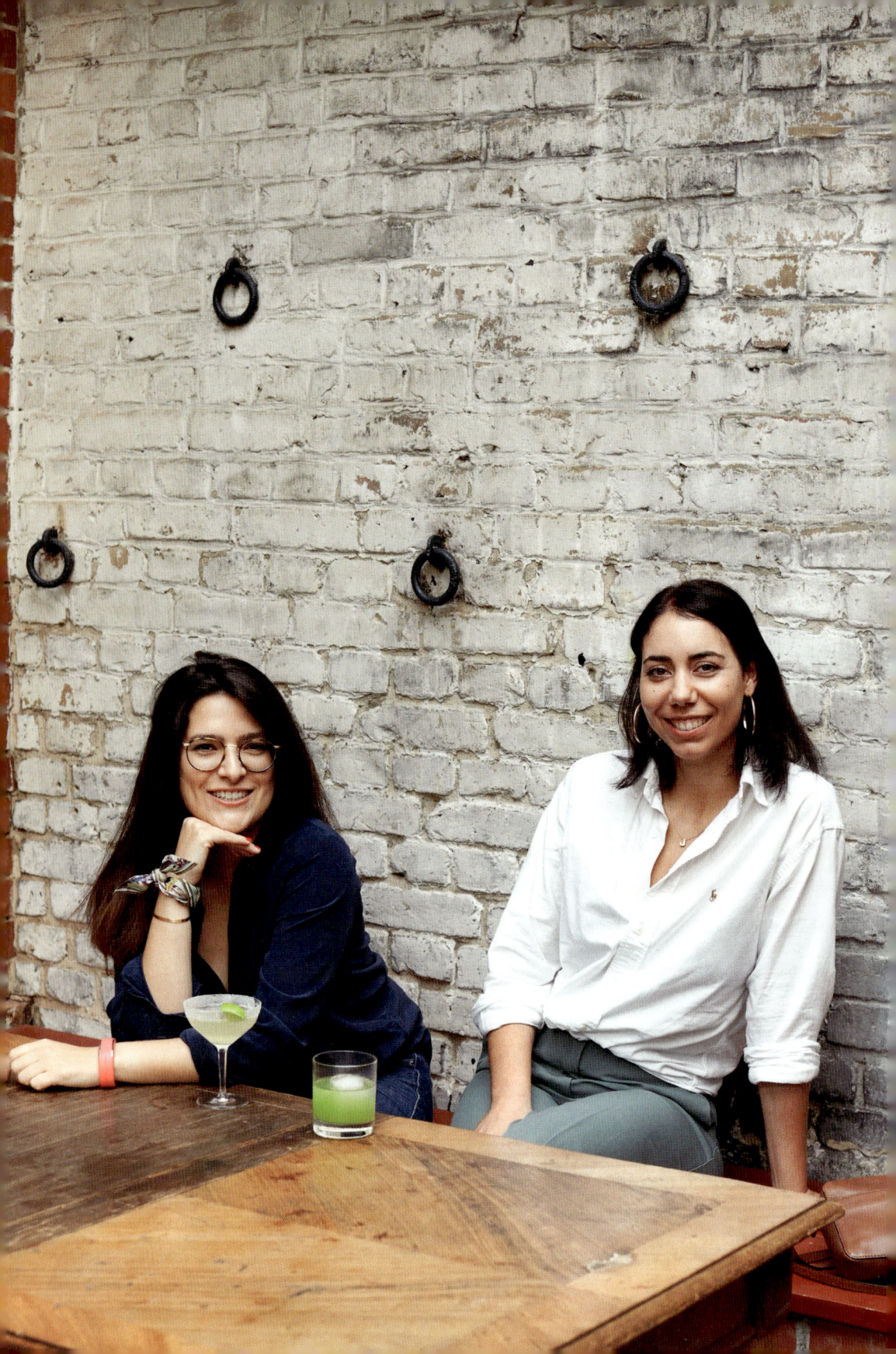

One Month Dry
DEIN STAY-SOBER-CALENDER

We have your back: Für deine Sober-Month-Challenge haben wir dir einen Kalender zum Ausdrucken, Abstreichen und Abfeiern erstellt. Ob **Dry January**, **Sober October** oder eine beliebige andere Zeit im Jahr: Jeder Monat ist der Richtige, um den Kater in Schach zu halten! Cheers und Challenge accepted!

How to?

Tipps & Tricks, wie du dem Kater entspannt den Garaus machen kannst, findest du ab Seite 58 und ab Seite 82.

Sober by choice!

Download hier

Ein paar Drinks
GEHEN NOCH

Glossar

Acetaldehyd
Toxisches Zwischenprodukt, das beim Abbau von Alkohol im Körper entsteht. Giftiger als der Alkohol selbst. Jedes Nahrungsmittel mit einem vergleichbaren Acetaldehyd-Wert wie Alkohol würde umgehend aus dem Verkehr gezogen.

Alkohol
Organisch-chemische Stoffgruppe. Wenn wir über Alkohol reden, meinen wir meist Ethanol, auch Äthylalkohol genannt. Summenformel C_2H_6O.

alkoholfrei
Alkoholfrei sind Getränke mit weniger als 0,5 Volumenprozent Alkohol. Es gibt aber auch Getränke mit natürlichem Alkohol wie Kefir oder Kombucha, die erst ab 1,2 Volumenprozent Alkohol deklariert werden müssen.

Antidiuretisches Hormon (ADH)
Auf die Niere einwirkendes Hormon zur Regulierung des Wasser-Elektrolyt-Haushalts im Körper.

Anti-Saloon-League
Frühe Variante der Mäßigungsbewegung. Sie richtete sich nicht gegen den Alkohol, sondern gegen die Schankorte, die Saloons.

Aperitif
Alkoholisches Getränk, das vor der Mahlzeit serviert wird, um den Appetit anzuregen oder die Wartezeit bis zum Essen oder bis zum Digestif zu überbrücken.

Botanicals
Natürliche, pflanzliche Rohstoffe wie Beeren, Rinden, Samen, Früchte, Schalen, Gewürze, Kräuter oder Wurzeln. Generell beruht jede Rezeptur alkoholischer Getränke auf Zutaten, die aus Pflanzen gewonnen werden. Im engeren Sinne bezeichnet Botanicals Gin-Sorten, bei denen neben den typischen Gin-Pflanzen wie Wacholder, Angelika und Kardamom mit möglichst exotischen Ingredients versucht wird, ein Alleinstellungsmerkmal zu schaffen.

CBD
Cannabidiol, kurz CBD, ist ein nicht psychoaktives Cannabinoid aus der Hanfpflanze. Ihm wird eine schmerzlindernde, entzündungshemmende und Übelkeit lindernde Wirkung nachgesagt.

Chinin
Bitterer Arzneistoff, wird meist gegen Malaria eingesetzt. Um den extrem bitteren Geschmack zu übertünchen, mischte man ihn früher mit Tonic oder Gin. Oder beidem. A Party-Star was born.

Cold Brew
Kalter Auszug aus Pflanzen, meist Tee oder Kaffee. Ein Kaltauszug gilt als schonendere Zubereitung, dauert länger und löst andere Inhaltsstoffe als ein Aufguss mit heißer Flüssigkeit. Energieeffizienzklasse A+++.

Cuvée

Eigentlich beim Wein ein Verschnitt (Gemisch) aus verschiedenen Rebsorten, Lagen oder Jahrgängen. Im weiteren Sinne das systematische Mischen verschiedener Flüssigkeiten, bis ein vermarktbares Produkt herauskommt.

Destillation

Thermisches Verfahren, um unterschiedliche Bestandteile von Flüssigkeiten unter Ausnutzung verschiedener Siedepunkte zu trennen. Alkohol verdampft zum Beispiel früher als Wasser und kann so relativ einfach abgetrennt werden.

Digestif

Ein angeblich die Verdauung anregendes alkoholisches Getränk, das nach dem Essen getrunken wird.

Ethanol

Sogenannter Trinkalkohol. Einziger in der Familie der Alkohole, bei dem zeitweise die Balance zwischen Wohlbefinden und Würgereflex gelingt. Weitere Verwendung als Desinfektionsmittel oder Raketentreibstoff.

Fetales Alkoholsyndrom (FAS)

Folgen der Trink-Eskapaden der frühschwangeren Mutter für das ungeborene Kind: körperliche, geistige, soziale und emotionale Defekte.

Gärung

Überlebensnotwendiger Akt von Hefen zum Zweck der Energiegewinnung. Mit dem Stoffwechselprodukt Alkohol vergiften die Hefen gleichzeitig ihre Umgebung, um sich einen evolutionären Vorteil zu verschaffen. Menschen nutzen dieses Prinzip seit Jahrtausenden für die Produktion von Alltagsdrogen und in neuerer Zeit für die Kreation unverschämt teurer Prestige-Alkoholika zu Distinktionszwecken.

Gin-Epidemie

Alkoholische Volksseuche im England des 18. Jahrhunderts. Wohl selten war Sprit erschwinglicher, minderwertiger und existenzbedrohlicher.

Hefen

Quelle und Ursprung allen Alkohols. Verwandeln einfachen Zucker in ein anderes Suchtmittel mit finanziellem Mehrwert.

Hippocampus

Wichtige Abteilung der Oberkommando-Zentrale. Die Schaltstelle zwischen Kurz- und Langzeitgedächtnis, Sitz der Emotionen und zuständig für die Steuerung der Affekte.

Mäßigungsbewegung

Gesellschaftliche Bewegung, die dem alkoholischen Treiben nicht länger hilf- und tatenlos zusehen wollte. Verschiedene Levels: gegen Saloons, gegen harten Sprit, gegen Alkohol in jeder Form. Führte 1920 zur Prohibition.

Mindful Drinking

Bewegung, die das eigene Trinkverhalten achtsam in den Mittelpunkt stellt und selbstbewusst hinterfragt und die dazu anregt, sich nicht von fragwürdigen Konventionen und zweifelhaften Gewohnheiten vor- und verführen zu lassen.

Ohne Alkohol

Garantiert einen Alkoholgehalt von 0,0 Volumenprozent. Punkt.

Pairing

Geschmacklich sinnvolle Kombination von Speisen und Getränken. Funktioniert auch bestens in alkoholfrei, weil die kulinarische Wahrnehmung nicht von Alkohol getrübt wird.

Rauschtrinken

Rauschtrinken oder Binge-Drinking ist eine Form des Alkoholkonsums, bei dem in einem Setting mehr Alkohol getrunken wird, als gesundheitlich unbedenklich ist. Mit mehr als zwei großen Bier am Abend bist du dabei.

Reinalkohol

Alkohol in seiner reinen, unverdünnten Form. Explosiv, ungenießbar und brennbar. Tötet ab einer bestimmten Menge alles Lebendige, früher oder später.

Sober Curious

New Yorker Dependance der Mindful-Drinking-Bewegung. Propagiert einen nüchternen Lifestyle und connectet Gleichgesinnte.

Tannin

Pflanzliche Gerbstoffe, die Getränke lagerfähig machen. Verantwortlich für das pelzigtaube Mundgefühl und großspurige Lobesworte bei halbseidenen Weinansprachen.

Wermut

Altehrwürdige, intensiv schmeckende Heilpflanze, die schon früh dazu verwendet wurde, schlecht schmeckenden Wein genussfähig zu machen. Gesundheitsbonus inklusive.

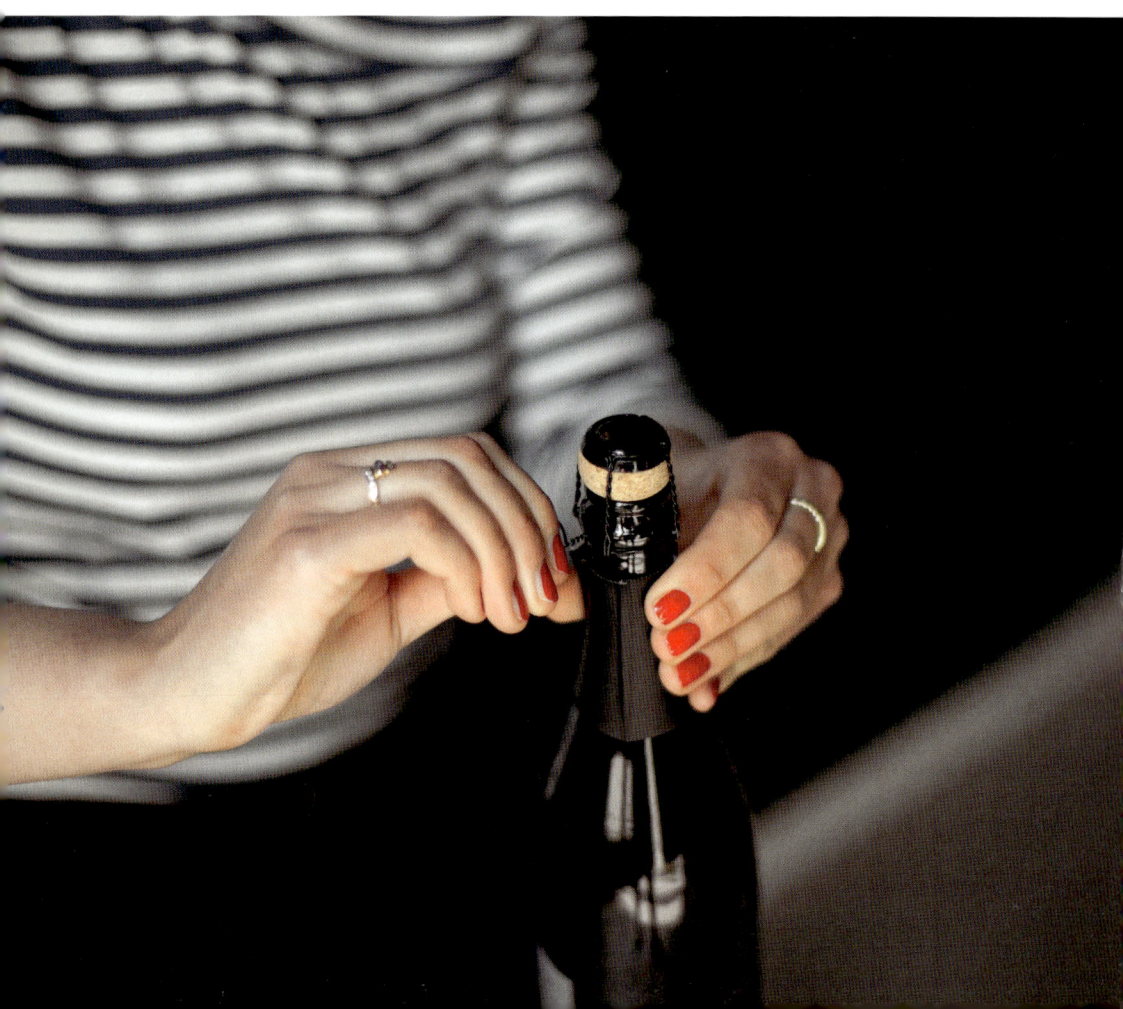

Mehr
STOFF

Für Inspirationen, mehr Informationen und weniger Irritationen sorgen die nächsten Seiten. Erweitere deinen Sober-Kosmos, der erste Schritt muss nicht immer schwer sein, Hauptsache, du machst ihn. Vamos!

Mehr lesen

Bücher

Rotwein aufmachen und weiterlesen: Alkoholfrei versteht sich

Rosamund Dean: *Mindful Drinking. How cutting down can change your life.* Trapeze 2017. Wie der Buchtitel bereits beschreibt, geht es darum, welche positiven Auswirkungen weniger Alkohol auf unser Leben hat.

Catherine Gray: *Vom unerwarteten Vergnügen, nüchtern zu sein.* mvg 2018. Catherine Gray zeigt besonders schön aus eigener Erfahrung auf, wie ein nüchterner Lebensstil berauschender sein kann, als viele denken.

Nicole Klauß: *Die neue Trinkkultur. Speisen perfekt begleiten ohne Alkohol.* Piper 2019. Das Buch beschreibt die Möglichkeiten alkoholfreier Getränke zum Essen.

David Nutt: *Drink? The new science of alcohol and health.* Hachette Books 2020. David Nutt ist ein britischer Psychopharmakologe und Ikone in der wissenschaftlichen Erforschung von Drogen, die das Gehirn beeinflussen. Seine Erkenntnisse hat er unter anderem in diesem populärwissenschaftlichen Buch festgehalten.

Clare Pooley: *Chianti zum Frühstück.* Beltz 2018. Clare Pooley lässt Leser:innen an ihren Erfahrungen von 365 Tagen Alkoholfrei teilhaben. Mit Witz, Gefühlsoffenbarungen und positiver Einstellung.

Daniel Schreiber: *Nüchtern. Über das Trinken und das Glück.* Suhrkamp 2016. Kluger, offener und ehrlicher Essay mit literarischem Anspruch.

Ruby Warrington: *Sober Curious. The blissful sleep, greater focus, limitless presence and deep connection awaiting us all on the other side of alcohol.* HarperOne 2018. Ein Buch über die positiven Auswirkungen des bewussten Trinkens oder auch des Nicht-Trinkens. Es wirft die Frage auf, ob das Leben ohne Alkohol womöglich besser wäre.

Ruby Warrington: *The Sober Curious Reset.* Running Press 2020. Ein Buch, welches die Leser:innen auf einer 100-Tage-Challenge begleitet, um das eigene Trinkverhalten zu reflektieren und zu verändern.

Holly Whitaker: *Quit like a woman.* The Dial Press 2019. Holly Whitaker beschreibt die Rolle von Alkohol im Leben von Frauen und wie Frauen in unserer Gesellschaft mit dem Trinken aufhören können.

Im Netz

Wait – let me google that for you.

The Temper
Die Seite von Holly Whitaker. Bricht mit dem Stigma Alkoholmissbrauch und unterstützt auf dem Weg in einen sober Lifestyle.
thetemper.com

This Naked Mind
Annie Grace hat diesen Blog gestartet, um anderen dabei zu helfen, einen besseren Umgang mit Alkohol zu entwickeln.
thisnakedmind.com

A Sober Girls Guide
Jessica Jeboult, ehemalige DJane, macht vor, wie sober geht. Mit einer großen Packung Humor und Entertainment zeigt sie Frauen how to be sober.
asobergirlsguide.com

Sober Black Girls Club
Die Seite wurde von drei Frauen of Color gestartet, um andere auf der alkoholfreien Reise zu unterstützen und ihnen die Möglichkeit zu geben, sich untereinander zu vernetzen.
soberblackgirlsclub.com

Girlandtonic
Eine Seite von Laurie McAllister. Sie ist Life & Empowerment Coach, Yogalehrerin und Autorin. Mit ihrem Blog möchte sie anderen dabei helfen, ein selbstbewusstes alkoholfreies Leben zu führen.
girlandtonic.co.uk

Mehr hören

Alkoholfreies auf die Ohren

Podcast: The CLUB SODA podcast
Der Podcast der Club Soda Community aus UK
joinclubsoda.com/category/podcast/

Podcast: Sober Curious
Mindful-Drinking-Ikone und Gründerin von Sober Curious Ruby Warrington spricht mit verschiedenen Personen über deren Beziehung zu Alkohol.
rubywarrington.com/podcasts/

Podcast: Sober Company »Mindful Drinking with Nora«
Podcast rund um das Thema »sober« der Sober Company.
sobercompanypodcast.com

Mehr sehen

Alkoholfreie Abwechslung zur Berieselung

Film: Der globale Rausch von Andreas Pichler
Die ernüchternde Doku aus dem Jahr 2019 beleuchtet die verschiedensten Aspekte unseres Umgangs mit Alkohol in der ARD-Mediathek. Popcorn raus und einen alkoholfreien Vino dazu.

Reportage: Betrunken E-Scooter fahren – Wie gefährlich ist es wirklich?
Selbstexperiment von *PULS* Reportage und News-WG: Wie wirkt sich Alkohol auf die Fahrtüchtigkeit aus?

Inspiration: Alkoholfrei in der Mediathek
Einfach in der ARD-Mediathek nach »Alkoholfrei« suchen und Input der letzten Monate zum Thema Mindful Drinking anzeigen lassen.

Inspiration: Literaturtipp auf Arte: Alkoholkonsum als Pseudo-Emanzipation
Die französische Journalistin und Buchautorin (*Ohne Alkohol*) Claire Touzard beschreibt, wie und warum Alkoholkonsum in unserer Gesellschaft zur Pseudo-Emanzipation wird. Spannend und wenig bekannt!

Mehr trinken

Deine Homebar braucht ein Update?
Hier findest du alkoholfreie Alternativen.

Alternativen zu Gin
- Berliner Brandstifter
- Heimat Vogelfrei
- ISH Spirits GinISH
- Laori Drinks Juniper No.1
- Lyre's Dry London Spirit
- Siegfried Wonderleaf
- Stryyk Not Gin
- Undone NO. 2 Juniper Type
- Vera Spirits Gino
- V.I.B.E. Free Spirit Rhubarb
- Windspiel Alkoholfrei

Alternativen zu Wodka
- Stryyk Not Vodka

Alternativen zu Whiskey
- Lyre's American Malt

Alternativen zu Rum
- ISH Spirits RumISH
- Lyre's Dark/White/Spiced Cane
- Stryyk Not Rum
- Undone NO. 1 Sugar Cane Type

Botanicals
- Abstinence Cape Citrus
- Abstinence Cape Fynbos
- Abstinence Cape Spice
- Easip Fields
- Easip Woods
- Gimber
- John Ross Honeybush Virgin Distilled Botanicals
- Markmans Herbal Elixir No. 1
- Seedlip Garden 108
- Seedlip Grove 42
- Seedlip Spice 94

Alkoholfreier Wein und Alternativen zu Wein
- Bibo Runge Riesling Deserteur
- Carl Jung Chardonnay
- Dr. Zenzen Pinot Grigio
- Goodvines Merlot Rosé
- Kolonne Null Burgunder Cuvée
- König & Krieger Sauvignon Blanc
- Leitz Eins-Zwei-Zero Riesling
- Michel Schneider Cabernet Sauvignon
- Weinkönig Syrah

Schäumende Getränke aus alkoholfreiem Wein (Alternativen zu Schaumwein)
- Carl Jung Mousseux
- König & Krieger Freifrau
- Kolonne Null Cuvée Blanc No.1 Prickelnd
- Kolonne Null Rosé Prickelnd
- Leitz Eins-Zwei-Zero Sparkling Riesling
- Manufaktur Jörg Geiger Birnenschaumwein Champagner Bratbirne
- SM SektManufaktur Feel Free
- Strauch Sektmanufaktur Blanc Pur BIO
- Thomson & Scott Noughty Alcohol-Free Sparkling Chardonnay
- Vinada Sparkling

Alternativen zu Wermut
- Lyre's Aperitif Rosso
- Undone NO. 8 Italian Aperitif Type
- Undone NO. 9 Italian Aperitif Type

Alkoholfreies Bier
- And Union Tuesday Wheat
- Coast Beer DDH IPA
- Insel Brauerei Skippers Wet Hopped Pilsner
- Kehrwieder ü.NN IPA

- Lervig No Worries Grapefruit
- Mikkeller Limbo Yuzu Can
- Omnipollo Konx
- Pfefferlechner Fre(e)dl
- Uwe Summer Ale

Alkoholfreie Aperitifs
- Abstinence Aperitif
- Dr. Jaglas Herber Hibiskus
- Lyre's Italian Orange
- Lyre's Italian Spritz
- Martini Floreale
- Martini Vibrante
- Mondino Senza
- Undone NO. 7 Italian Bitter Type
- Vincent Aperitif

Ganz ohne Alkohol (0,0 Vol.-%)
- Avaa Verjus
- Dr. Höhl's Pomp feinherb/fruchtig
- Fischer Verjus Frizz
- Flein Fizz 2020 prickelnder Traubensaft
- Flein Gelber Muskateller 2020
- Flein Sauvignon Blanc 2020
- Flein Schilcher 2020
- Manufaktur Jörg Geiger PriSecco
- Markmans Herbal Elixir No 1
- Posca Romana
- Thomson & Scott Noughty Alcohol-Free Sparkling Chardonnay
- Weingut Claus Schneider perlender Traubensaft

Mehr unterstützen

Du möchtest dich ehrenamtlich engagieren, suchst Informationen oder brauchst Unterstützung wegen einer möglichen Sucht? Folgende Adressen helfen dir weiter.

Du willst unterstützen?

Happy Baby No Alcohol
Unterstütze den Verein bei der Aufklärung von Frauen über das Trinken in der Schwangerschaft. Aufklärung, Wissensvermittlung und Projekte anstoßen, es gibt viel zu tun, um das Fetale Alkoholsyndrom zu stoppen.
happy-baby-no-alcohol.de

Frau sucht Zukunft
Werde Mitfrau und unterstütze ehrenamtlich den Verein für suchtmittelabhängige Frauen und Mädchen.
frausuchtzukunft.de

Alkoholfrei Sport genießen
Setz ein Zeichen in deinem Verein zum Thema Alkoholfrei mit der Initiative der Bundeszentrale für gesundheitliche Aufklärung (BZgA). Mit im Boot sitzt unter anderem der DFB.
alkoholfrei-sport-geniessen.de

Du brauchst Unterstützung?

Drogennotdienst in Berlin
Telefon +49 30 192 37
Rund um die Uhr erreichbar
www.drogennotdienst.de

Sucht- und Drogen-Hotline (bundesweit)
Telefon +49 1806 313 031
Rund um die Uhr erreichbar
www.sucht-und-drogen-hotline.de

Infotelefon zur Suchtvorbeugung der BZgA
Telefon +49 221 892031
www.kenn-dein-limit.de

Anonyme Alkoholiker
Telefon: +49 8731 32573 12
Per Mail: erste-hilfekontakt@anonyme-alkoholiker.de
www.anonyme-alkoholiker.de

Danksagung

Auf unserer rausch- und reuelosen Reise der letzten zwölf Monate haben wir die Gelegenheit gehabt, besondere, interessante Menschen und Persönlichkeiten kennenzulernen. Daraus entstanden Freundschaften, Partnerschaften, Teamkolleg:innen, Geschäftsbeziehungen und ein großes Netzwerk über Ländergrenzen hinweg. Unsere Vision ist es, einen Unterschied zu machen, wie wir in Zukunft trinken werden. Dieses Buch ist ein Meilenstein auf diesem Weg. Wir erheben unser Glas und trinken auf und mit euch!

Ein großes Dankeschön an unser gesamtes Team:
Julia Merk, Rainer Wallisser, Hai Mi Nguyen, Eilar Namin, Jessica Schibel, Klaudia Jozefowski, Johannes Steinbach & Rüdiger Steiner

Außerdem Danke an:
Adrian Reichle, Alexander Meister, Alexander Stephenson, André Stork, Anja Sommerfeld, Anna Lisa Thanner, Artur Nastin, Ben Branson, Bernadett Linseisen, Billie Clarken, Céline Meiner, Dr. Christina Jagla, Christian Gentemann, Christian Zimmermann, Claudia Scheffler, Clemens Bergbauer, Dagmar Elsen, Elias Heintz, Eva Biringer, Florian Eckelmann, Fulya Sonnenschein, Gerald Koenen, Hans-Günter Weeß, Heinz-Rudolf Zenzen, Jens Kühling, Jochem Seeger, Lia Schmökel, Lisa Tegtmeier, Madeleine Alizadeh, Maike Rybarczyk, Marcel Eßlinger, Marcus Reckewitz, Mark Gebehart, Mehmet Ünlü, Melanie Belc, Melanie Wagner, Moritz Zyrewitz, Natalie Cardeira, Natascha Wegelin, Nicole Klauß, Nina Deißler, Philipp Rößle, Ralf Ritzschke, Raphael Vollmar, Renke-Marie Lux, Ruby Warrington, Stella-Oriana Strüfing, Dr. Susanne Esche-Belke, Teresa Jung, Valerie Chartrain, Vlada Mättig

PS: Ein besonderer Gruß geht an Poliana Baumgarten. Danke für die wilde Nacht im Wedding. Unvergessen.

PPS: Und ein weiterer nach Österreich an Roland Mayer. Danke für deine Geduld.

Über die
AUTOR:INNEN

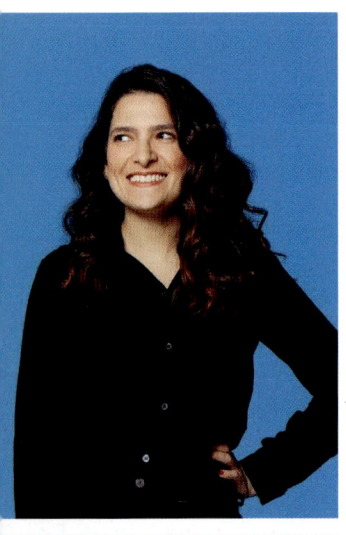

Isabella Steiner

Zwischen *Vogue* und Ratgeberliteratur aufgewachsen und bis heute Teil ihres Lebens, widmete sich Isabella in ihrem Studium der Soziologie der generellen Frage, was es bedeutet, ein gutes Leben zu führen. Um Antworten zu Trends und Themen wie Liebesbeziehungen, Ernährung und Selbstoptimierung zu finden, ließ sie sich die doppelte Regelstudienzeit Zeit. Dass das Thema Alkoholkonsum ein Agendapunkt werden würde, kündigte sich bereits früh an. Bekannt für ausschweifende Partys und exzessives Trinkvergnügen stand in den Kommentaren des Schulabschlussbuchs: Sie hat immer drei Martiniflaschen vorrätig im Kühlschrank. Dem Ruf wird sie bis heute noch gerecht, nur musste der Martini dem Crémant weichen. Die Frage, welche sie im Moment schwer beschäftigt, ist: Was trinke ich, wenn ich nicht trinke? Die Antwort darauf ist das Start-up *nüchtern.berlin*.

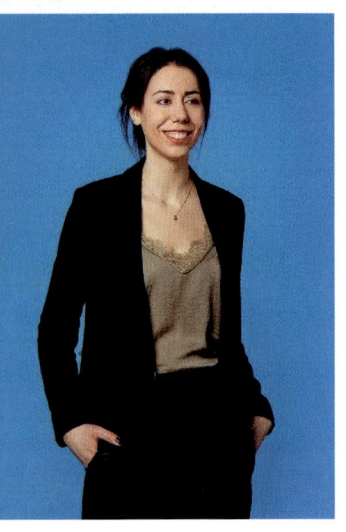

Katja Kauf

Aufgewachsen zwischen handgeschabten Spätzle und Cheeseburgern im American Style, haben diese deutsch-amerikanischen Wurzeln dafür gesorgt, dass Katja (*1991), gebürtige (und stolze) Augsburgerin, keiner Sprache wirklich mächtig wurde. Denglisch in die Wiege gelegt bekommen, hat sie sich von der Grundschule inklusive Deutschförderkurs über die Klosterschule, bis zum Master in den Niederlanden an die praktischen Seiten der zwei Muttersprachen gewöhnt und lebt diese derzeit in der deutschen Hauptstadt aus. In der Start-up-Welt zu Hause, führt sie seit vielen Jahren eine besonders enge Beziehung zu Rotwein. Als Allheilmittel kommt dieser gerne und häufig zum Einsatz – um dafür Bewusstsein zu schaffen, widmet sie sich nun als Co-Founder voll und ganz dem eigenen Business: *nüchtern.berlin*.

Julia Merk

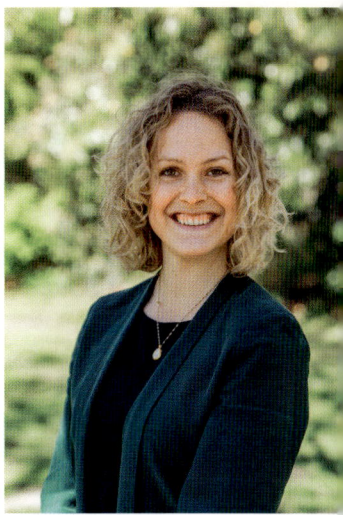

Die Journalismusstudentin (*1997) kam Ende 2020 frisch nach Berlin. Statt drei Tage wach, Club-Hopping und das ausschweifende Leben der Hauptstädter:innen kennenzulernen, ist sie bei *nüchtern.berlin* gelandet. Der Early Bird, den keine Party und kein Kater länger als bis 7 Uhr im Bett hält, hat durch die Pandemie das letzte bisschen Alkoholtoleranz verloren: Nach zwei Aperol Spritz ist Schluss. Auf einen Gin Basil Smash oder einen erfrischenden Moscow Mule lässt sie sich trotzdem immer wieder gerne ein. Der Geschmack ist ihr den Kater wert. Hin und wieder alkoholfrei unterwegs, musste sie sich schon vielen Überredungsversuchen stellen. Mit besonderen alkoholfreien Drinks lässt sich das mittlerweile leicht umgehen.

Rainer Wallisser

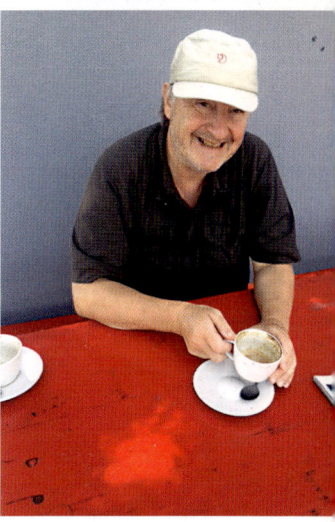

Sein Motto: Keine Alternative ist keine Alternative. Der Wahlberliner Rainer (*1962) studierte neben Kulturwissenschaft und Religionswissenschaft auch Indologie, Ethnologie und Geschichte. Ihn interessiert, wie und was andere Menschen denken, fühlen, glauben und auch, was sie essen und trinken. Als gelernter Weinküfer begeistert ihn außerdem alles, was fermentiert, blubbert und gärt. 2016 kam ihm zu Ohren, dass es auf der britischen Insel einen alkoholfreien Gin geben soll. Kurzerhand ließ er sich eine Flasche aus London mitbringen. Das war der Beginn einer wunderbaren Freundschaft, die er nun unter anderem bei *nüchtern.berlin* pflegt. Sein Lieblingsgetränk? Definitiv Champagner, aber eher selten. Sorgt dann aber für den beflügeltsten Alkoholrausch überhaupt. Bisher ohne Alternative.

Hai Mi Nguyen

Hai Mi (*1999), in Ulm beheimatet, sammelte ihre ersten rausch- und reuelosen Berufserfahrungen bei *nüchtern.berlin*. Via Zoom, Google Meet und WhatsApp war sie digital an die deutsche Hauptstadt angebunden. Sie fand die ganze Wahrheit über den Kater heraus: Wie er entsteht, was er ist und wie man ihn wieder los wird. Die Erstsemesterin des Studiums Informationsmanagement und Unternehmenskommunikation, stolze Beauty-Expertin und die perfekte Mischung aus Party-Girl und Coach-Potato bespricht am liebsten alle Themen, die sie beschäftigen, bei einem Latte Macchiato. Hin und wieder kommt es aber vor, dass dieser gegen einen Lillet Wildberry eingetauscht wird.

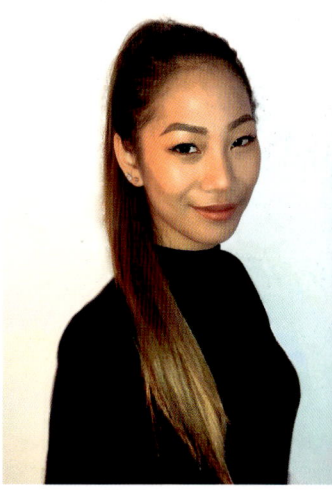

*Quellen*VERZEICHNIS

1-3	Geschichte-Lernen (www.geschichte-lernen.net)
4	Bundessozialgericht, 18.06.1968 - 3 RK 63/66
5	Presseportal (www.presseportal.de)
6	Statista (de.statista.com)
7	tz (www.tz.de)

8	Stefan Brunner, Rebecca Herbel et. al: Alcohol consumption, sinus tachycardia, and cardiac arrhythmias at the Munich Octoberfest: results from the Munich Beer Related Electrocardiogram Workup Study (MunichBREW). In: European Heart Journal 38 (2017), S. 2100–2106.
9	YouGov DE (www.yougov.de)
10	Bundeszentrale für gesundheitliche Aufklärung (www.bzga.de)
11	eurostat - Europäische Statistik (ec.europa.eu/eurostat)
12	Statista (de.statista.com)

13–14		Deutsches Krebsforschungszentrum (www.dkfz.de)
15		World Health Organization (www.who.int)
16		Deutscher Werberat (www.werberat.de)
17		Bundesgesundheitsministerium (www.bundesgesundheitsministerium.de)
18		DESTATIS Statistisches Bundesamt (www.destatis.de)
19		HaLT - Hart am LimiT (www.halt.de)

20		Jahresbericht HaLT 2019
21		Kenn dein Limit – Bundeszentrale für gesundheitliche Aufklärung (www.kenn-dein-limit.de)
22		Bund gegen Alkohol und Drogen im Straßenverkehr (www.bads.de)
23		Kevin J. Corcoran, Laura R. Thomas: The Influence of Observed Alcohol Consumption on Perceptions of Initiation of Sexual Activity in a College Dating Situation. In: Journal of Applied Social Psychology 1991, S. 500–507.
24		Bundesgesundheitsministerium (www.bundesgesundheitsministerium.de)
25		Universität Wien (www.univie.ac.at)

26	Bundeszentrale für gesundheitliche Aufklärung (www.bzga.de)
27	DESTATIS Statistisches Bundesamt (www.destatis.de)
28	PULS-Reportage: Wie gefährlich sind die Elektroroller unter Alkoholeinfluss? (www.ard-mediathek.de)
29	Deutsche Hauptstelle für Suchtfragen e. V. (www.dhs.de)
30	Deutsches Krebsforschungszentrum (www.dkfz.de)
31-32	National Health Service UK (NHS) (www.nhs.uk)
33	Praxis Suchtmedizin (www.praxis-suchtmedizin.ch)

34	Deutsche Hauptstelle für Suchtfragen e.V. (www.dhs.de)
35	Deutsche Gesellschaft für Ernährung e. V. (www.dge.de)
36	Klaus Roth: Die Chemie des Katers. Alkohol und seine Folgen. In: Chemie in unserer Zeit 24 (1) 2007, S. 46–55.
37	Murray Epstein: Alcohol's Impact on Kidney Function. In: Alcohol Health and Research World 21 (1) 1997, S. 84–92.
38	Trends der Zukunft (www.trendsderzukunft.de)
39	Ärztezeitung (www.aerztezeitung.de)
40	Paolo M. Suter, Angelo Tremblay: Is alcohol consumption a risk factor for weight gain and obesity? In: Critical Reviews in Clinical Laboratory Sciences 42 (3) 2008, S. 197–227.

41 Paolo M. Suter & Angelo Tremblay: Is alcohol consumption a risk factor for weight gain and obesity? In: Critical Reviews in Clinical Laboratory Sciences 42 (3) 2008, S. 197–227.

 Chemie.de (www.chemie.de)

 Lanserhof (www.lanserhof.com)

42 Angela M. Wood, Stephen Kaptoge u. a.: Risk thresholds for alcohol consumption. Combined analysis of individual-participant data for 599 912 current drinkers in 83 prospective studies. In: The Lancet 391 (10129) 2018, S. 1513–1523.

43 Julia K. M. Chan, John Trinder u. a.: The acute effects of alcohol on sleep electroencephalogram power spectra in late adolescence. In: Alcoholism Clinical & Experimental Research 39 (2) 2015, S. 291–299.

Klaus Junghanns, Maren Schütze u. a.: Die Auswirkungen einer Alkoholinfusion auf den Schlaf, die Cortisolsekretion und die Gedächtniskonsolidierung. Ergebnisse einer randomisierten kontrollierten Studie. In: Somnologie 20 (1), S. 22–29.

Kai Spiegelhalder und Dieter Riemann: Substanzen, die mit der Schlaf-Wach-Regulation interferieren. In: Enzyklopädie der Schlafmedizin. Springer 2020.

44–45 David Nutt: Drink? The new science of alcohol and your health. Hachette Books 2020.

46 Anya Topiwala, Charlotte L Allan u. a.: Moderate alcohol consumption as risk factor for adverse brain outcomes and cognitive decline. Longitudinal cohort study. In: BMJ 2017.

47 Michael D. Kopelman, Allan D. Thomson u. a.: The Korsakoff Syndrome. Clinical aspects, psychology and treatment. In: Alcohol and Alcoholism 44 (2) 2009, S. 148–154.

48 David Nutt: Drink? The new science of alcohol and your health. Hachette Books 2020.

49 Michaël Schwarzinger, Bruce G Pollock u. a.: Contribution of alcohol use disorders to the burden of dementia in France 2008–13. A nationwide retrospective cohort study. In: The Lancet Public Health 3 (3) 2018, E124–E132.

 Deutsche Alzheimer Gesellschaft e. V. (www.deutsche-alzheimer.de)

50  MSD Manual (www.msdmanuals.com)

51 Kenn dein Limit – Bundeszentrale für gesundheitliche Aufklärung (www.kenn-dein-limit.de)

 PTA heute (www.ptaheute.de)

 Universität Heidelberg (www.uni-heidelberg.de)

52  Deutsche Leberhilfe e. V. (www.leberhilfe.org)

53 Ansgar W. Lohse, Ulf C. Goettges: Das Schweigen der Leber. TRIAS 2020.

54  Deutsche Leberhilfe e. V. (www.leberhilfe.org)

Ansgar W. Lohse, Ulf C. Goettges: Das Schweigen der Leber. TRIAS 2020.

55  Deutsche Leberstiftung (www.deutsche-leberstiftung.de)

56–57 Manfred V. Singer, Stephan Teyssen: Alkohol und Alkoholfolgekrankheiten. Grundlagen – Diagnostik – Therapie. Springer Medizin Verlag Heidelberg 2005.

58 Manfred V. Singer, Stephan Teyssen: Alkohol und Alkoholfolgekrankheiten. Grundlagen – Diagnostik – Therapie. Springer Medizin Verlag Heidelberg 2005.

59 Manfred V. Singer, Stephan Teyssen: Alkohol und Alkoholfolgekrankheiten. Grundlagen – Diagnostik – Therapie. Springer Medizin Verlag Heidelberg 2005.

David Nutt: Drink? The new science of alcohol and your health. Hachette Books 2020.

60 D. Pfeiffer, D. Kurdisch u. a.: Alkohol und Rhythmusstörungen. In: Herz 41 2016, S. 498–502.

I. B. Puddey, V. Rakic u. a.: Influence of pattern of drinking on cardiovascular disease and cardiovascular risk factors. A review. In: Addiction 94 (5) 1999, S. 649–663.

David Nutt: Drink? The new science of alcohol and your health. Hachette Books 2020.

61 Michael Roerecke, Janusz Kaczorowski u. a.: The effect of a reduction in alcohol consumption on blood pressure. A systematic review and metaanalysis. In: Lancet Public Health 2 (2) 2017, E108–E120.

62 D. Pfeiffer, D. Kurdisch u. a.: Alkohol und Rhythmusstörungen. In: Herz 41 2016, S. 498–502.

B. Maisch: Alkohol und Herz. Eine unendliche Geschichte der Wechselbeziehung zur ältesten Droge der Welt. In: Herz 41 2016, S. 459–461.

63 Jürgen Rehm, Kevin D. Shield u. a.: Alcohol consumption. A leading risk factor for cancer. In: Chemico-Biological Interactions 331 (2020).

64 World Health Organization (www. who.int)

65 World Health Organization (www. who.int)

Deutsches Krebsforschungszentrum (www.dkfz.de)

66 A. Franke, S. Teyssen u. a.: Alcohol-related diseases of the esophagus and stomach. In: Digestive Diseases 23 (3-4) 2006.

Manfred V. Singer, Stephan Teyssen: Alkohol und Alkoholfolgekrankheiten. Grundlagen – Diagnostik – Therapie. Springer Medizin Verlag Heidelberg 2005.

67 Manfred V. Singer, Stephan Teyssen: Alkohol und Alkoholfolgekrankheiten. Grundlagen – Diagnostik – Therapie. Springer Medizin Verlag Heidelberg 2005.

68 World Health Organization (www. who.int)

Deutsche Krebshilfe (www.krebshilfe. de)

Spektrum.de (www.spektrum.de)

69 Deutsches Krebsforschungszentrum (www.dkfz.de)

70 National Institute on Alcohol Abuse and Alcoholism (www.niaaa.nih. gov)

Deutsches Krebsforschungszentrum (www.dkfz.de)

71 Deutsches Krebsforschungszentrum (www.dkfz.de)

72	Sucht Schweiz (www.sucht-schweiz.ch)

David Nutt: Drink? The new science of alcohol and your health. Hachette Books 2020.

73	Deutsches Krebs-forschungszentrum (www.dkfz.de)

	Harvard Health Pu-blishing (www.health.harvard.edu)

	Quarks (www.quarks.de)

David Nutt: Drink? The new science of alcohol and your health. Hachette Books 2020.

74	Statista (de.statista.com)

75	Statista (de.statista.com)

76	Deutsche Haupt-stelle für Sucht-fragen e. V. (www.dhs.de)

77	Statista (de.statista.com)

78	Statista (de.statista.com)

79	Statista (de.statista.com)

80	Statista (de.statista.com)

81	Statista (de.statista.com)

Christian Rätsch: Urbock. Bier jenseits von Hopfen und Malz. AT-Verlag 1996.

Gerstensaft und Hirsebier. 5000 Jahre Biergenuß. Ausstellungskatalog. Verlag Isensee 1998.

Patrick E. McGovern: Uncorking the Past. University of California 2009.

Patrick E. McGovern: Ancient Brews. W. W. Norton 2017.

Regina und Manfred Hübner: Der deutsche Durst. Illustrierte Kultur- und Sozialgeschichte. Edition Leipzig 1994.

82   Manfred Hübner: Alkohol und Abstinenz. Dietz 1988.

Hasso Spode: Die Macht der Trunkenheit. Kultur- und Sozialgeschichte des Alkohols in Deutschland. Leske + Budrich 1993.

Rod Phillips: Die große Geschichte des Weins. Campus 2003.

Hugh Johnson: Weingeschichte. Hallwag 2005.

Mark Forsyth: Kurze Geschichte der Trunkenheit. Der Homo alcoholicus von der Steinzeit bis heute. Klett-Cotta 2017.

Ulrich Klever: Unser völlig blauer Planet. Kultur und Sittengeschichte des Alkohols. Mayster 1979.

Andrew Barr: Drink. A social history of America. Carroll & Graf 1999.

Thomas Welskopp: Amerikas große Ernüchterung. Eine Kulturgeschichte der Prohibition. Schöningh 2011.

83   Daniel Okrent: Last call: The rise and fall of Prohibition. Scribner 2011.

Edward Behr: Prohibition. Thirteen years that changed America. Arcade 1996.

Moira Plant: Women and alcohol. Contemporary & historical perspectives. Free Association 1997.

Bildnachweis

Umschlagfotos: © EyeCandy (links und rechts), © Stocksy (Mitte)

Alle weiteren Fotos © nüchtern.berlin, mit Ausnahme der Folgenden:
© Jaclyn Locke (S. 6, 209, 220), © EyeCandy (S. 9, 12, 230), © Emmanuelle Contini (S. 15),
© NONA Studios (S. 33), © Benny Kaya (S. 39), © Jennifer Groß (S. 42), © cottonbro (S. 53),
© Jule Frommelt (S. 64, 214), © privat (S. 66), © S. Luberichs (S. 74), © Jenna Dallwitz Photographie (S. 80), © ELEVATE (S. 93), © Christian Eppelt (S. 96), © Billie Clarken (S. 100–107, 109, 110 113), © Arne Landwehr (S. 108), © Bar am Steinplatz (S. 149), © Orania Bar (S. 150), © Felix Zimmermann (S. 151), © Thomas Schlorke (S. 152), © Bonvivant Cocktail Bistro (S. 153), © Moreen Hoffmann (S. 154), © Bruno Kubitz (S. 157), © east Group (S. 158), © DRILLING (S. 159), © Tim Gerdts (S. 160), © Uwe Christiansen (S. 161), © Zephyr Bar (S. 163), © Christoph Philadelphia (S. 164 oben), © Ory Bar (S. 164 unten), © Andreas Teine (S. 165), © Gekko Group/Roomers Frankfurt (S. 167), © Hunky Dory Bar (S. 168 oben), © Old Fashioned FFM (S. 168 unten), © Antony's (S. 169), © Aylin Reckermann (S. 171), © Niels Freidel (S. 172 oben), © Paul Pelzer & Wolfgang Simm (S. 172 unten), © Wolfgang Simm (S. 173 oben), © Dustin Preick (S. 173 unten), © Jigger & Spoon (S. 175), © Fou Fou Bar (S. 176), © Julia Sang Nguyen (S. 177), © Adrian Almasan (S. 179), © Moby Dick/Mila Zytka (S. 180 oben), © Sophie Kirchner (S. 180 unten), © Germary Tsai (S. 181 oben), © krypt. (S. 181 unten), © Steven Kohl (S. 183), © Kim Pham (S. 184), © Gianmarco Castelberg (S. 185), © Michael Bieri/speckdrum GmbH (S. 186), © Ruvan Wijesooriya (S. 188, 211), © Maria Noisternig (S. 202), © Jacqueline Häußler, © Antony Sojka (S. 206), © Matthias Neumann (S. 210), © Mona Dadari (S. 212), © Bryan Whar (S. 213), © William Everett Bryan (S. 231 oben), © privat (S. 231 Mitte, unten)

Illustrationen: © Flaticon.com (S. 21, 46, 117, 140, 197), © Freepik.com (S. 45, 124, 128, 132, 136, 144), © Helenshi/Shutterstock (S. 47, 55), © AVA Bitter/Shutterstock (S. 51), © T.SALAMATIC/Shutterstock (S. 87), © Shams Suleymanova/Shutterstock (S. 120), Berezka_Klo/Shutterstock (Gläser S. 121 ff.), © ii-graphics/Shutterstock (S. 147)

Impressum

Deutsche Originalausgabe
Copyright © 2021 von dem Knesebeck GmbH & Co. Verlag KG, München
Ein Unternehmen der Média-Participations

Dieses Werk wurde vermittelt durch Agentur Brauer.

Projektleitung: Anja Sommerfeld, Knesebeck Verlag
Lektorat: Dr. Christine Schlitt, Worms
Gestaltung und Satz: Bernadett Linseisen (schere.style.papier), München
Herstellung: Arnold & Domnick, Leipzig
Druck: Graspo CZ, a. s.
Printed in Czech Republic

ISBN 978-3-95728-518-8

www.knesebeck-verlag.de

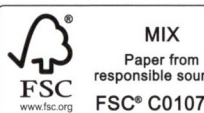

MIX
Paper from
responsible sources
FSC® C010798
www.fsc.org